U0295753

2023年度教育部人文社会科学研究一般项目:

《智能时代医务人员数字素养理论框架及培育对策研究》(项目号:23YJAZH145)研究成果

智能时代医务人员
数字素养理论框架及
培育对策研究

王强芬　杨兆 ◎ 著

上海三联书店

前　言

数字化时代需要"数字素养"，数字中国战略的实施更需要数字素养人才。2023《数字中国建设整体布局规划》的出台，对医药等正在数字化转型行业数字素养人才的需求尤为迫切。在医疗领域，随着海量数据的爆炸式增长和信息技术的不断更新，医务人员的数字素养变得至关重要。他们需要具备识别、获取、运用、整合、评价、应用和创造数据信息的能力，以应对这一挑战。然而，在医疗行业却存在诸多数字素养缺失现象，致使医学数据应用效率不高、医生的 AI 沦为 AI 医生、数据挖掘侵犯个人隐私等问题时有发生，可见医务人员数字素养不仅紧要，其培育更应紧跟智能时代的发展。在智能时代，研究医务人员数字素养的理论框架和培育对策，是深化《卓越医生教育培养计划 2.0》的重要任务之一。该计划将数字技术与医学教育的深度融合作为改革的战略选择，因此研究医务人员数字素养具有重要意义。

随着医疗大数据和医院数字化转型的深入，医务人员的数字素养培育亦任重道远。首先，我们应该根据医务人员的不同岗位胜任力和需求，定制个性化的数字素养培育计划。不同的医务人员在数字技术应用方面的需求和能力存在差异，因此，我们需要根据不同岗位的特点，提供相应的培训和教育内容，以满足他们的需求。这样的个性化培育计划将有助于医务人员更好地适应数字时代的医疗发展。其次，我们需要增强医务人员数字素养培育中教学内容的专业和学科适切性。医学领域涉及多个学科和专业，医务人员需要掌握的数字技术和数据科学知识也是多样的。因此,在数字素养培育中,我们应该注重教学内容的专业性和学科适切性,确保医务人员能够获得与其专业背景和实际工作相关的知识和技能。此外,构建系统的数字素养评价指标体系对于科学考察医务人员的素养水平至关重要。数字素养的评价应该综合考虑医务人员的知识水平、技能应用能力和创新能力等方面的表现,以全面评估其数字素养水平。这样的评价指标体系应该与医务人员的岗位胜任力要求相契合,为医务人员提供明确的培养目标和发展路径。但鲜有科研工作者从医疗领域关注数字素养的研究,本著作结合智能时代我国医疗领域数字化转型,尝试构建一个基于数据生态的医务人员数字素养理论框架并探索培育对策。

本著作研究对象主要是:智能时代医务人员数字素养的内涵,医学数字素养目标群体分类、医疗数据生态系统构成要素及其关系,医务人员数字素养域的构成与内容,医务人员数字素养培育对策等。主要研究目标有两个层面:第一,理论层面:构建基于数据生态的医务人员数字素养理论框架,根据数据生态系统中作为大数据主体的医疗领域工作者与其他构成要素之间的相互作用,分析人与数据、人与技术、人与环境的维度表现,在此基础上研究框架素养域的构成与内容、能力等级划分与评价指标。第二,实践层面:研究智能时代医务人员数字素养培育对策,提升医学院校数字素养教育水平,培育适应数字化转型的医疗数字化人才。结合医疗领域的特殊性与我国医疗行业的数字化转型,从岗位胜任力视角阐释医务人员数字素养的特色,构建纵向类属划分与横向要素分解结合、概念依据与应用指导结合、水平层次划分与具体实例说明结合的医务人员数字素养培育立体框架,提升数字素养培训教学的适用性与实效性。

著作按照"现象剖析—实证调查—本质认知—框架构建—对策探讨"的认识论路径展开研究,分别从8个章节展开智能时代医务人员数字素养理论框架构建与培育对策。第一章数字素养的源起与价值,主要解构智能时代医务人员数字素养的源起与价值。结合智能时代数字化的发展,分析医疗领域数字素养缺失现象,并剖析其背后的原因;阐释智能时代医务人员数字素养的价值。第二章国内外数字素养研究现状和数字素养框架发展现状述评,侧重了解分析国内外数字素养研究基本情况,剖析国内外数字素养框架的相关理论与实践研究成果,发现当前数字素养研究发展的最新趋势,为推动我国医务人员数字素养培育研究提供借鉴与参考。第三章医务人员数字素养相关调查研究,针对医务人员数字素养认知情况及影响因素等开展调查,剖析智能时代医务人员数字素养状况。第四章智能时代医务人员数字素养研究,重在阐释医务人员数字素养的内涵、维度与评价指标。界定医务人员数字素养内涵,分析医务人员数字素养维度,构建医务人员数字素养的三层次模型(基础层-中间层-高级层),在此基础上进行数字素养能力三层级划分,分为基础(A-Fondation)等级、中级(B-Intermediate)等级、高级(C-Advanced)等级三个层级,进一步探讨数字素养的评价指标。第五章基于胜任力视角的医疗数字素养目标群体分类研究,分类研究不同医疗群体的数字素养:基于胜任力视角阐释医务人员数字素养胜任力的主要内容,并构建医务人员数字素养胜任力模型;分别开展医学执业医师、护理人员、医院行政管理人员和医学检验人员不同目标群体的岗位胜任力数字素养研究。第六章基于数据生态的医务人员数字素养理论框架,主要构建医务人员数字素养理论框架。在参考借鉴国内外数字素养相关框架基础上,结合医药行业数字化转型情况,分析医疗数据生态系统构成要素及其关系,从数据域、数据价值域、数据安全域、交流与协作域和医疗问题解决域五个素养域维度探讨医务人员数字素养理论框架的构成,构建基于数据生态的医务人员数字素养内外循环模型。第七章医务人员数字素养激励机制研究,围绕数字素养激励问题的产生,通过文献回顾介绍激励理论,进一步探讨医务人员数字素养激励机制的建立。第八章智能时代医务人员数字素养培育对策,运用系统方法论,把数字素养培育看成系统工程,分别从理念、框架、伦理、机制各个层面分析医务人员数字素养培育的现实困境与突破路径,通过战略性的政策引领整体统筹、分层实施、协同推进医务人员数字素养培育,打造良好数字素养生态,持续推进医务人员数字素养培育工程。

本著作将关键概念、核心素养、作用机制、评价指标与培育对策等融合成一个有机整体,构建基于数据生态的医务人员数字素养理论框架,用跨学科方法探究医疗大数据、大数据技术、大数据环境与大数据主体之间的交互作用,增进对智能时代医务人员数字素养内涵与维度的理解,为我国医务人员数字素养研究理论的形成、评价标准的制定提供理论支持。相对于已有的数字素养教育研究，本著作聚焦医疗领域，融入系统学、教育学、管理学等，主张研究医务人员数字素养培育不能局限于教育服务本身，应该把其视为一个系统工程，运用数据生态理论揭示其素养培育的机理，主张内部驱动与外部鞭策、数据环境与数据技术、专项培训与长期培育、素养评估与差异化培育相结合，由此提出医务人员数字素养的培育对策，为架构素养培育的互动生态体系提供学理依据。

本著作受到教育部人文社会科学研究一般项目"智能时代医务人员数字素养理论框架及培育对策研究"（23YJAZH145）和广西"社会医学与卫生事业管理"八桂学者项目经费资助，是王强芬教师作为第二期"广西高校思想政治教育卓越教师"培育计划支持对象的研究成果。本著作一方面深化医务人员数字素养研究，根据医院数字化转型岗位特征与需求的变化，运用胜任力理论将数字素养模块化为不同素养域的知识与能力，构建不同岗位的数字素养能力指标，为医学执业医师、护理人员、医院行政管理人员和医学检验人员提供智能时代医疗岗位数字素养的表现维度、具体内容与测评指标。与同类研究比较，本研究立足智能时代医学数字素养的新要求，提出医务人员数字素养三层次模型、素养能力 ABC 三层级划分与数字素养三层级测评量表系列化的观点，提升数字素养模型的适用性。另一方面，探究符合我国国情的医务人员数字素养培育对策，从培养内容、培育对象、培育过程与培训体系方面研究医疗领域数字素养培育的特色，突出数字创意、数字伦理等深层次素养培养与新型数字医疗服务应用场景的数字素养培育，分类识别不同医务人员群体的数字需求提供差异化培养。这助力于医学院校数字教育水平的提升，为培育我国智能时代医疗卫生领域数字化人才提供参考。鉴于作者学术水平的限制，本书可能存在一些不成熟或不妥之处。在此诚挚地邀请专业人士和广大读者不吝赐教，提出宝贵的批评与建议，我们珍视每一份反馈，期望通过大家的真知灼见来不断优化和提升本书的质量。

王强芬

2024.7

目　录

第一章
数字素养的源起与价值

第一节　数字素养的源起

一、数字化时代呼唤数字素养

（一）数字化时代来临

随着数字化时代的崛起，新一代信息技术如 5G 技术、云计算、大数据技术、人工智能等正在为各个行业的数字化转型提供强有力的技术支持。这些技术正在以惊人的速度重新塑造全球经济的版图，重新配置全球的资源要素，引领着社会发展和治理模式的全新形态。数字化时代不仅激发了人类经济、政治、文化和社会发展的巨大潜力，而且深刻地影响着人们的生产和生活。它不仅仅是计算机将信息转化为 0 和 1 的过程，更是数字技术在各个领域全面渗透、全面推进的时代变革。这个时代为我们带来了前所未有的机遇和挑战，它重新定义了人们的知识结构、学习方式和思维方式。我们正处于一个数字时代的浪潮中，这个时代将深刻地塑造我们的未来，影响着我们的生产、生活和社会互动，为人类带来了全新的发展前景和无限可能。

数字化时代的来临和数字化技术的普及给社会带来了许多新的特征和

变革,主要体现在:一是数字化生活。数字化时代的特征之一是人们生活的数字化。个人和社会的各个方面都被数字技术渗透,包括通信、购物、娱乐、社交等。人们越来越依赖数字技术来满足各种需求,数字设备和应用已渗透到人们生产生活各个方面。在交流沟通方面,越来越多的人利用 Facebook、Twitter 等平台与家人朋友交流讨论,分享生活中的照片、视频和状态更新。随着电子商务的发展,越来越多的人选择通过在线平台购买商品和服务。人们可以通过流媒体平台观看电影、电视剧和综艺节目,通过音乐流媒体平台收听音乐,通过游戏平台进行在线游戏等。数字化时代不仅为人们提供了丰富多样的在线娱乐选择,数字化技术的普及还使得远程工作和远程学习成为可能。人们可以通过视频会议、在线协作工具和云存储等技术与团队合作、参加会议和学习课程。这些都说明了数字化生活已经成为人们生存的日常。社交媒体的普及、在线购物的普及、移动支付的普及、在线娱乐的丰富性以及远程工作和远程学习的普及,都反映了数字技术在人们日常生活中的广泛应用和影响。数字化生活为人们提供了更多的便利和选择,改变了人们的生活方式和行为习惯。二是数据驱动。数字化时代的另一个特征是数据价值日益凸显。在当今数字化时代,海量数据的生成、收集、分析意味着数据背后蕴含着巨大的价值和潜力。这些数据不仅仅是数字化时代的产物,更是推动数字技术发展的重要资源。这些数据的积累和分析,可以为我们提供更深入的洞察和更准确的预测,帮助我们更好地应对各种挑战和机遇。这些数据也为我们提供了更多的可能性,可以帮助我们发现新的商业模式、创新产品和服务,推动经济社会的发展和进步。因此,我们应该充分认识到这些数据的价值和潜力,积极探索和利用这些数据,为我们的未来创造更多的机遇和价值。当前数据驱动成为了决策和创新的基础,通过对数据的挖掘和利用,个体和组织可以获取有用的信息和洞察,做出更明智的决策和行动。在数字化时代,市场营销决策越来越依赖数据分析。例如,通过分析消费者的购买行为、兴趣偏好和社交媒体活动,企业可以更好地了解目标受众,并制定更精准的市场推广策略。数据驱动的市场营销决策可以帮助企业更好地定位产品、优化广告投放和提高销售效果。数据驱动的决策在新产品开发和创新过程中起着关键作用。通过收集和分析市场数据、用户反馈和竞争情报,企业可以发现市场需求和机会，并基于数据洞察进行产品创新。例如，通过用户行为数据和市场趋势分析，科技公司可以推出符合用户需求的新功能和服务，满足不断变化的市场需求。数据驱动的决策可以帮助企业优化运营和提高效率。例如，通过分析供应链数据和生产过程数据，企业可以优化物流和生产计划，减少成本和提高交付效率。数据驱动的运营优化还可以帮助企业识别潜在的风险和问题，并及时采取措施进行调整和改进。另外，基于数据的决策机制能够助力企业定制化其产品与服务，满足客户的个性化需求。企业可以进一步分析其行为模式，深入掌握用户需求与偏好，进一步为个体打造定制化的商品与服务。这种个性化的服务不仅可以提高用户的忠诚度和满意度，还可以帮助企业更好地把握市场需求和趋势，提高市场竞争力。可见，数据驱动的决策可以帮助企业更好地理解市场和用户，优化业务流程，提高效率和满意度。数据驱动的决策基于数据分析和洞察，使决策更加准确、精细和有针对性，推动企业在数字化时代取得竞争优势。企业可以借助数据驱动，积极探索和利用用户数据，可以持续优化产品与服务的每一个环节，旨在为用户打造更加个性化、高效且便捷的使用体验，确保每位用户都能享受到量身定制般的满意度与便捷性。三是数字经济。数字化时代的特征之一是数字经济的兴起和发展。数字技术的广泛应用带来了包括电子商务、共享经济等数字经济的繁荣，为经济发展注入了新的动力和活力。数字经济改变了传统产业的运作方式，创造了新的商业模式和机会，对经济增长和就业产生了重要影响。中国信通院最新发布的《中国数字经济发展研究报告（2023年）》指出，我国数字经济规模在 2022 年高达 50.2 万亿元，在 GDP 占比41.5%[①]，数字经济全要素生产率达到 1.75，相较 2012 年提升了 0.09，可见我国的数字经济发展正展现出强劲的增长势头，其作为国民经济中日益重要的支柱性力量，地位日益凸显，为推动国家经济高质量发展注入了强大动力。四是数字化转型。数字化时代的另一个特征是组织和机构的数字化转型。企业、政府和其他组织都在积极采用数字技术来提高效率、创新业务模式和

---

① 曾祥明.数字经济推进共同富裕的理论机理、现实困境与路径优化[J].湖北大学学报（哲学社会科学版），2023,50(05):11—20.

提供更好的服务。数字化转型涉及到组织结构、流程和文化的变革,以适应数字化时代的需求和挑战。在零售行业,数字化转型导致传统的实体店面面临着电子商务的竞争,许多零售商开始建立在线销售渠道。数字化转型使得消费者可以通过电子商务平台方便地购买商品,并享受个性化的购物体验。然而,这也带来了竞争加剧和供应链管理的挑战。在金融领域,移动支付、在线银行和数字化投资平台等技术的普及改变了人们的金融行为和习惯。数字化转型提供了更便捷和安全的金融服务,同时也带来了数据隐私和网络安全的挑战。在医疗保健领域,电子病历、远程医疗和健康监测技术等数字化工具改善了医疗服务的效率和质量。数字化转型提供了更好的医疗资源管理和患者体验,但也需要解决数据隐私和医疗信息安全的挑战。数字化转型为各行各业提供了更多元的服务和运营方式,同时也需要应对技术更新、数据隐私、网络安全和人员培训等方面的挑战。成功的数字化转型需要企业和行业积极应对挑战,灵活适应变化,并利用数字化技术创造新的机遇和竞争优势。五是数字社会和数字鸿沟。数字化时代的特征之一是数字社会的形成和数字鸿沟的存在。数字技术改变了人们的社交方式和社会互动,推动了信息的快速传播和共享。然而,数字鸿沟也客观存在,即数字技术的应用不平衡,导致一部分人无法充分享受数字化带来的便利和机遇。例如在线教育平台和远程学习工具使得教育资源更加普及和可访问。教育的数字化为人们提供了个性化学习和跨地域合作的机会,但也带来数字鸿沟等隐患和挑战。目前,数字鸿沟、数据共享与隐私保护等问题已经成为数字化改革急需解决的难题。在我国老龄化和数字化的时代共振,老年数字鸿沟成为了一个新的社会治理痛点。为了解决这些问题,政府需要加强数字化治理的能力和水平,加强对数字鸿沟和隐私保护等问题的监管和管理,保障公民的数字权利和利益。同时,政府还需要加强与社会各界的合作和协调,共同推动数字化治理的进程,为数字化转型和社会发展提供更加坚实的基础和保障。简要言之,数字化生活、数据驱动、数字经济、数字化转型以及数字社会和数字鸿沟的出现,说明数字技术在社会各个方面的广泛应用和影响,给个体和组织带来了新的机遇和挑战。

（二）数字化时代凸显数字素养

在5G、大数据、人工智能、区块链技术等数字技术助力下，数字化转型正在推动着各个领域的变革和创新，促使各行各业整合打造崭新的产业结构和治理方式。如工业制造的数字化转型正在朝工业制造4.0变革，数字经济与物流行业的融合则形成了智能物流体系，城市管理与数字化的碰撞则促成了智慧城市的形成。这些变革不仅带来了新的业态和模式，也推动着社会传统职业的不断变迁。在数字化转型的推动下，我们看到了越来越多的新技术、新应用和新模式的涌现，大数据工程技术人员、人工智能训练师等新的数字职业和岗位也纷纷涌现。另外，各行各业数字化转型的实现也依赖从业人员的数字素养与技能。数字化转型是企业发展的必由之路，而实现数字化转型需要具备一支高素质的数字人才队伍。这些数字人才需要具备科学制定数字化战略、开展数字化营销、精通数字化财务等新能力。同时，数字政府、智慧医院、智能制造等数字化应用场景的实现也需要专业数字人才，通过深度融合数字化应用技术与现有业务模式，不断探索并创造出全新的价值增长点，推动业务创新与转型升级。数字化社会的出现不仅重构了人们的生产和生活方式，也对劳动者素养提出了新的挑战。在迈向未来的社会进程中，数字素养已成为劳动者与消费者不可或缺的核心能力，其提升不仅是个人适应数字化时代的基石，更是推动数字经济深度发展的关键因素与强劲动力，引领着经济社会的全面转型与升级。与此同时，随着数字技术深度融入人们生活全过程，不同地区经济发展水平、数字资源分布、受教育状况、年龄等因素综合作用出现各类数字鸿沟，故要保障数字技术能够促进社会公平，就需要制定国家数字技能发展战略，提升公民数字素养，加大对老年人等社会弱势群体在内所有公民的数字技能培训。

随着大数据时代与数字经济嵌入我们生活工作，在线办公、网络购物、线上问诊等数字化工作、交往、消费迅猛发展，提高数字素养日益成为数字经济发展面临的突出问题，亟待我们采取有效措施加以应对和解决。在此背景下，数字素养已成为全球政府和国际组织高度重视的议题。例如欧盟于2015年郑重发布了《数字技能宣言》，该宣言明确将数字素养置于未来社会劳动者与消费者所需技能的核心位置，强调了其在当今及未来时代中的不可或缺性与重要性。国际图书馆协会和机构联合会(IFLA)于 2017 年发布了《数字素养宣言》,呼吁将数字素养提升至议程前沿,指出基础素养已无法满足数字时代的信息获取需求。2019 年在日本举行 G20 峰会并发表了《贸易与数字经济宣言》,将解决公众数字素养教育缺乏问题作为 G20 成员国共同处理的问题之一①。到 2021 年我国中央网信办发布了《提升全民数字素养与技能行动纲要》,也把提升全民数字素养与技能视为建设数字中国的基础、战略和先导性工作。这些举措彰显了数字素养的重要性和全球范围内的关注。

数字经济的蓬勃发展日益凸显数字素养的必要,我国自 2015 年实施国家大数据战略以来,数字中国的建设更是呼唤数字化人才与全民数字技能的提升。首先,数据的深度利用需要数字素养支撑。随着互联网、物联网、人工智能等技术的发展,大量的数据被生成和存储。这些数据蕴含着巨大的价值和潜力,但仅仅拥有数据并不足够,还需要具备数字素养来理解和利用这些数据。而且,数字经济的快速发展带来了大量的数字技术就业机会。根据世界经济论坛的报告,到 2025 年,全球数字技术相关岗位的需求将增加到 1330 万个。具备数字素养可以帮助个人适应数字化工作环境,掌握相关的数字技术和工具,提高就业竞争力。其次,数字经济的快速发展要求人们具备更高的数字素养。《关于发展数字经济稳定并扩大就业的指导意见》明确要求到2025 年,我国国民数字素养要达到发达国家的平均水平。这一目标的实现反过来又有助于推动数字经济的发展,稳定就业市场,并提高我国在数字化领域的竞争力。伴随数字经济的深入,数据被广泛应用于市场分析、商业决策、产品创新等方面。具备良好的数字素养可以帮助个体和组织更好地理解和分析数据,挖掘数据背后潜在的价值,为正确决策和行动提供科学依据。根据一项调查,全球 90% 的企业认为数据分析对于他们的业务至关重要。具备良好的数字素养可以帮助企业从大量的数据中剔除无效信息,深入分析有价值的信息,更精准地开展风险分析、市场创新和精准服务等,从而做出更明智的商业决策。在数字经济中,数据分析成为了商业决策的重要工具。此外,数字素养还可以帮助个体和组织更好地应对数字经济中的挑战和风险。在

---

① 盛思远.大学生数字素养评价指标构建及应用研究[D].大连外国语大学,2022.

数字经济中,数据安全和隐私保护成为了重要的议题。具备数字素养可以帮助个体和组织更好地理解数据安全和隐私保护的重要性,充分利用最新的数字信息技术保护个人隐私和数据安全。可见,数字素养可以帮助个体和组织更好地理解和利用数据,做出更明智的决策和行动,同时也可以帮助应对数字经济中的挑战和风险,提升数字素养已经成为了个体和组织在数字化时代中不可或缺的能力,对于个体在现代社会中的发展和成功至关重要。具备良好的数字素养可以帮助个体和组织更好地适应和应对数字化时代的挑战和机遇,实现个人和社会的可持续发展。

数字素养是指个体在数字化时代中具备理解、评估和应用数字技术的能力和素养。这种能力和素养使个体能够灵活运用数字技术,从中获取信息、解决问题,并在数字化环境中有效地进行沟通和合作。在信息素养、数字素养、数据素养三者的关系上,作者主张数字素养包含了信息素养和数据素养,它们在数字时代得到了进一步的发展和提升,形成了数字素养的概念。数字素养使个体能够更好地理解和利用信息,处理和分析数据,并在数字化环境中运用数字技术进行创新和合作。因此,数字素养可以被视为信息素养和数据素养在数字时代的升级和拓展。数字素养涵盖了多个方面,包括五大方面:第一,数字技术运用能力方面,数字素养包括了对数字技术的基本了解和运用能力,如对计算机操作、网络使用、软件应用等基本技能的掌握,以及对数字设备和工具的熟悉程度。第二,信息素养方面,数字素养还包括了对信息的获取、评估和利用的能力。这包括了对信息来源的辨别、信息的筛选和评估、信息的整理和归纳等能力,以便从海量的信息中获取有用的知识和信息。第三,数据素养方面,数字素养还涉及对数据的理解和运用能力。数据素养是指个体或组织在数字化时代中理解、评估和利用数据的能力。这包括了对数据的收集、整理、分析和解读的能力,以及对数据隐私和安全的意识和保护能力。第四,创新思维和问题解决能力方面,数字素养还涉及到创新思维和问题解决能力,包括了对数字技术的创新应用和解决实际问题的能力,以及对数字化工具和平台的灵活运用能力。第五,社交与合作能力方面,数字素养还包括了在数字化环境中进行社交和合作的能力,如在数字社交平台上进行有效沟通和合作的能力,以及对数字社交行为的规范和道德的理解和遵守。综上所述,数字素养的内涵涵盖了对数字技术的运用能力、信息素养、数据素养、创新思维、社交合作技能和问题解决能力。

二、从信息素养到数字素养的变迁

(一) 数字素养的提出与研究发展

数字素养(Digital Literacy)的提出可以追溯到 1994 年以色列学者阿勒卡莱(Yoram Eshet-Alkalai),他认为随着计算机的使用成为人们的一种生存技能,人们也需要具备相应的计算机操作、数字资源访问及使用信息的能力。之后,保罗·吉尔斯特(Paul Gilster)撰写了《数字素养》专著,详细的阐释了数字素养,认为数字素养能力包括获取数字资源信息、并能对信息进行处理和整合,是一种综合的能力,并主张数字素养是信息素养概念的扩展和延伸。大数据的发展进一步推动了数字素养的培育:2009 年《第四范式:数据密集型科学发现》将数字素养作为科研人员的必备素养;Joseph E. Aoun 将数字素养与科技素养和人文素养并列作为人工智能时代的新素养;2012 年美国启动《大数据的研究和发展计划》;英国出台《不断生长的知识:英国图书馆 2015—2023 战略》,表明国外开始从国家层面重视数字素养,数字素养是现代公民核心素养和适应数字社会必备技能成为各国的共识。

从国内看,数字素养研究我国虽然落后于西方国家,但也有许多学者开展数字素养方面研究。我国最早出现数字素养一词可以追溯到 2006 年王晓辉的《革命与冲突——教育信息化的教育学思考》这一文献[1]。"数字素养"与"信息素养"很长一段时间关系模糊,研究者对此争论不休,对二者的关系人们普遍形成三派观点:第一,数字素养是信息素养发展到数字时代的"进阶版";第二,数字素养涵盖信息素养,信息素养是数字素养的子集;第三,数字素养和信息素养内涵相似,可互换使用的。这导致我国数字素养培育长期融合在信息素养提升的教育实践中。随着数字中国、数字经济、数字政府的发展,将"数字素养"与"信息素养"区分开来,视数字素养为信息素养在数字时

---

[1] 朱红艳,蒋鑫.国内数字素养研究综述[J].图书馆工作与研究,2019,(08):52—59.

代的发展与升级成为大多数人的共识,即主张"数字素养是信息素养等相关素养概念在数字时代的升华与拓展①"。之后,各国政府高度重视数字素养及其培育,被写入国家各个政策文件之中。到 2015 年前后数字素养相关研究文献增长趋势明显:从数字素养的内涵(黄如花,2016;沈婷婷,2015),到国外先进经验介绍(孟祥保,2014;胡卉等,2016),以至关注素养评价(隆茜,2015;邓李君等,2017)等,数字素养逐渐受到学界重视。随着数字中国战略的推进,我国对国民数字素养提升的诉求也日益迫切,推动了学界与教育界对全民数字素养的研究。

数字素养的框架构建在宏观政策的呼吁和微观教育实践之间,起着桥梁的作用。它不仅是培养数字化人才的重要手段,也对推动数字素养教育实践起到关键作用。通过建立数字素养的框架,我们能够在政策层面引导和支持数字化教育,同时在教育实践中培养学生的数字技能和思维能力。这种综合性的框架有助于提高数字素养水平,推动数字化时代的教育变革和人才培养。因此,数字素养的理论框架构建与培育路径研究逐步成为研究热点。欧盟在 2013 年发布了第 1.0 版《欧洲公民数字素养框架》,继而发布了 2016 年 2.0 版、2017 年 2.1 版和 2022 年 2.2 版②,表明信息素养从标准到框架的转变,推动了从信息素养向数字素养的新发展。其中,在全球范围具有广泛影响力的以欧盟和教科文组织的数字素养框架为代表。欧盟 2.2 版和联合国教科文组织发布的《数字素养全球框架》对公民数字素养进行了不同的划分。欧盟将公民数字素养框架分为信息域、交流域、内容创建域、安全域和问题解决域这五个方面,而联合国教科文组织的框架则从操作、信息、交流、内容创作、安全、问题解决和职业相关七个领域进行划分③。这些不同的划分方式提供了全面而细致的指导,帮助个体在数字化时代中全面发展数字技能和素

---

① 王佑镁,杨晓兰,胡玮等.从数字素养到数字能力:概念流变、构成要素与整合模型[J].
   远程教育杂志,2013,31(3):24—29.
② 钟周.胜任数字变革:欧盟数字素养框架体系研究[J].世界教育信息,2023,36(01):
   46—57.
③ 王永钊,程扬,李丽军.数智时代职业院校教师数字素养的丰富内涵、现实困境与实践进
   路[J].教育与职业,2023,(09):87—90.

养。这些数字素养框架的构建为数字素养教育活动的开展提供了理论指导。另外，欧盟还制定出台了教育者素养框架，西方国家的数字素养培育逐渐细化服务，为不同人群提供针对性、专业性的数字素养培训指导，这些国家的数字素养培养环境与实践形态进一步推动数字素养的深入发展。国内学者积极学习借鉴国际各类数字素养框架，如任友群等人开展对欧盟数字素养框架研究，许欢等比较了美国、欧洲、日本等国数字素养培养的差别，述评各国的优缺点为我国数字素养培育提供借鉴，蒋敏娟从数字素养的感知力、融通力、吸纳力、实践力和发展力尝试构建数字素养的内容框架，武小龙等以胜任素质理论为分析视角构建农民数字素养的框架体系，并进一步探讨培育路径。

尽管数字素养理论框架与素养教育研究受到学者们关注，但通过回顾现有文献可以发现，数字素养研究重心大多放在高校图书馆的教育培训项目。从教育对象看，主要集中在公民（郑云翔等，2020；马捷等，2021）、教师（刘清堂等，2015；杨爽等，2019；闫广芬等，2022）、科研人员（沈玖玖等，2017；秦小燕，2019）、图书馆员（高山等，2019；郭瑞，2022）、公务员（张红春等，2023）、学生（凌征强，2020；王淑娉等，2021；吴砥等，2022；孙绍伟，2023）等这几类人群的数字素养的培养。随着数字鸿沟现象的出现，老年群体的数字素养教育研究也日益受到重视。国外泰勒（Tyler）等针对澳大利亚老年人数字应用的不同场景展开调查，由此提出提升老年人数字素养的策略。尼夫（Neves）等开展葡萄牙老年人使用互联网现状调查①，认为只有充分了解老年人的数字活动需求，才能有效促进其积极融入数字社会。较之同类研究，我国对老年人数字素养研究尚处于起步阶段。自2020年以来，我国政府层面才开始大力推动互联网应用适老化改造，加强老年数字鸿沟的治理研究，解决老年人跨越数字鸿沟过程中存在的困难。如刘述结合我国香港地区经验研究促进老年人数字融入的路径；张伶俐总结归纳了新加坡解决老年人数字融入的做法与经验。综上所述，已有老年人数字素养理论研究处于相对浅层次状态，尚未形成老年人数字素养理论框架，实践形态亟待探究。

---

① 何春.国际数字素养研究演进、热点与启示——基于知识图谱的可视化分析[J].世界教育信息，2022，35（01）：10—21.

(二) 数字素养与信息素养的关系

素养教育一直是人类社会发展中的一个持续关注的议题。随着历史的演进和社会环境的变迁,素养的定义和要求也在不断演化。不同的历史时期和文化背景塑造了各种各样的素养标准,从古代哲学和伦理观念中的道德素养,到现代数字时代的信息素养和科技素养,这些定义都反映了社会的需求和价值观。因此,我们可以看到素养的概念是动态的,不断适应着社会的不断变化和发展,这也强调了素养教育的重要性,以满足当今复杂多样的社会要求。随着数据的爆炸式增长和信息技术的不断迭代,如何对数据、数字进行有效识别、获取、处理、评价以及利用的素养成为现时代的核心能力,数字素养和信息素养都是在信息时代数字技术深入发展背景下应运而生的。

面对"数字素养"与"信息素养"关系的争论,作者认为数字素养是信息素养在数字化时代的进步和扩展,是适应当代技术环境的关键能力,二者既密切相关又存在区别。首先,我们可以通过分析这两个概念的提出时间来加以说明。信息素养出现于 20 世纪 80 年代,由 Paul. Zurkowski 提出的,而数字素养一词则出现在 20 世纪 90 年代,是作为数字时代的必备生存技能而提出的。因此,可以说信息素养的提出时间比数字素养早了大约 20 年。从出现的时间看,数字素养是信息素养的发展延伸。美国发布的《新媒体联盟地平线报告(2015 基础教育版)》明确指出,数字素养是一种聚焦未来数字环境,在实践中能够运用复杂数字技能、多重分析意识和创新性思维解决问题的必备技能。这两个概念在不同的时间背景下产生,但都关注个体在数字化环境中的能力和素养。通过研究和理解这些概念的发展,我们能够更好地把握数字时代对个体的要求,并促进数字素养的提升。

其次,从技术社会形态的变迁分析,信息素养是信息社会提出的,而数字素养是社会发展到数字社会后提出的新技能。约翰·奈斯比特明确指出,信息社会的起源可以追溯到 1956 年和 1957 年,这标志着工业时代的结束。他认为贝尔所提出的"后工业社会"实际上就是指的信息社会,这种新的社会形态以信息技术的发展为基础,对社会、经济和文化等方面都产生了深刻的影响。从工业社会过渡到信息社会,知识生产日益超过物质生产,更能加快社会经济的增长,社会经济的主要增长点则由物质产品的生产转变为知识的生产。"知识生产社会论""知识社会论""信息经济理论"这些理论的提出正反映了工业社会向信息社会的转型。信息素养的出现正是信息社会发展的产物。与信息社会强调信息在社会中的角色相对应,信息素养更多认为是获取信息、对获取到的信息进行处理以及评价信息等综合能力,随着互联网、人工智能等数字技术的快速发展,一个不同于信息社会的数字社会新形态开始出现。面对这种新的变化,托夫勒用"超工业社会"一词来形容第三次浪潮带来的社会形态变化,并指出这种社会形态是一种与信息社会不同的新形态。这种新的社会形态以信息技术为基础,但同时也涉及其他方面的变革,如生产方式、组织形式、价值观念等。如果说信息社会信息技术还是在工业社会框架内的调整和优化的话,数字社会则是可以完全依赖于数字技术实现经济发展。数字技术和资源成为了一种关键生产要素,这是数字经济的显著特征之一。通过数字技术的应用,各行各业都能够实现更高效的工作方式,并对经济结构进行优化。数字经济的繁荣依赖于数字技术作为其核心支撑力量,它为创新、增长和可持续发展提供了巨大的机遇。我们应充分利用数字技术的潜力,推动数字经济的繁荣和持续发展。由于经济发展与社会管理愈加依赖技术和数据,企业的数字化转型成为一条绕不过去的必由之路;对个体来说,学会全面数字化生存提升相关素养也成为重要的必修课。为此美国尼古拉·尼葛洛庞帝提出他的"学会数字化生存"的著名论断。数字经济的出现和发展不可避免地改变着职业结构和人才的知识技能结构,数字经济越来越呼唤高素质的数字化人才,数字素养正是在这样的背景下提出的。数字素养概念的提出,其背后的根源是数字经济的发展。数字素养是数字社会公民的基本素养也成为世界各国的共识。信息技术的不断迭代创新推动社会进入不同发展阶段,从信息素养到数字素养的转变体现出不同社会形态对人们技术能力的不同要求。

然后,从信息素养到数字素养的发展体现出人们认识的深化。一是从信息社会发展到数字社会,从信息素养到数字素养,呈现出技术社会形态的变迁。人们对社会认识是一个不断深化的过程,在数字社会早期阶段人们对于到底什么是数字素养尚不清晰,不可避免地会出现信息素养与数字素养概念互换混用现象,法拉瑞(Ferrari)对此现象形象地称为"术语丛林"(jargon jungle)状态。"数字素养"的提出,本身是一种概念的创新,是人类对数字社会发展认识的深化。人类的进步往往是通过新概念的提出实现的,德国学者考泽莱克曾说过,"概念是社会的显示器,同时也是社会的推动器",从"信息素养"到"数字素养"概念的变化,是人们能动地对数字技术发展与社会发展的主动建构。二是数字素养内涵的界定经历了从模糊到清晰、从分歧到统一的过程。在相当长一段时间内,人们对数字素养没有统一的界定,如有人把数字素养看作与读写算一样的通识性素养;有人把数字素养仅理解为数字技能;也有人主张是与行业有关的专业性数字素养,还有人认为数字素养应是通识性数字素养,各个学者对数字素养概念的归纳分歧较大。随着数字经济的发展,人们越来越认识到应把数字素养与信息素养区分开来,数字素养是信息素养、媒介素养等素养在新的社会形态变迁中的新发展新样态。根据 UNESCO 的观点,数字素养是包括信息素养在内的一种能力,它指的是通过数字技术安全适当地获取、管理、理解、整合、沟通、评价和创造信息的能力。尼科尔斯(Nichols)等认为数字素养应是由时代发展组合形成的新领域。而利宁(Leaning)则认为,数字素养是媒介素养和信息素养的融合①,它涵盖了对不同媒介的理解和应用,以及对信息的获取、处理和传播等方面的能力。这些能力都是在数字化环境中发挥作用的,对于个人和社会的发展都具有重要的意义。

综上所述,信息素养出现要早,是应对信息社会发展提出的知识技能要求,而数字素养则是随着社会形态变迁到数字社会,为了适应数字技术变迁而发展出来的新能力,是信息素养在数字时代的迭代发展。二者有着紧密联系,但二者又有严格区别,把信息素养与数字素养区分开来,有助于推动数字素养教育实践的开展。

(三) 数字素养、信息素养及数据素养三者的内涵比较

数字素养、信息素养与数据素养作为高频词,成为现代社会中非常重要

---

① 何春. 国际数字素养研究演进、热点与启示——基于知识图谱的可视化分析[J]. 世界教育信息,2022,35(01):10—21.

的概念，它们都是与数字化时代相关的概念，但这三者之间存在着差异，有着不同的内涵和应用范围，在日常使用中应该区分开来。

数字素养是指一系列包括信息资源获取、制作、应用、评价、交互、数据共享、创新、数据安全和数据伦理等素质与能力的集合。2021年，我国发布了《提升全民数字素养与技能行动纲要》，其中明确了数字素养的定义。该行动纲要强调了数字素养的多个方面，包括获取信息资源、制作内容、应用技能、评估信息的准确性、与他人进行互动、共享数据、创新思维、保护数据安全以及遵守数据伦理等。UNESCO则在信息素养概念基础上把数字素养总结为人们在数字化环境中获取、评估、使用、分享和创建信息的能力。数字素养既包括使用数字设备和软件的基本技能，例如计算机操作、软件和网络工具等，也包括更广泛的数字社会的知识和能力，如在线安全、版权法、数字标识和隐私保护等。数字素养旨在帮助人们更有效地利用数字化技术来解决问题，以更好的提升效率和改善质量，创造出更大的价值。数据素养则是指人们在理解、应用和分析数据方面的能力，其中涵括了数据收集、分析、存储及可视化等技能，以及对数据质量、隐私和安全等问题的了解。数据素养旨在帮助人们更好地理解和利用数据来做出决策、发现模式和解决问题。数据素养的重点在于如何从大量的数据中提取有用的信息，进行有效地分析和决策。信息素养作为人们获取、评估并有效利用信息的能力，它包括信息检索、信息评估、信息组织和信息利用等系列技能。这些技能都是为了更好地应对信息时代的挑战和需求而培养的。具备良好的信息素养意味着个体能够准确地找到所需信息，对信息进行评估和筛选，并能够有效地组织和利用信息来解决问题和支持决策。信息素养的重点在于如何从海量的信息中找到有用的信息，进行有效地分析和利用。虽然信息素养、数字素养和数据素养的涵义在某种程度上是重叠的，但它们侧重点略有不同，数字素养侧重于数字化技术的应用与使用，数据素养强调的是对数据的挖掘分析和应用，而信息素养凸显的是对信息本身的分析、理解与利用。可以从不同方面来比较这三种素养：第一，内涵不同：数字素养在于数字技术的应用，信息素养强调信息的获取利用，数据素养倾向数据的处理分析。第二，应用范围不同：数字素养适用于各个领域的数字化工作和生活，信息素养适用于各个领域的信息获取和利用,数据素养适用于数据分析和决策。第三,技能要求不同:数字素养需要掌握基本的数字技术操作技能,信息素养需要掌握信息检索和评估技能,数据素养需要掌握数据分析和可视化技能。

三、加强数字素养教育的时代价值

伴随着数字经济的快速发展,互联网、云计算、大数据、人工智能等信息技术正以葳蕤蓬勃之力影响着人类方方面面,人的生存和生活日益数字化,正如尼葛洛庞帝所说:"数字化、网络化、智能化日益改变着这个世界,也改变着人们的行事方式,更改变着人对这个世界的认知,这种认知,事关未来的'生存①。"数字素养培育是数字经济深入发展的重要保障②,也是数字化时代公民的必备素养,对于推动我国现代化数字强国、发展数字经济具有重要的时代价值。

(一) 加强数字素养教育是国际素养研究与建设数字中国交汇的必然要求

加强数字素养教育是国际上对数字素养高度重视的逻辑必然。随着数字技术的迅速发展,越来越多的发达国家和国际组织开始关注数字素养的研究。数字素养的相关词汇大量涌现,如数字素养(Digital Literacy)、数字能力(Digital Capabilities)、数字技能(Digital Skills)、数字胜任力(Digital Competencies)、数字流畅(Digital Fluency)等③,这些术语正日益成为频繁使用的热门词汇,涵盖了人们在数字化时代所需的各种能力和技巧,以适应快速发展的数字环境。无论是在教育、职场还是日常生活中,提升这些方面的

① [美]尼古拉·尼葛洛庞帝.数字化生存[M].胡泳,范海燕译.北京:电子工业出版社,2017,P33.
② 王淑娉,陈海峰.数字化时代大学生数字素养培育:价值、内涵与路径[J].西南民族大学学报(人文社会科学版),2021,42(11):215—220.
③ 李玉顺,付苏豪,安欣.数字经济时代学生数字素养的培育——时代价值、理论建构与实践进路[J].中国电化教育,2023,(09):27—33.

能力都变得越来越重要。各个国家和组织更是从理论框架上重视数字素养培育的机理研究,欧盟自 2013 年发布了第 1.0 版《欧洲公民数字素养框架》以来,不断更新,到 2022 年已推出 2.2 版;美国新媒体联盟(NMC)主张数字素养是一种聚焦未来数字环境,在实践中能够运用复杂数字技能、多重分析意识和创新性思维解决问题的必备技能,进一步提出包括通用素养、创意素养和跨学科素养的三维数字素养框架;英国联合信息系统委员会(JISC)主张数字素养是个人在数字社会中生存、学习及工作的必备能力①,并构建了数字素养七分模型,后来发展为数字能力框架。联合国教科文组织面向全球发布了更为广泛的数字素养全球框架,该框架旨在为全球范围内的数字素养提升提供指导和支持。之后,联合国教育变革峰会发布了确保和提高全民公共数字化学习质量行动倡议,号召各国政府借助数字技术为教育和学习赋能。可见,推动教育的数字化转型、加强未来人才的数字素养培养成为国际组织和世界各国教育改革的重要趋势。

加强数字素养教育是我国建设数字中国的必要条件。在数字化的时代背景下,提升人们的数字素养已经成为不可避免的要求。通过加强数字素养教育,我们能够培养人们在数字环境中的适应能力和技能,使他们能够更好地参与和推动数字化发展。这对于实现数字中国的目标至关重要,因为数字素养的提升将为个人、社会和国家的可持续发展提供有力支持。从国家战略看,建设数字中国、加速数字化转型发展与数字公民培育成为"十四五"规划和 2035 年远景目标纲要的重要目标。我国对公民的数字素养的诉求也日益提上日程。我国从政策层面对数字素养的支持表现得十分明显。自 2018 年起,国家发展和改革委员会等 19 个部门联合发布了《关于发展数字经济稳定并扩大就业的指导意见》,其中明确要求到 2025 年,我国国民的数字素养要达到发达国家的平均水平。紧接着,在 2019 年,中共中央办公厅和国务院办公厅印发了《数字乡村发展战略纲要》,该纲要专门针对农民的数字素养提出要求,要在 2035 年前显著提升农民的数字化素养水平。而在 2021 年,中央网络

---

① 张毓晗,刘静.英国白玫瑰大学联盟图书馆数字素养教育实践与启示[J].图书情报工作,2018,62(08):54—59.

安全和信息化委员会发布了《提升全民数字素养与技能行动纲要》,明确提出全民的数字化适应能力、胜任能力和创造力要有显著提升。这些政策的出台和实施,充分体现了我国将提升公民数字素养作为建设数字中国的必要条件。

(二)加强数字素养教育是数字技术的演变逻辑与数字化生存的时代使然

加强数字素养教育是数字技术的演变逻辑与数字化生存的时代使然。一方面,纵观技术发展史,每一个时代技术的变迁必然催生着新素养的创生,要求那个时代的劳动者具备知道并利用相应技术工具的能力,并进一步利用新技术在各自的工作实践中进行生产劳动与价值创造。在手工生产工具的农业经济时代,种植技术和手工生产劳动工具是古代农业时代的核心素养;机器制造的工业经济时代,机械生产的工匠技能是近代工业时代的核心素养;在知识生产的信息时代,利用信息技术进行信息查询、甄选、使用及分享以形成问题解决方案的信息素养成为信息时代的核心素养[1]。当下以新兴数字技术为引领的数字经济时代正在形成,数字化时代进而催生数字素养与技能,要求作为数字公民能够理解、评估、利用和驾驭数字技术,利用数字技术进行合作交流、融合创新等。加强数字素养与技能教育正成为数字时代的必然要求,是对信息素养的迭代升级。

另一方面,在当今社会,数字化生活方式已成为人们日常生活的普遍现象,这是现代时代的显著特征,数字化、网络化和智能化已经深入到各个领域。在《数字化生存》一书中尼葛洛庞帝说:"人类生存活动空间将变得越来越虚拟化、数字化,人们进行信息传播交流与学习工作等活动都是以数字技术为支撑的。"支付宝、微信、QQ、钉钉等成为人们高频使用工具,网络购物、线上学习、在线办公、远程医疗等数字化行为日益普及,数字技术全方面渗透到社会生活工作娱乐等,这种渗透是全场景、全过程、全业务的渗透。数字化社会不仅重构了人的生活世界,也助推了数字素养上升成为数字化社会公民

---

① 李玉顺,付苏豪,安欣. 数字经济时代学生数字素养的培育——时代价值、理论建构与实践进路[J]. 中国电化教育,2023,(09):27—33.

生存的必备技能。全球性的数字化转型带来基于工业经济的知识密集型的传统学校教育模式的转变，数字素质教育应时而生。越来越多的国家认识到公众数字素养教育缺乏的危害，主张把数字素养视为提升未来劳动者就业竞争力的核心素养，也有越来越多的个人意识到在适当的时机和场合应用数字技术进行学习和工作，掌握相应的数字素养和技能至关重要。可见，顺应数字技术的变迁，立足人的数字化生存与发展，加强数字素养教育是对数字时代的积极应对。

（三）加强数字素养教育是教育现实困境与数字人才培养质量的强烈呼唤

根据政府公开数据，截止 2022 年我国数字经济规模已达 51.9 万亿元，占GDP 的比重为 42.88%，将近一半；14.07% 的数字经济的增长速度显著超过同期国内生产总值（GDP）的平均增长速度，这表明我国数字经济已经成为推动经济高质量发展的重要支柱。与此同时，数字经济的蓬勃发展也使数字化高技能人才的培养变得尤为重要。毕竟，建设数字中国离不开教育为我国数字经济发展输送更多更优秀的数字化人才。然而，当前我国的教育现实却存在一定的困境，亟需加强数字素养来化解。首先，随着数字经济的迅猛发展，新的职业需求和就业形态也随之而来。许多传统行业正在面临数字化转型，对员工的数字技能要求越来越高。传统教育培养的既有技能将不能满足日益数字化的新工作岗位要求，迫切需要加强从业者的数字素养与技能。其次，数字经济的发展使得数字信息技术在各行各业广泛应用，教育行业同样也需要适应数字化的趋势，通过数字技术，可以实现个性化教学、跨地域教学和在线教育等方式，打破传统教育的时空限制，提高教育资源的分配效率。然而，在现实层面教育资源分布不均、教学质量差异巨大、教育理念教学方法等现实困境也日益制约着我国教育的数字化转型。例如不少地方师资力量不足，许多教师缺乏数字技术应用的知识和能力，而且教育资源分布不均衡，一些地区的学生无法享受到数字教育的便利。因此加强师生数字素养与技能，有助于进一步释放教育数字化效能。然后，疫情的发展极大地推动了国内数字化进程。疫情期间，人们被迫实行社交距离和居家隔离等防控措施，传统线下经济和生活方式受到了严重冲击。为了应对这一挑战，许多企业和机构纷纷转向数字化方式进行工作和交流。远程办公、在线会议、电子商务等数字化工具和平台成为了疫情期间维持经济和社会运转的重要手段。疫情的严重推动了线上教学，混合式教学形式在全国普及，这已成为教学的新常态。通过在线教育平台和工具，老师与学生随时随地可以开展丰富的线上教学，这种教学方式效果的保证则需要老师与学生具备良好的数字素养。此外，疫情发展使数字化医疗也得到了快速推广和应用。远程医疗、在线咨询和健康监测等数字化医疗服务在疫情期间大量涌现，为人们提供了更安全和便捷的医疗服务。数字化医疗的发展不仅提高了医疗资源的利用效率，还改善了医患之间的互动和沟通方式。而无论是工作、教育、医疗还是消费等领域的数字化，这些都需要数字素养的支撑。

加强数字素养教育不仅是化解我国教育现实困境的需要，也是我国数字人才培养质量的强烈呼唤。第一，加强数字素养教育是对数字化时代发展需求的适应。加强数字素养教育可以帮助培养人们适应数字化时代的需求，掌握数字技术的基本知识和技能，更好地适应和应对数字化工作和生活环境。这些将有助于培养更多具备优秀数字素养的人才，为我国数字中国的建设输送人才血液，推动社会数字化的高质量发展。第二，加强数字素养教育有助于提高就业竞争力。数字化时代对数字人才的需求日益增长，加强数字素养教育可以提高人们的数字技术运用能力、信息素养和数据素养，增强其在就业市场上的竞争力。具备良好的数字素养可以使个人在职业发展中更具优势，更好地适应和应对数字化工作的要求。第三，加强数字素养教育有助于推动经济发展和创新能力。数字化时代的经济发展和创新能力需要依赖数字人才的支持。加强数字素养教育可以培养人们的创新思维和问题解决能力，提高其利用数字技术进行创新和创业的能力。数字素养的提升可以推动经济发展和创新能力的提升，促进数字经济的发展。第四，加强数字素养教育也有助于促进数字社会的包容性。数字化时代的发展应该追求数字社会的包容性，让更多的人能够参与和受益于数字化进程。加强数字素养教育可以帮助人们更好地理解和利用数字技术，减少数字鸿沟，提高数字社会的包容性。数字素养的提升可以使更多的人能够参与数字化时代的发展，共享数字化带来的机遇和福利。

第二节　医疗大数据与智能医学发展的碰撞与融合

一、医疗领域大数据与智能医学

（一）医疗大数据及应用

医疗大数据的应用范围广泛。在临床实践中,医疗大数据可以帮助医生进行疾病诊断、制定个体化治疗方案和监测疗效。在公共卫生领域,医疗大数据可以用于疾病预防和控制、流行病监测和风险评估。此外,医疗大数据还可以支持医疗决策、医疗资源管理、医学研究和药物研发等方面。医疗大数据的应用有助于提高医疗效果、降低医疗成本、促进健康管理和个性化医疗。大数据凭借其高效的数据整合机制,为以患者为核心的医疗服务体系提供了强大的技术支持平台。这一平台不仅促进了个性化医疗方案的定制,加强了医疗团队间的协调与沟通,还极大地提升了患者支持与自我管理的赋权感,确保了医疗服务的广泛可及性。在医学研究的深入探索、临床决策的精准制定、疾病管理的全面优化、患者积极参与医疗过程以及医疗卫生政策的高效决策等多个维度上,大数据正引领着医疗模式向更加人性化、高效化和智能化的方向深刻转变。特别是在提高医疗决策和优化医疗资源分配中医疗大数据发挥着重要作用,具体体现在:个体化诊疗决策方面,医疗大数据可以提供大量的患者病历、医学影像、实验室检查结果等信息。医生可以通过分析这些数据,结合患者的基因组信息和病史,制定个体化的诊疗方案。例如,在癌症治疗中,医生借助医疗大数据分析不同患者对特定药物的反应,从而推荐切合患者的最佳治疗方案。疾病预测和早期诊断方面,医疗大数据可以用于疾病预测和早期诊断。通过分析大规模的流行病学数据、基因组数据和生活习惯数据,可以发现疾病的风险因素和预测模型。例如,在心血管疾病预测中,医疗大数据可以帮助医生识别高风险人群,并实施适当的预防性措施,以减少疾病的发生概率。优化医疗资源分配方面,医疗大数据可以帮助优化医疗资源的分配,提高医疗服务的效率和质量。通过分析患者就诊数据、医疗机构的工作量和设备利用率等信息,可以确定医疗资源的需求和分配策略。例如,在急诊科的资源分配中,医疗大数据可以帮助医院预测就诊高峰时段和疾病类型,合理安排医生和设备资源,提高急诊科的服务效率。药物研发和临床试验方面,医疗大数据可以用于药物研发和临床试验的优化。通过分析临床试验数据和患者反馈数据,可以评估药物的疗效和安全性。医疗大数据还可以帮助研究人员识别适合特定药物的患者群体,提高临床试验的效率和成功率。在公共卫生服务领域,医疗大数据的应用极大地增强了公众健康监控的效能。公共卫生部门依托广泛覆盖的患者电子病历数据库,能够迅速捕捉到传染病的早期迹象,实现疫情的全面、实时监测。这一系统不仅提升了疫情发现的灵敏度,还通过集成高效的疾病监测与快速响应程序,确保了在疫情发生时能够立即采取有效措施,控制传播范围,保护公众健康安全。医疗大数据的深度融合与利用,为公共卫生服务带来了前所未有的精准性和时效性,为构建更加坚韧的公共卫生防线奠定了坚实基础。医疗大数据的深入应用无疑将带来多重深远益处。首先,它能够显著减少不必要的医疗索赔支出,通过精准分析和预防,降低因误诊或过度治疗而产生的费用。其次,传染病感染率将得到明显降低,得益于大数据驱动的早期预警系统和快速响应机制,使得疫情得以迅速控制,传播链被有效切断。更为重要的是,公共卫生部门能够凭借医疗大数据的力量,更快地识别并应对新兴传染病和疫情,保护民众免受未知病毒的威胁。同时,通过向公众提供准确、及时的健康咨询,不仅提升了民众的健康风险意识,还促进了个人健康行为的改变,进一步降低了传染病感染的风险。这些积极变化不仅促进了公共卫生的整体进步,还直接提升了人们的生活品质。人们将更加健康、安全地生活,享受到更高质量的社会服务,共同创造出一个更加美好、和谐的生活环境。

可见,大数据技术为医疗服务提供了前所未有的数据收集和分析能力。医疗机构可以通过对大量医疗数据的分析,获取患者的健康数据,可以更准确地预测疾病的发展趋势,从而能够为患者提供个性化的诊治方案和预防措施,提高了诊断的准确性和治疗的效率,也提高了医疗服务的精准性和效果。

通过分析和利用医疗大数据,医生可以制定个体化的诊疗方案,预测和早期诊断疾病,优化医疗资源的分配,改进药物研发和临床试验的效率以及改善公众健康服务。因此,医疗大数据的应用不仅是科技进步的体现,更是人类追求更高生活品质的重要推手。然而,对于许多医务工作者来说,更好的理解和运用大数据技术仍是一项挑战。他们需要掌握如何高效地收集数据、分析数据以及结果解读等技能,这就需要提升他们的数字素养。

（二）智能医学的概念与原理

智能医学是指利用人工智能和其他先进技术来改进医疗诊断、监测和治疗的领域,如临床决策支持系统、智能诊断、智能手术等。它基于大数据分析、机器学习、自然语言处理和图像识别等技术,旨在提高医疗服务的效率、准确性和个性化程度。智能医学的原理是通过收集和分析大量的医疗数据,包括患者的病历、医学影像、实验室检查结果等,以及相关的临床指南和医学知识。然后,利用机器学习和数据挖掘等技术,建立模型和算法来识别模式、预测结果和做出决策。这些模型和算法可以帮助医生进行疾病诊断、治疗方案推荐和预后评估,提供个性化的医疗建议和决策支持。

在医疗诊断方面,智能医学技术可以帮助医生进行疾病诊断和辅助诊断。例如,基于机器学习的图像识别技术可以帮助医生分析医学影像,如 CT 扫描和 MRI 图像,可以辅助疾病的早期检测和诊断。智能医学技术还可以利用自然语言处理技术分析患者的病历和症状描述,提供诊断建议和辅助决策。大量实践证明,智能诊疗系统能够依据患者的具体症状,融合庞大的医疗数据库资源,为医生提供精准、全面的辅助信息,从而助力医生优化和完善诊疗方案,实现更加个性化和高效的医疗决策。同时,智能化的影像识别技术也已成为医生的得力助手,在癌症诊断领域展现出巨大潜力。它能够自动分析医学影像资料,精准识别出疑似病灶,为医生提供快速、准确的初步诊断依据,有效提升了癌症的早期发现率和诊断准确性。以 IBM 沃森系统为例,IBM 沃森(Watson)系统学习了数千份美国病历,500 种医疗期刊和教科书,1500 万页医学文献。基于其强大的数据储备和学习能力,能够诊治乳腺癌、结肠癌、直肠癌、肺癌、宫颈癌等多种肿瘤。一旦医生输入了癌症类型、患者年龄、性别、体重、疾病特点和治疗历程等数据,沃森系统便能在数秒内提供多项治疗建议。国内已经有数十家医院开始应用沃森辅助医生实施治疗。

在医疗监测方面,智能医学技术可以帮助监测患者的健康状况和疾病进展。随着物联网在医疗领域的应用包括智能监护、智能护理床、远程诊断等,实现了传感器等设备与互联网的连接,医疗设备的智能化有效提高医生和患者之间的交流效率,虚拟护士、可穿戴设备等也有助于提升病人护理质量,实现更精准的治疗。例如日本研究机构设计了名为 Robear 的熊脸机器人护士,可以填写电子文件、测量生命体征、监测患者的状况,甚至可以把患者从床上抱起来,辅助患者走路,还会用小孩子的口吻提醒患者服药,提供情感支持。智能医学通过传感器和可穿戴设备收集患者的生理参数和活动数据,智能医学技术可以实时监测患者的健康状态,并提供个性化的健康管理建议。智能医学技术还可以利用机器学习和数据挖掘技术分析大规模的健康数据,预测疾病的发展趋势和风险。

在医疗治疗方面,智能医学技术可以帮助医生制定个性化的治疗方案和药物选择。例如,基于机器学习的临床决策支持系统可以根据患者的病历、基因组信息和病史,推荐最适合的治疗方案和药物,机器人辅助手术可以提高手术的精度和成功概率。智能医学技术还可以利用机器学习和数据挖掘技术分析临床试验数据和药物效果数据,加速药物研发和个体化治疗的进展。

在疫情防控和公共卫生服务方面,人工智能可以在疫情早期发现、追踪监测、精细管控、远程诊疗等方面发挥积极作用。新冠疫情推动了人工智能、大数据等新兴数字技术在医疗健康领域的应用。远程医疗服务使得边远及农村地区的居民能够更加便捷地获取高质量的医疗资源。同时,人工智能凭借其卓越的数据分析能力和深度学习能力,在加速新药和疫苗的研发进程、识别错误和虚假健康信息等方面展现出其独到的优势。

综上所述,智能医学利用人工智能和其他先进技术来改进医疗诊断、监测和治疗。它通过收集和分析大量的医疗数据,建立模型和算法来识别模式、预测结果和做出决策,提供个性化的医疗建议和决策支持。智能医学技术除了在医疗诊断、监测和治疗中的应用可以提高医疗服务的效率、准确性和个性化程度,为患者提供更好的医疗护理外,在改善医院运行效率方面,智能医学还可以将部分医院行政管理和重复性工作自动化,自动化算法则可以精准且低成本地复制高级医疗专家经验,增强基层医疗机构的专业能力,这些优势正在使智能医学日益成为医疗产业未来发展方向。人工智能技术可以通过分析大量的医疗数据,为医务工作者提供诊断和治疗的建议。人工智能技术不仅提高了医疗服务的效率和质量,也提高了医疗服务的精确性和速度。人工智能技术在医疗服务领域的应用正在逐渐改变医疗服务的模式。然而,人工智能的广泛应用也对医务工作者的数字素养提出了更高的要求。他们需要深度理解和熟练运用人工智能技术,才能充分发挥这一技术的潜力,为公众提供高质高效的医疗服务体验,这就需要提升他们的数字素养。

二、医疗大数据与智能医学的交融共生

医疗大数据和智能医学的发展碰撞与融合,在未来发展极具优势,为医疗行业带来了许多创新和变革。在多种数字化技术中,大数据和人工智能备受医疗界的关注。在个性化医疗方面,医疗大数据的收集和分析使得医生可以更好地了解患者的病情和治疗反应。通过分析大规模的医疗数据,医生可以根据患者的基因组、病史和生活习惯等因素,为个体量身制定治疗方案。智能医学技术如基于人工智能的诊断系统和预测模型,可以帮助医生更准确地诊断疾病和预测疾病风险。在远程医疗和监测领域,医疗大数据和智能医学的融合使得远程医疗和监测成为可能。通过传感器、可穿戴设备和移动应用程序,患者可以在家中进行健康监测和远程诊疗。医生可以通过远程访问患者的生理参数和病历数据,进行远程诊断和治疗。这种远程医疗和监测的方式提升了医疗资源的配置效率,减轻了患者的医疗负担。在疾病预防和公共卫生方面,医疗大数据和智能医学的结合有助于疾病预防和公共卫生工作。通过分析大规模的流行病学数据和环境数据,可以预测疾病的传播趋势和风险区域。智能医学技术可以帮助公共卫生部门更好地监测和控制疾病的爆发,并制定相应的防控策略。在医学研究和药物开发方面,医疗大数据的积累和智能医学的应用推动了医学研究和药物开发的进展。通过分析大规模的临床数据和基因组数据,可以发现新的疾病相关基因和药物靶点。智

能医学技术如机器学习和数据挖掘可以加速药物筛选和疾病机制的研究,为新药的研发提供更多的线索和指导。通过医疗大数据的收集和分析,结合智能医学的技术应用,医疗行业实现了个性化医疗、远程医疗和监测、疾病预防和公共卫生工作的改进,以及医学研究和药物开发的进展。这种碰撞与融合为医疗行业带来了更准确、高效和个性化的医疗服务,增强了患者的治疗效果,提升了他们的生活质量,可以预见,在未来医疗大数据与智能医学的合作将进一步推动医疗领域的创新和进步。

我们可以对未来医学做这样的想象:随着基因测序效率的提高和测序技术的完善,越来越多的个体愿意授受测序,像对待接种疫苗一样把它当成疾病预防的方法。越来越多的个体携带生物传感器以持续地监测个体的生理数据,心跳频率、血压测量值、呼吸的频率与幅度、体温、血液中的氧气含量、血糖水平、脑电活动、身体活动量以及情绪状态等,这些生命体征和生活指标的数据都可以实时采集、监控。一个人至婴幼儿时期就建立了为单个人类个体而设的完整的电子健康档案。在线诊断与即时诊疗系统,包括智慧医院,将积累海量医疗数据存放在众多的云中,同时这一数据洪流与智能能源网、智慧城市所产生的数据汇聚反映出个体生存环境,凡此种种都指向对每一个个体医疗信息的采集发掘,精准医疗时代真正来临。然而,这些对描绘未来场景的实现受制于人民群众是否接纳精准医疗和人工智能对个体数据的采集使用,受制于伦理、法律、政策、技术等因素是否能协同护翼数据隐私的安全,事实上除了隐私之外,人工智能应用于精准医疗还有许多其他值得探讨的伦理法律问题,这些问题都应在技术用于临床之前,予以妥善解决[①]。

三、医疗大数据与智能医学的交汇面临的挑战

(一) 专业人才供给不足与数字化医疗技术的接受度问题

一方面,人工智能等新技术与医疗的融合催化了对既懂医疗又懂人工智

[①] 王强芬.精准医疗与人工智能整合中的隐私伦理问题探究[J].医学争鸣,2019,10(04):62—65.

能技术的复合型人才的巨大需求。数字化医疗技术的应用需要医疗机构和医护人员具备相应的技术能力和知识水平。在医疗大数据挖掘利用方面,需要医务人员更高的数字素养才能胜任。目前医疗大数据是通过数据库来接收各种医疗数据并进行去伪、剔重、分析等处理,无论是对数据采集到去伪存真,还是熟练使用数据挖掘技术、整合技术等,都需要更专业的数字素养与能力才能将庞大的医疗大数据的真实性、关联性和潜在价值性给挖掘出来。大数据在医疗行业的具体应用,需要大量既懂医疗又懂数字技术的高水平数字人才。然而,目前国内数字人才队伍建设还存在很多问题,主要体现在以下几方面:目前,高等教育领域在培养医疗人才方面仍然沿用较为传统的模式,尚未充分融入人工智能等数字化技术;数字人才队伍的数量与结构不够完善;数字人员普遍配备不足;对在职医疗人员的数字技能培训也不充分等。与其他领域相比,医疗领域的相关数字人才尤为匮乏。事实上,我们正处在医疗行业数字化转型的重要转折点,需要加快高素质的数字人才的培养。医院更需要加强数字化人才的培养和管理,建立一支具备数字化技能和素养的专业团队,为数字化转型提供有力支持。在未来,在线医疗高端化、专业化趋势必然将继续,对医务工作者的数字能力与素质要求也愈加严苛。因此,重视医疗数字人才培养,提升医疗机构和医护人员的数字化医疗技术应用能力构建和完善人才培养与培训体系变得迫切。

另一方面,患者对数字化医疗技术的接受度也是一个挑战,需要提高公众的数字素养、科技素养和对数字化医疗技术的认知。随着数字技术深度嵌入应用到医疗服务各类场景中,智慧医疗在医疗服务中发挥着重要作用。然而,智慧医疗服务对科技素养与数字素养缺乏或低下的群体而言,并不一定"便利"。相关研究表明,患者对数字医疗服务接受度不高,一些患者可能对数字化医疗持怀疑态度,认为传统的医疗方式更加可靠和安全;还有一些患者由于数字素养缺乏,无法在智慧医疗服务中享受数字化的便利。在患者安全方面,支持数字化技术安全使用的标准、指导和培训很少被讨论,这一情形更加剧了人们对数字医疗的忐忑与怀疑。因此智能时代数字医疗的发展一个突出的问题是如何让服务对象对数字技术更好适应。尽管新冠疫情大流行导致人们使用和接受远程医疗等智慧医疗服务的意愿显著增加,也加速了数字化卫生保健技术的使用,这些都对就诊患者的数字素养能力提出了相应要求。因此解决数字化医疗技术的接受度问题更需要加大对智能医疗终端使用知识的相关培训,提升数字弱势群体对数字医疗的认知水平,加强对远程随访、网上问诊等信息技术的使用的操作培训,不断培养和更新患者数字化就医的观念。

(二) 数字鸿沟问题[①]

数字化和智能化医疗需要大量的投资和技术支持,在一些地区和发展中国家,数字化医疗技术的普及和应用受制于基础设施和资源的限制,导致数字鸿沟的存在。这类数字鸿沟的治疗应加强基础设施建设和技术支持,提供技术支持和培训,缩小数字鸿沟,使更多的人受益于数字化医疗技术。我们讨论的数字鸿沟主要是认知、能力、素养等导致的数字鸿沟问题。数字鸿沟描述的是信息资源丰富者与信息资源匮乏者之间的差距,它本质上体现了数字社会中参与机会的不平等。目前,我国老年人在就医过程中遇到的困难,正是这一数字鸿沟在老龄化社会中的体现。不少老年人对数字技术普遍存在了解不足、适应性不够的问题,遭遇了各种"数字障碍"窘境:有的不会或不能线上预约,不得不早起排队挂号;有的对线上问诊咨询望洋兴叹;有的操作医院自助机困难,不得不排队走流程;等等。"不敢用、不能用、不会用"现象的普遍存在,极大影响了老年人的就医便利。我国老年人就医数字鸿沟的形成既有共性又有中国的特殊性。在全球范围内,老年人群体正面临着显著的数字鸿沟挑战。这一现象指的是,在数字化浪潮中,老年人因技术障碍、制度限制、文化差异及个人因素等多重影响,与其他年龄群体相比,在接触和使用信息技术方面存在显著差距,从而被边缘化,于数字社会之外,成为"数字时代的边缘人"。随着年龄的增长,老年人的生理机能逐渐衰退,这不仅减缓了他们学习新知识和技能的速度,也使得他们在享受数字化带来的便捷时遭遇重重困难。在日常生活中,这些困难具体表现为:部分老年人难以掌握健康

---

① 王强芬. 数字化转型背景下老年人就医困境的逻辑分析[J]. 中国卫生事业管理,2023,40(07):531—535.

码的申请与使用，无法有效利用智能设备完成线上医疗预约、缴费、信用支付等操作；面对预问诊系统，他们可能感到困惑，无法准确描述病情以获取及时帮助；在诊疗后，查询和管理个人健康信息也成为难题；特别是在疫情期间，线上申请核酸检测、疫苗接种记录查询、线上购药及获取防疫资讯等日常需求，对许多老年人而言更是难上加难。这些困境不仅影响了老年人的生活质量，也加剧了他们与社会主流生活的脱节感。另一方面，随着我国人口老龄化的加速和数字化进程的推进，老年群体日益成为构建"数字中国"治理体系中不可忽视的关键部分。第七次人口普查数据表明，中国 60 岁及以上人口高达 2.64 亿之多，占总人口的 18.7%，与 2010 年相比 60 岁及以上人口的比重上升 5.44 个百分点，其中 65 岁及以上人口为 1.9 亿人，占 13.50%，比重上升 4.63 个百分点[①]，可见我国老龄化进程不断加速加深。作为医疗卫生服务需求的主要群体之一，老年人口数量庞大，他们往往面临较高的疾病发生率，并且多病共存的现象相当普遍。显而易见，随着我国人口老龄化的进一步加深，医疗卫生资源和服务所面临的挑战将变得极为严峻。然而，数字化浪潮的兴起为应对这一老龄化问题提供了新的解决途径，智慧医疗和数字化医养服务正在成为关注的焦点。2022 年发改委等 21 部门联合印发《"十四五"公共服务规划》中明确指出"鼓励支持智慧医疗、智慧养老等新业态新模式发展"。然而，中国互联网的社会化进程因时间上的高度压缩，加之疫情对数字化转型的加速效应，显著缩短了我国进行数字化科普与提升全民信息素养的周期。回顾信息网络的发展历程，互联网在中国扎根尚不足三十年，而智能手机广泛普及于社会也仅有十年光景。然而，疫情的突发不仅极大地加速了数字化医疗服务的普及，也暴露了老年群体在跟上网络数字技术迅猛发展步伐上的巨大挑战。调查显示，面对网络预约就医这一新兴方式，年龄较大的患者群体更倾向于选择传统的现场排队就医模式，这反映出他们在适应数字医疗转型上的困难和偏好。在人口老龄化趋势与数字化、智慧化浪潮并行不悖的背景下，我国老年人群普遍面临数字医疗所需知识储备与技能要求的不

---

① 国家统计局. 第七次全国人口普查公报（第五号）. 国家统计局网站，http://www. stats. gov. cn/tjsj/tjgb/rkpcgb/qgrkpcgb/202106/t20210628_1818824. html.

足,成为了数字鸿沟中的弱势群体。这一现象不仅关乎老年人的就医便利性和生活质量,也凸显了社会在推动数字包容性发展方面需做出的更多努力。

老年人数字鸿沟问题的一个直接且显著的原因是他们在电脑、手机等数字产品的拥有率上相对较低,这直接导致了他们对网络信息的接触和利用程度远低于其他年龄群体。具体而言,第一,从网络使用的层面观察,大量老年人至今仍未跨越"数字门槛",未能成为互联网世界的一员。据第 50 次《中国互联网络发展状况统计报告》数据显示,截至 2022 年 6 月,我国非网民规模高达 3.62 亿,其中,60 岁及以上的老年群体占据了非网民总数的 41.6%,这一比例凸显了老年人在数字化时代的边缘化现状。这说明仍有大部分老年人没有接入网络,在日常生活中无法融入数字化社会,这一现象不仅限制了老年人享受数字生活带来的便利,也加剧了他们在信息获取、社会参与等方面的劣势地位。第二,老年人面临数字融入困境的另一重要根源,不仅在于设备的匮乏,更与经济收入、社会地位等深层次因素紧密相连。对于部分没有退休金的老年人而言,他们的经济来源主要依赖于有限的养老金及子女的资助,这使得他们在面对价格不菲的电子设备及网络服务时,往往力不从心,难以承担。进一步而言,我国地域发展的不均衡性也是加剧老年人数字鸿沟的关键因素。不同区域、城市与农村之间,在数字技术基础设施的建设、人均收入水平的提升以及医疗卫生资源的配置上,均存在显著差异。这种不均衡现象不仅限制了老年人获取和使用数字技术的机会,也影响了他们享受数字红利的能力。调查数据显示,我国在通讯技术的快速发展与网络普及的广度上,虽已取得显著成就,但仍存在不容忽视的差距,这进一步加剧了老年人在数字社会中的边缘化地位。可见,数字医疗服务不公平的深层次原因在于我国经济社会发展的不平衡。第三,缺乏专门针对老年人的数字技术服务是导致他们难以融入数字社会的重要原因之一。老年人的信息素养普遍较低,他们在操作电脑、手机和网络等信息技术方面的能力较弱。首先,针对老年人的信息技能培训服务覆盖范围有限,尤其是在农村地区,智能化技术服务的培训课程更是稀缺。由于身体机能和认知能力的下降,加之缺乏正规和持续的信息素养教育,老年人在使用电脑和智能手机时显得不够熟练,很多人在掌握数字技能方面遇到了障碍。其次,老年人在辨识网络信息真伪方面面临着显著挑战,他们往往难以准确区分哪些信息是真实可靠的,哪些则是虚假误导的。同时,对于互联网可能带来的诸如隐私泄露、网络诈骗等负面影响,他们也缺乏全面而正确的认识。这种信息辨识能力的不足和认知上的局限,使得老年人在享受互联网便利的同时,也更容易成为不法分子的目标,遭受经济损失和心理困扰。此外,老年人对健康信息的需求很大,但他们的健康信息素养相对较低,这加剧了他们面临的健康焦虑、信息贫困和数字鸿沟等问题。医疗健康知识具有高度的科学性和专业性,鉴别其真实性和准确性需要更多的专业知识和素养。作为对医疗卫生服务需求最强烈的群体之一,老年人对健康信息的需求巨大。然而,由于信息素养的不足,他们难以有效筛选和处理低质量的健康信息。研究显示,尽管老年人对网络就医的了解程度较高,但实际使用网络就医时仍面临多重障碍,迫切需要提升老年人的数字素养。本意为便捷就医的数字医疗服务在实践中背离初衷反而给老年群体的就医带来障碍,说明了数字化医疗服务的推广与普及需要公众一定的数字素养,必须考虑人们数字能力与数字医疗服务的适配问题。

(三)隐私安全问题

医疗大数据和智能医学的发展碰撞带来的最大挑战是医疗隐私安全问题。毕竟智能医学的巨大优势的实现是以推动医疗数据的共享为前提的,然而,每个人都有自己不愿意公之于众的个人信息,更何况是自己的医疗健康信息,因此医疗隐私的安全与保护问题尤为突出。智能时代,数字医疗的发展与智能医学的普及带来的医疗隐私问题主要体现在四个方面:

第一,数据采集方面,精准医疗 AI 模式的精准与基因信息保护法律的缺乏造成患者的顾虑重重。精准医疗,旨在提供定制化的医疗服务,需要收集和分析大量具有高度私密性的个人数据,例如基因检测结果。这一过程不可避免地涉及到对患者个人信息的搜集、处理和分析,由此可能会引起患者对个人数据泄露、被不合理利用等方面的担心[①]。在精准医疗领域的数据采集

---

① 王强芬.精准医疗与人工智能整合中的隐私伦理问题探究[J].医学争鸣,2019,10(04):62—65.

过程中,为了深入了解并优化个体行为习惯等关键信息,持续且大量地收集用户数据成为必要之举。然而,这一行为也伴随着对患者隐私保护的严峻挑战,成为了该领域亟待解决的关键问题。个体生活习惯、生活方式、生存环境等有关的健康大数据信息,尤其是基因数据,它作为个人信息的一部分,具有明显的个人隐私属性。每个人的基因信息都是独一无二的,通过这些信息可以精确识别出特定的个体。人工智能应用于精准医疗,一方面促使精准医疗借助 AI 技术实现更精准、个性化的目标。AI 的介入使得精准医疗真正从 predictive disease 向 prescriptive disease 转变,predictive disease 侧重尽力提出关于未来疾病最准确的预测,而 prescriptive disease 除了准确预测出疾病,还可以扩展到提供建议,指导人们对预测的结果进行更好的反应。另一方面,在我国关于隐私权的立法尚不完备的情况下,精准医疗与 AI 的强强联合更加剧了人们的顾虑。这重重顾虑导致患者难以放心接受精准医疗的 AI 模式服务,为了在患者有顾虑的状态下激励其主动提供个人信息,单纯通过鼓励患者让渡隐私权获取相应收益的行为往往会存在一些弊端。

第二,数据存放方面,数据的云存放与数据的流转带来保护隐私的诸多障碍。迈尔·舍恩伯格说,我们正步入一个大数据时代,这个时代以数据的大规模生产、共享和应用为特征,它促成了信息存储和管理的集中化趋势。大数据在存储、处理、传输等过程中也面临诸多隐私泄漏风险。首先,数据的云存放使隐私保护变得更为棘手。云计算为大数据提供了基础存储平台,以一种实惠且容易使用的方式帮助组织存储、管理、共享以及分析大数据。云计算模型分为私有云和公共云两种,由于采用公共云服务时,用户无需自行购买硬件设备或投入专业团队来维护云系统,同时可以根据计算需求的变化,灵活调整云资源的租赁量,这提供了更高的灵活性和成本效益,这促使越来越多的组织、企业、个人等将计算和存储外包给云提供商。公共云的普及导致数据容易遭到威胁和攻击,引发人们对外包数据的信任危机。其次,医疗信息化的发展和医学大数据的大量涌现要求数据信息管理的集中化从而加剧了敏感数据的安全隐患。目前对于一些敏感和私密的数据例如医院的患者记录等,虽然大多数医疗机构、企业目前还不太愿意将关键的敏感数据存储在云服务器上,但电子病历的出现、各大医学数据库的关联,患者的生理化验数据、既往病史信息、用药情况等数据的集中存储与管理,虽然方便调阅分析数据,但患者的生理隐私、个性特征也更容易暴露。然后,数据的流转带来数据隐私保护范围的难以确定。在整个精准医疗体系中,个性化治疗的实现需要经过多个专业领域人员的共同努力才能把数据转化为临床应用,而在这一个数据的流转过程中,数据隐私保护的范围难以确定。另外,数据多渠道的流转和使用也为删除、销毁患者的隐私数据变得极其困难。

第三,在数据共享领域,个人数据的易于获取性增加了患者对于基因歧视的忧虑。随着个体基因、生理指标、生活方式等大量信息的不断积累,这些数据正以样本库的形式日益集中①,而且这些数据库将逐步实现关联共享,各种临床、科研、政府决策、分子生物学等医学数据可以在巨大的网络平台上实现交流与共享,另外,基因信息不仅关系到个人,还可能关联到其亲属和族群成员的身份,而且基因信息中的隐私问题相较于其他情境下的隐私问题,展现出更高的复杂性②,这势必造成个人信息安全和隐私保护的问题愈发变得严重起来。因为人们可以借助 AI 技术直接获取医学信息和医疗服务,这种直接获取医学信息和医疗服务的途径,一方面极大地拓宽了人们的选择空间,显著增强了个人对自身健康状况及疾病管理的掌控能力,另一方面医疗数据的共享也造成个性数据的易取性,在医疗过程中患者可能在不知情的情况下就被医疗机构或相关人员提取其相关信息,患者的一些隐私甚至处于随时被窥探的状态。若智能系统中存储的敏感个人信息不幸外泄,被恶意分子"共享"或出于不当商业目的被非法利用,其潜在后果将是极其严重且难以估量的。尽管医疗信息的共享极大地促进了疾病预防、治疗等健康服务的发展,为患者带来了诸多便利,然而,基因信息的泄露与不当利用却潜藏着基因歧视的风险,这一隐患可能对个人、家庭乃至整个家族造成深远的影响。它不仅可能破坏人际关系的和谐,如恋爱关系的破裂、夫妻情感的裂痕,还可能引发一系列社会困境,如保险申请的拒绝、就业市场的排斥等。这些连锁反

---

① 王晓敏,刘星.基因导向个体化医疗中的伦理问题研究[J].伦理学研究,2017,(02):100—104.

② 吕耀怀,曹志.大数据时代的基因信息隐私问题及其伦理方面[J].伦理学研究,2018,(02):86—91.

应无疑加剧了患者及其亲属的心理负担，引发了深深的焦虑和恐慌，对个体的心理健康构成了严重威胁。

第四，在数据使用领域，由于数据分析预测的广泛应用与数据监管的不足，隐私保护措施往往难以有效实施。个体化医疗不仅需要个体的基因或遗传信息检测，也需要个体生活习惯、生活方式和环境等有关的健康大数据信息。人工智能的发展不仅提升基因信息检测的效率，也为智能分析个人生活方式、生活环境等数据提供了媒介平台。分析遗传密码、性格特征、行为习性、生活轨迹、生活习惯等这些敏感的个人数据，给当前的隐私保护带来严重威胁。与大数据时代之前相比，现在大量的个人隐私数据更能挖掘出其潜在的价值，且更难控制。如何平衡数据溯源与隐私保护之间的关系是值得研究的问题之一。虽然保护敏感数据可以通过数据加密等手段实现，然而数据在运算之前敏感数据需要先被解密，即在使用过程中，敏感数据至少在某个阶段是以未加密的明文形式呈现的，个人隐私仍处在暴露的危险之中。其次，精准医疗面临的威胁并不仅限于个人隐私泄漏，在人工智能和大数据的驱动下，零售商能够通过分析消费者的在线行为和购买历史来预测其需求和偏好。例如，通过分析消费者的搜索记录和购买模式，零售商可能发现某位顾客对孕妇产品表现出了兴趣，从而推断出她可能正在准备迎接新生命的到来。基于这些信息，零售商可以更加精准地向她推荐相关产品或服务，提供个性化的购物体验。然而，这种预测和推荐也给消费者的个人信息保护提出巨大挑战。再次，知情同意在数据的 N 次使用中难以实现。由于大数据的价值更多源于它的 N 次利用，这种对个人数据的多次利用确实可能对医疗隐私构成更大的风险。虽然在数据收集阶段，通过获取个人的明确同意可以确保隐私保护，但在数据挖掘过程中，这种同意往往难以实现①。因为数据挖掘可能涉及到对大量数据的深入分析，而这些分析可能超出了个人在同意时的预期范围。因此，为了更好地保护医疗隐私，需要制定更加严格的数据保护措施和透明的数据处理流程，确保个人信息的安全和隐私权益不受侵犯。同

---

① 王强芬. 大数据时代背景下医疗隐私保护的伦理困境及实现途径[J]. 中国医学伦理学，2016,29(04):685—689.

时,也应当加强对数据挖掘活动的监管,确保所有操作都在合法合规的框架内进行。最后,用户无法确定自己隐私信息的用途,在自身隐私遭到侵犯时更难追究责任。当前,用户数据的搜集、保存、管理和应用等方面存在规范不足的问题,监管力度也相对薄弱,这在很大程度上依赖于企业的自我约束。对于既是数据生成者又是数据存储、管理及使用者的商家而言,仅凭技术手段来限制他们对用户信息的利用存在难度。由于各行业的利益驱动,个人隐私权面临更大的侵犯风险。用户通常难以掌握自己的隐私信息如何被使用。在医疗领域,保护患者基因信息的安全同样面临诸多挑战。

从上可见,数字化转型正在医疗领域迅速发展,它跨越了时间的限制,超越了地理的界限,克服了传统医疗体系的局限,医疗数字化在路上,未来在云上,然而数字医疗的巨大便利是以专业人员与公众的数字素养提高为前提的。物联网、大数据和人工智能等技术在医疗领域的应用,构筑了一个数字化的医学空间,改变了人们的就医方式、诊疗方式等。当医疗大数据与人工智能赋能数字医疗时,同样带来了一系列不容忽视的挑战。为了应对这些挑战,我们必须提高自身的数字素养,并利用智能时代的数字智慧来适应和解决这些问题,可见提升数字素养是有效应对智能时代挑战的解决方案。

第三节　智能时代医务人员数字素养的价值

数字素养是医务人员在数字时代适应数字技术与医疗服务深度融入发展的核心素养,也是实现医院数字化转型的重要力量,是避免把医院信息化建设当成信息系统的简单堆集的有效手段。开展医务人员的数字素养可以帮助医务人员能够适应数字化医疗环境与发展、掌握数字技术运用与创造、运用数字化的力量来应对各种挑战,帮助医务人员逐渐形成智能时代的成长智慧与发展胜任力,为医务人员适应数字医疗发展并在医疗数字转型竞争中取得成功创生可能。

一、数字化浪潮将数字素养置于国家战略的高度

随着以人工智能、量子信息技术、虚拟现实等为核心驱动力的第四次工业革命浪潮的席卷，全球范围内掀起了一股前所未有的数字化转型狂潮，而且正在全面渗透到社会的各个领域，开启了一轮新的社会革命。同时，互联网、物联网、5G 为数字社会构筑"神经系统"，大数据技术，从采集、传输到管理、处理、分析、应用，形成一个完整的数据生命周期，形成了数字社会的"血液"，云计算通过网络联通随时按需调用存储海量数据资源，形成数字社会的"脊梁"，区块链实现了分布式数据库去中心化，不断传递数字信息，正如数字社会的"基因"，而人工智能通过强化学习形成了数字社会的"大脑"，像人的神经中枢一样思考、判断和决策。数字化的浪潮正以前所未有的速度和规模席卷全球各地、方兴未艾，在当今百年未有之大变局中，数字技术正以全新的理念、业态和模式全面嵌入人类的生产和生活的各个方面。数字经济、数字技术以及数字素养的发展正日益成为众多国家战略规划中的重点领域，毕竟数字领域的竞争成为大国竞争的最前沿和新赛道。加强全民数字素养、推动数字化转型成为各国之间抢占先机、开创未来的法宝。正如习近平总书记所强调的，数字技术和数字经济是引领世界科技革命和产业变革的先机，也是新一轮国际竞争的重要领域。我们必须抓住这一先机，争取在未来发展中占据制高点。无论是在优化产业组织模式、提升资源配置效率以及促进国内外经济循环畅通等方面，数字经济都展现出了其无可比拟的独特优势。同时，通过数字技术的广泛应用，我们能够赋能公共服务，构建一个更加普惠且便捷的数字社会。为此，深入实施全民数字素养与技能提升行动显得尤为关键，旨在确保每个人都能充分把握数字时代的机遇，共享数字化转型带来的红利。数字技术和数字素养正如数字社会的两只手，一个是硬支撑，一个是软基础，因此数字素养已成为全球各国高度重视的国家竞争力，成为国家战略布局的重要组成部分。西方发达国家已开始构建数字素养框架，例如美国新媒体联盟发布了一份名为《数字素养：NMC 地平线项目战略简报》的报告，欧盟也推出了《欧洲公民数字素养框架》，联合国教科文组织也发布了一份名

为《数字素养全球框架》的报告①。

由此可见,数字化时代需要数字素养,也需要更多数字化人才,医药等正在数字化转型行业对数字素养人才的需求尤为迫切。面对医疗领域数据量的急剧膨胀和信息技术的快速演进,关键的挑战在于如何有效地识别、获取、使用、整合、评估、应用和创新这些数据信息,故增强医务人员的数字素养显得尤为重要。然而,在医疗行业却存在诸多数字素养缺失现象,致使医学数据应用效率不高、医生的 AI 沦为 AI 医生、数据挖掘侵犯个人隐私等问题时有发生,可见医务人员数字素养不仅紧要,其培育更应紧跟智能时代的发展。

二、医疗大数据迅猛发展呼唤数字素养变革创新

医疗大数据的迅猛发展为加强医务人员的数字素养提供了现实的价值。第一,提升医务人员数字素养,有助于提高医疗决策的准确性。医疗大数据包含了大量的患者病历、医学影像、实验室检查结果等信息。医务人员通过分析这些数据,可以获得更全面、准确的患者信息,从而做出更准确的医疗决策。例如,通过分析大规模的临床数据,医生可以了解不同治疗方案的效果,从中比对出最佳治疗方案。智能辅助决策系统为医疗专业人员提供了广泛的知识支持,帮助他们迅速找到与医疗决策紧密相关的信息,进而作出更加精准的诊断和治疗选择,有效降低了医疗过程中的风险。第二,提升医务人员数字素养,有助于个体化医疗的实现。医疗大数据的分析可以帮助医务人员实现个体化医疗。通过分析患者的基因组信息、病史和生活习惯等数据,在此基础上为患者制定个性化的诊疗计划。如医疗大数据可以帮助医生在癌症治疗中了解不同患者对特定药物的反应,从而选择最适合的治疗方案。第三,提升医务人员数字素养,有助于提高医疗资源的利用效率。医疗大数据的分析可以帮助医务人员优化医疗资源的分配。通过分析患者就诊数据、医疗机构的工作量和设备利用率等信息,可以确定医疗资源的需求和分配策

---

① 吕鹏,王锐,李蒙迪.生态位理论视角下我国青年数字素养发展路径[J].江淮论坛,2023,(04):151—158.

略。例如,在急诊科的资源分配中,医疗大数据可以帮助医院预测就诊高峰时段和疾病类型,合理安排医生和设备资源,提高急诊科的服务效率。加强医务人员的数字素养可以提升医疗服务的质量和效率,为患者提供更好的医疗护理。第四,提升医务人员数字素养,有助于支持医学研究和药物开发。医务人员通过掌握数字技术和数据分析的知识和技能,可以更好地利用医疗大数据,通过分析大规模的临床数据和基因组数据,可以发现新的疾病相关基因和药物靶点。医疗大数据的应用可以加速药物筛选和疾病机制的研究。通过分析大规模的医疗数据,科研人员可以更准确地了解药物的疗效和副作用,从而加快药物研发的进程。同时,医疗大数据还可以揭示疾病的发生机理和演变模式,为疾病的早期识别、预防和治疗提供了关键的参考信息。这种基于医疗大数据的研究方法,为医学科研和临床实践带来了前所未有的机遇和挑战。

当前我国智慧医疗正处于蓬勃发展的态势,5G 赋能手术"飞刀"、远程诊断解除患者痛苦、电子健康卡担当守门人……在《国务院办公厅关于推动公立医院高质量发展的意见》中更是明确指出,要推动新一代信息技术与医疗服务深度融合。随着大数据、云计算、人工智能等技术应用于医疗更多领域和场景,智慧影像、辅助诊断、辅助决策、智能影像云等纷纷出现,智能新技术与临床应用相结合必然对医务人员的数字素养提出更高要求。在电子病历分析的智能诊断方面,数字技术和数据分析技能已成为医务人员必备的技能之一。传统的数据分析方法,如决策树、支持向量机、随机森林、K 均值聚类等,已经被广泛应用于电子病历数据的处理和分析。通过对患者的用药预测、住院期间的死亡风险预测、非预期再住院风险预测和出院疾病诊断预测等问题的分析,医务人员可以更好地了解患者的病情和治疗方案,提高诊疗效果和患者满意度。因此,熟练掌握数字技术和数据分析技能的医务人员在电子病历分析的智能诊断方面具有更大的优势。大数据在医疗行业的具体应用,需要大量既懂医疗又懂数字技术的高水平数字人才,无论是对数据采集到去伪存真还是熟练使用数据挖掘技术、整合技术等,都需要医务人员更专业的数字素养与能力。医学智能时代,随着科技的不断发展,医学研究正逐渐从以实验为驱动的方式转变为以数据为驱动的方式。在数据驱动的医学范式中,医务人员需要依赖数据来提出假设、设计实验和分析结果。因此,在智能医学时代,优秀的数据处理能力已成为医务人员必不可少的技能之一,否则将无法胜任医学实验。当前各大医院都在开展数字化转型,但医院的数字化转型不仅仅是数字设备更先进、卫生信息系统更便捷、智能系统更智能,还需要深入推动医疗数字理念、医院治理模式、诊疗方法等变革。数字技术的更新、数字社会的发展必将带来数字教育的创新与变革,以信息化、数字化、智能化为特征的前沿技术正在深入渗透融入医疗领域,医疗时代的变革呼唤医疗教育的转变。在医疗教育的方式及内容上必须突出数字素养教育,未来教育需要为智慧社会的发展和迭代提供更多专业化的数字人才,需要提供跨领域、跨学科的医疗数字人才。

三、科学研究第四范式彰显医疗数字素养的价值

吉姆·格雷将科学研究的范式分为四类:实验范式、理论范式、仿真范式和数据密集型科学发现①。其中,实验范式是以实验为基础的科学研究模式,主要用于描述自然现象。通过实验科学,我们可以更好地了解自然界的规律和特性。这是科学发现领域第一范式,如文艺复兴时期,以伽利略为代表的科学发展处于其早期阶段就是典型的实验范式。理论范式是一种以理论研究为基础的科学研究模式,主要运用模型或归纳法进行科学研究。当实验条件不具备时,科学家们可以简化那些无法通过实验模拟的科学原理,去除非必要的复杂因素,仅保留关键因素,再借助演算来得出结论。通过理论科学,我们能够在实验不可行的情况下,通过模型和推理来深入理解科学原理。这是科学发现领域第二范式,如以十九世纪后期牛顿的经典力学理论、麦克斯韦理论就属于典型的理论范式阶段。仿真范式是指利用电子计算机对科学实验进行模拟仿真的模式,其主要模拟复杂的现象。这是科学发现领域第三范式,伴随着 20 世纪以来电子计算机的高速发展产生的。仿真范式主要用于模拟复杂的现象,对于研究那些难以观测或无法直接实验的现象,尤为适用。

① 王莉,宋兴祖,陈志宝. 大数据与人工智能研究[M].中国纺织出版社,2019.

作为科学发现领域的第三范式,仿真范式随着 20 世纪以来电子计算机的高速发展而产生。通过仿真科学,我们能够通过计算机模拟复杂的现象,以更深入的方式研究和理解科学问题。由于计算机仿真能够模拟和重现复杂的现象,包括物理、化学、生物等各个领域的现象。通过建立适当的模型和算法,科研人员可以在计算机上模拟实验,观察和分析现象的变化和特征。计算机仿真受到越来越多科研人员的青睐,同时计算机仿真与传统实验需要耗费大量的时间、人力和物力资源比较,可以大大减少这些成本;计算机仿真可以精确控制和调整各种参数和条件,以便更好地研究现象的特性,这些优势使得科研人员越来越倾向于使用计算机仿真来进行科学研究,以推动科学的发展和创新。数据密集型科学发现范式(Data-Intensive Scientific Discovery)是指利用大数据、高性能计算和先进的数据分析方法来推动科学研究的新范式,这是科学研究第四范式,是随着大数据时代的到来新兴的信息技术正引发科学研究范式的转变出现的。数据密集型科学发现的原理是通过深入分析和挖掘大量且多样化的数据,我们可以发现数据背后隐藏的模式和相互关系。通过运用先进的数据处理和机器学习技术,科研人员能够从海量数据中提取有价值的信息,从而获得对现象和问题更深入的理解。数据密集型科学发现的方法使得科研人员能够更全面、准确地探索和解释复杂的现象,为科学研究提供了强有力的工具和方法。21 世纪以来随着海量数据的产生,越来越多的科研人员面对科研数据的大海不知道怎么来使用它们。作为科研人员,他们面临着不同结构数据的整合、海量数据的处理、算法的持续更新等问题,这些都要求科研人员具备专业的数字素养。因此科学研究第四范式的出现凸显数字素养的价值,数字素养日益成为科研人员科学研究与交流的核心素养,受到高度重视。在这一背景下,2009 年《第四范式:数据密集型科学发现》一书的出版受到人们关注,正说明了科研数字素养的重要,21 世纪被普遍视为数据密集型科研范式得以确立的关键历史时期。数据密集型科学发现范式与传统的实验观察、理论建模和仿真模拟相互补充。其中,同样是计算,第四范式与第三范式虽然都需要依赖计算,但这两种范式在本质上存在区别:传统的计算范式往往始于提出假设性理论,随后搜集相关数据,并利用计算与仿真手段来验证这些理论的正确性。相比之下,数据密集型范式则颠覆了这一流程,它首先基于大量已存在的数据资源,通过计算分析挖掘出之前未曾预见但具备可靠性的新理论与见解。这两种范式的不同之处在于它们在理论和数据之间的关系上的顺序和侧重点。计算范式更注重理论的提出和验证,而数据密集型范式则更注重从已有数据中发现新的理论。无论哪种范式,都为科学研究提供了重要的方法和工具,促进了对现象和问题的深入理解。

医疗数字素养是指医疗从业人员和研究者具备运用信息技术和数据科学方法处理、分析和应用医疗数据的能力。在医疗领域,科学研究第四范式的兴起彰显了医疗数字素养的价值。首先,在数据获取与处理能力方面,医疗数字素养使医疗从业人员具备获取和处理大规模医疗数据的能力。他们可以收集和整合临床记录、影像数据、基因组数据、生物传感器数据等多源数据,进行数据清洗、整理和标准化,为后续的分析和挖掘提供可靠的数据基础。其次,在数据分析与挖掘技能方面,医疗数字素养使医疗从业人员具备运用数据科学方法进行数据分析和挖掘的能力。他们可以对医疗大数据进行模式识别、关联分析、预测建模等,发现潜在的新知识和治疗规律。然后,在跨学科合作与创新方面,医疗数字素养促进了医务人员跨学科地与信息数据学、计算机、生物信息学等多领域的专家进行合作交流。他们共同利用科学研究第四范式的方法和工具,开展合作研究,推动医疗领域的创新和发展。另外,在知识转化与应用能力方面,医疗数字素养使医疗从业人员具备将科学研究成果转化为临床实践和医疗决策的能力。通过对医疗大数据的分析和解读,更好地理解每个患者的独特需求和情况,并根据其个体差异制定相应的诊断和治疗计划。这种个性化的医疗方法有助于提高患者的满意度和治疗效果,为他们提供更好的医疗体验。综上所述,科学研究第四范式的兴起凸显了医疗数字素养在医疗领域的重要性。具备医疗数字素养的医疗从业人员可以更好地应用科学研究第四范式的方法和工具,挖掘医疗大数据中的知识和价值,推动医疗科学的进步和创新,从而提升医疗质量和患者健康水平。

四、数据共享与隐私保护凸显数字素养伦理维度

在医疗行业的数字化转型和医疗大数据时代中,数据共享与隐私保护之间的矛盾问题凸显出了数字素养伦理教育的重要性。一方面,数据共享相伴产生隐私泄露等问题,需要医务人员具备较高的数字素养以保护患者隐私。医疗大数据的共享可以促进医疗研究和创新,通过整合多个数据源,研究人员可以获得更全面、更精确的数据,从而推动医学科学的发展。然而,数据共享也带来了隐私泄露和滥用的风险,因此需要制定合理的隐私保护政策和措施。医疗数据涉及个人的敏感信息,如病历、基因组数据等,患者对其隐私的保护有合法的期望。在数据共享过程中,必须确保患者的隐私得到充分的保护,包括数据去标识化、加密技术、访问控制等手段。数字素养伦理教育可以使医疗从业人员意识到隐私保护的重要性,并学会采取相应的措施保护患者的隐私权益。另一方面,加强医务人员数字素养是平衡数据共享与隐私保护之间矛盾的有效手段。医疗大数据是一种资源,也是一种财富,应当加以利用。在当前形势下,实现医疗数据资源在不同部门、不同地区之间的共享已成为一种趋势。2021年,国务院办公厅明确指出,深化医药卫生体制改革的重点任务之一是制定全国医疗卫生机构医疗健康信息互通共享实施方案。这一举措旨在推动医疗卫生领域信息化建设,提高医疗资源的利用效率和质量,为人民群众提供更好的医疗服务和保障。然而医疗健康信息作为高度敏感的个人数据,也需要进行隐私保护,数据的开放共享与个人数据的保护之间存在着矛盾。当今随着数据挖掘技术的成熟,导致个人身份和隐私信息泄露的风险倍增,保护愈加艰难,但过于严格的隐私保护政策可能导致数据孤岛,限制了医疗研究的进展。在推动医疗数据的共享进程中如何有效保护个人数据并非易举。由于数字素养伦理教育可以引导医疗从业人员遵守伦理准则和法律法规,确保数据的合法使用和合规处理。医疗从业人员需要了解数据的道德和法律风险,学习如何进行数据安全管理、知情同意和风险评估等操作,以保护患者权益和维护数据的安全和隐私。数字素养伦理教育可以帮助医疗从业人员理解数据共享和隐私保护的权衡,学会在保护隐私的前提

下,推动数据共享和医疗研究的发展。医疗行业的数字化转型和医疗大数据时代中,数据共享与隐私保护的矛盾问题凸显出数字素养伦理教育的重要性。通过数字素养伦理教育,医疗从业人员可以更好地理解和平衡数据共享与隐私保护之间的关系,遵守伦理准则和法律法规,保护患者隐私权益,推动医疗科学的发展和创新。

第二章
数字素养研究现状和数字素养框架发展现状

第一节 国内外数字素养研究现状及述评

伴随着数字经济的来临,数字素养日益受到各国政府的高度重视,从2010年欧盟委员会启动"欧洲数字议程"到2011年美国发布"数字素养行动"再到2012年墨西哥提出"数字议程",各国政府把数字素养提升到国家战略高度,葡萄牙的"国家数字能力行动2030"、西班牙的"国家数字技能计划"、荷兰的"数字化战略2.0"等纷纷出台,表明开展数字素养研究具有重要的时代价值。随着数字技术的发展和数字中国的推进,数字化作为一种未来社会发展趋势已日益明显。数字技术的发展与数字经济的深入,进一步凸显出数字素养的重要性。数字素养作为一种重要的能力,是指个人在数字化时代对数字技术的认知、理解、应用和创新的综合能力与素养。2021年,中央网络安全和信息化委员会发布了《提升全民数字素养与技能行动纲要》,其中明确了数字素养的定义,并以数字素养为基础确定了其他行动。该纲要旨在提高全民的数字素养水平和技能,以适应数字化时代的需求。通过推广数字素养的概念和实践,人们将更好地理解和应用数字技术,提高信息安全意识,有效利用数字资源,参与数字化社会的各个方面。在医疗领域,智能时代的到来对医务人员的数字素养提出了新的要求。本文旨在通过整理归纳国内外数字素养相关研究成果,梳理总结国内外数字素养研究的现状,并对重要的数字素养文献进行述评,以此推出数字素养研究的发展趋势,为智能时代医务人员数字素养的理论框架和培育对策提供参考。

一、关于数字素养内涵的研究

"数字素养"这一概念最早由以色列学者 Yoram Eshet-Alkalai 于 1994 年提出,随后美国的 Paul Gilster 在 1997 年出版《数字素养》一书,进一步完善了这一概念,数字素养被定义为理解和运用各种数字资源和信息的能力。Paul Gilster 还将数字素养列为人们在数字时代生存和工作所必备的基本技能。在这一概念的发展过程中,美国图书馆协会(ALA)认为数字素养涵盖了利用信息与通信技术(ICT)进行信息检索、评估、创造和交流的能力,以及在整个过程中所需的认知和处理能力。而英国联合信息系统委员会(JISC)则主张数字素养是个体在数字社会中生存、学习和工作所需的能力,包括利用数字工具进行学术研究、撰写报告和进行批判性思考等方面的能力。2008 年出版的论文集《数字素养——概念、政策与实践》(*Digital Literacies—Concepts, Policies and Practices*)进一步推动了人们对数字素养内涵的讨论与思考。Tabusum(2012)将数字素养定义为运用数字技术查找使用以及分析评估信息的能力。国际图书馆协会与机构联合会(IFLA)将数字素养界定为利用数字工具发挥其潜能的能力,从基本技能、网络知识、创造力、非技术元素四个层次概括。2017 年该机构发表了《国际图联数字素养宣言》,这是第一份关于数字素养的国际性系统宣言。目前全世界关于数字素养的定义使用频繁的还有联合国教科文组织 2018 年发布的《数字素养全球框架》的界定,将数字素养视为通过数字技术安全且适当地获取、管理、理解、整合、交流、评价和使用信息资源的综合能力。这些不同的观点共同揭示了数字素养的内涵和发展脉络,强调了在数字化环境中适应和应用信息技术的重要性,以及个体在数字社会中所需的多方面能力。纵观数字素养内涵研究发展,相比信息素养、媒介素养等术语更能体现多学科交叉融合综合发展特点,更具有包容性,外延也更广泛。

在我国,数字素养研究要晚于西方。2006年国内才出现数字素养术语,王晓辉最早对数字素养做了简要介绍,肖俊洪(2006)进一步梳理总结了国外关于数字素养的研究情况。在很长一段时间内,"数字素养"与"信息素养"关系模糊,研究者对此争论不休,莫衷一是,概括而言,学界主要有三种观点:第一种认为数字素养是信息素养在数字时代的升级版;第二种认为数字素养包含了信息素养;第三种观点则认为数字素养和信息素养这两个概念可以互相替代使用。这种情况导致我国数字素养培育长期滞后,一直被涵括在信息素养提升的教育实践中,未能独立发展。随着数字中国、数字经济、数字政府的发展,将"数字素养"与"信息素养"区分开来,视数字素养为信息素养在数字时代的新发展的观点逐渐成为主流,数字素养及其培育逐渐被重视并写入国家文件。到2015年前后数字素养相关研究文献增长趋势明显:从数字素养的内涵(黄如花,2016;沈婷婷,2015),到国外先进经验介绍(孟祥保,2014;胡卉等,2016),以至关注素养评价(隆茜,2015;邓李君等,2017)等,数字素养逐渐受到学界重视。随着数字中国战略的推进,我国对国民数字素养提升的诉求也日益迫切。2021年政府出台了《提升全民数字素养与技能行动纲要》,进一步推动了学界与教育界对公民数字化适应力、胜任力、创造力的研究。各学者也围绕数字素养的内涵展开讨论,王佑镁等(2013)指出应把数字素养视为一个综合性、动态的、开放的概念,应从整个信息技术的演变中考察;施歌(2016)认为数字素养是基于现代数字技术和工具对数据信息进行处理、分析、交流和应用的能力。包雅君(2020)进一步辨析了信息素养、技术素养、媒介素养、数字素养这些术语的区别,指出各自的侧重点并不相同,其中数字素养更侧重于运用数字工具进行创造性学习和批判的能力。陈传夫(2023)认为数字素养最重要的是提高个人对数字环境的认识,保障数字环境安全的能力。《提升全民数字素养与技能行动纲要》对数字素养与技能做了较权威的界定,该定义也奠定了《行动纲要》全文的基调和行动方向,是数字素养内涵在行动层面的具体表现。

表 2 - 1　国内外数字素养概念简要一览表

作者/机构	定　　义
Paul Gilster	数字素养是在数字时代生活和工作所需的理解和使用各种数字资源和信息的能力。
美国图书馆协会（ALA）	数字素养是利用信息与传播技术（ICT）查找、评估、创建和交流信息的能力，以及这样做所需的认知和信息处理技能。
英国联合信息系统委员会（JISC）	数字素养是指在数字社会中生活、学习和工作所需的技能，包括使用数字工具进行研究、撰写报告和批判性思考的能力。
Tabusum	数字素养是使用数字技术获取、使用、分析和评估信息的能力。
国际图联	数字素养是使用和应用数字工具的能力。
联合国教科文组织	数字素养是通过数字技术安全且适当地获取、管理、理解、整合、交流、评价和使用信息资源的综合能力。
中央网信办《提升全民数字素养与技能行动纲要》	数字素养与技能是数字社会公民学习工作生活应具备的数字获取、制作、使用、评价、交互、分享、创新、安全保障、伦理道德等一系列素质与能力的集合。

二、关于数字素养框架的研究

在数字化高速发展的时代，人们对自身数字素养的要求也在逐步提升，国外各国政府及国际性组织纷纷制定了相应的数字素养框架，并且其框架在全球得到了广泛的应用。通过文献分析发现关于数字素养框架的研究主要为两类：概念框架和测量框架。

首先 Eshet-Alkalai(2004)在深入探究之后，他创新性地提出了一套全面的数字素养理论框架，该框架由五大核心要素精心构建而成：图片-图像素养、再创造素养、分支素养、信息素养和社会-情感素养五个方面，是最早的数字素养模式；后在 2012 年 Yoram Eshet 对数字素养理论框架进行完善，增加了实时数字技能。实时数字技能是指能够同时且高效地处理大量数字信息。2013 年欧盟制作了基于公民的数字素养框架，欧盟数字能力框架的发布有效推动了国家层面的数字议程、数字素养计划等相关政策陆续出台。2017 年欧盟委员会联合研究中心出台了《欧盟教育者数字素养框架》，这是早期面向教育工作者设计开发的权威框架。联合国教科文组织在 2018 年发布了《数字素养全球框架》,该框架涵盖了操作、信息、交流、内容创作、安全、问题解决和职业相关等七个素养领域,共包含了 26 个具体的素养要素。这些素养领域和具体素养共同构成了全球数字素养的基本框架。通过掌握这些素养,人们能够更加熟练地操作数字工具,有效地获取和评估信息,与他人进行有效的交流,创造内容,保护个人和组织的信息安全,解决问题,并在职业领域中发挥出色。这一框架旨在指导个人和组织在数字化环境中培养和发展各种必要的技能和能力,以适应快速发展的数字时代。美国新媒体联盟早在 2015 年发布的《地平线报告》中提出了富有美国教育特色的数字素养三维框架,即分别从通识素养、创新素养和跨学科素养搭建数字素养体系。英国联合信息系统委员会(JISC)在 2014 年构建了数字能力模型,主要包含七个要素:媒介素养、交流合作素养、职业和身份管理、信息通信技术素养、学习技能、数字学术和信息素养。而后又在 2022 年进行了更新,目前 JISC 最新的数字能力框架主要包括六个要素:数字能力和生产力,信息数据和媒体素养,数字制作、解决问题和创新,数字交流、协作和参与,数字学习和发展,数字身份和健康。随着数字技术的发展,欧盟不断在完善、修改并发布数字素养框架,2022 年 3 月,欧盟公布了其最新研究的数字素养框架 2.2 版本,最终形成信息域、交流域、内容创建域、安全意识域以及解决问题域 5 个领域和 21 项具体素养的公民数字素养框架,这是目前国际上认可度较高的、面向社会公民的数字素养框架。

国外数字素养的研究早于我国,数字素养框架发展得较为完善,当前国内学者对于数字素养的测量主要沿用国外已成熟的数字素养框架,但也有部分学者对数字素养框架展开了研究。其研究从公民的数字素养框架到具体的教师、学生、农民、公务员等群体的框架研究。其中在公民的数字素养框架方面,包晓峰(2022)从知识与认知、实践与参与、情感与价值这三个维度构建了具有 12 个一级指标的框架;蒋敏娟(2022)构建了基于我国国情的公民数字素养框架,即"五力"模型,分别为融通力、感知力、创新力、吸纳力、发展力,并且认为这五力之间是互相融通、渐次渗透、相互影响的;丁文姚(2023)在虚拟知识社区方面构建了关于知识贡献者的数字素养能力框架,明确了知识贡献者在不同阶段、不同情境下对数字环境的认知能力。在教师的数字素养框架方面，杨爽（2019）根据新媒体联盟和其他人的研究，为我国教师构建了数字素养评价指标体系；赖春（2023）将外语教学活动的特点与教师发展途径相结合构建了外语教师的数字素养框架；同时 2022 年教育部出台了《教师数字素养框架》，指出教师数字素养主要包括数字化意识、数字技术知识与技能、数字化应用、数字社会责任、专业发展 5 个一级维度，13 个二级维度和 33 个三级维度，首次从国家层面确定了教师的数字素养评价维度。在学生的数字素养框架方面，吴万（2012）基于教育学的角度构建了"技术—认知—社会情感"三个维度的测量框架；喻国明、赵睿（2017）提出了"认知—观念—行为"的网络素养培养框架；田丰、王璐（2020）针对青少年数字素养分别从网络基本技能、自我约束力、网络效能感知、社会交往技能等方面构建了网络技能指标体系；周如俊（2023）以胜任力模型理论、耗散结构理论、人格心理学理论和教育生态理论为理论依据构建了针对职业院校学生的数字素养框架。在农民的数字素养框架方面，李春秋（2023）将马斯洛需求理论与欧盟的数字素养框架相结合，构建了 5 个一级指标：农民数字通用素养、农民数字安全伦理素养、农民数字交流素养、农民数字创作素养和农民数字问题解决素养；武小龙（2023）基于胜任素质理论视角，结合冰山模型和洋葱模型，根据欧盟的数字素养框架从知识、技能、特质和态度四个维度构建了相关框架；马帅（2023）根据现有的相关研究和专家意见后初步构建了相应框架，后续又以浙江 6 个乡村的调查数据对构建的量表进行了检验，使其量表的可行性得到初步验证。在公务员的数字素养框架方面，张红春（2023）根据素养洋葱模型和前沿的数字政府理论从数字素质和数字能力两个方面构建了一个潜在素质和显性素质结合、内部场景能力和外部场景能力复合的概念框架。就此可以发现国内关于数字素养框架的研究已经从公民发展到学生、教师、公务员、农民等特定群体，然而目前关于医务人员数字素养的框架尚未有学者进行研究。数字素养的理论框架构建与培育路径研究逐步成为研究热点，数字素养框架作为搭建从宏观政策号召到微观教育实践的桥梁，是指导数字素养实践的指南，有助于推动数字素养教育实践的深入发展。

三、关于数字素养水平测评的研究

数字素养水平的测量与评价是数字素养研究绕不开的研究主题,因为数字素养与技能测评在数字社会中扮演着举足轻重的角色,它不仅是衡量公民个人数字能力高低的关键指标,也是评估社会整体劳动力水平及国家在国际舞台上竞争力的重要标尺之一。数字素养测评是国际数字素养研究的核心议题之一,国外不少学者皆致力于开发和改进用于测评数字素养水平的工具。Hargittai(2005)结合前期互联网技能调查提出了一种基于网络导向的数字素养测评问卷,用于评估个体在网络环境中的技能和知识。vanDeursen(2009,2012,2014)聚焦于数字素养框架构建和测评研究,建立起从四维度框架迭代到五维度的综合性框架,并对成年公众与青少年群体开展了间接测评和直接测评的比较研究。Laanpere(2019)总结归纳了国际已有的数字素养框架,主张从常见软件操作技能、查找利用信息的技能、使用数字技术解决现实问题的技能三个方面开展数字素养测评。Carretero 则把数字素养测评分为基于调查问卷的自我评估、回答知识性题目的基于知识的评估和在现实场景中测量数字素养的绩效评估三种形式。Esteve-Mon 等人(2016)设计了一个三维虚拟环境,用于评估未来教师的数字素养水平。这种基于虚拟环境的测评方法可以提供更真实的情境,以评估个体在教育领域中的数字能力。一些研究关注教师的数字素养水平,使用基于网络的自我和同伴评估方法。这种方法可以帮助教师了解自己的数字素养水平,并从同伴那里获得反馈和建议。数字素养水平测量与评价研究对于确定个体数字素养水平、了解制约其数字素养发展的影响因素具有重要意义,也是有效开展数字素养教育实践的重要基础。因此数字素养水平测评也受到部分国家的重视,例如法国政府为了更好地测量和提升人们的数字技能,基于欧盟数字素养框架,开发了名为Pix 的在线平台。联合国教科文组织也将数字素养技能测评列为与学业、识字测评一样需要进行技能测评的项目,足以说明国际社会对数字素养测评的重视程度。受制于开展广泛全面的数字素养测评成本过高的原因,全球仅8%的国家能提供公民数字素养测评数据。当前的数字素养水平的测评和调查主要集中在目标人群,研究重点也在数字素养能力评估模型或工具的研发。为了更加准确、科学和高效地评估教师群体的数字素养水平,开发了一些专门的工具和平台。例如,ETeach3D是一个虚拟环境工具,专门用于评估职前教师的数字能力;DigiMina则是一种教师数字能力自我评估和同伴评估工具。这些工具和平台的开发旨在提供更加精准和科学的数字素养评估方法,以帮助教师更好地适应数字化时代的教育需求。国外数字素养水平测评的研究涉及测评工具的开发、国家和地区的调查研究以及教育领域的数字素养测评方法,这些研究为我们了解数字素养水平提供了重要的参考和指导。

国内研究显示,我国数字素养水平测评与调查研究主要关注不同群体(如公民、研究生、中小学生、青少年、大学生、教师等)的数字素养水平研究。近年来,我国学者们在数字素养测评方面进行了一系列研究。例如,李晓静、胡柔嘉(2020)在实证研究基础上探讨了适用于中小学生的数字技能测评框架的构建;姚争、宋红岩(2022)尝试设计适合我国国情的公众数字素养评估指标体系,同时通过开展传媒专业大学生调查加以修正。胡俊平、曹金和李红林(2022)也致力于构建全民数字素养与技能评价指标体系,用于评估全民的数字素养与技能水平。杨江华、杨思宇(2023)探讨了中国公民数字素养的概念测量和特征差异,通过调查研究发现,公民的数字素养水平存在差异,且受到多个因素的影响。于瑶、马鸿泽和庞智等(2023)关注我国研究生数字素养的影响因素和培育策略。他们发现,研究生的数字素养水平受到多个因素的影响,包括个人特征、学习环境和教育培训等。宋灵青、许林和朱莎等(2023)调查了我国东中西部6省市25032名初中生的数字素养现状,并提出了相应的培育策略。吴砥、李环和杨洒等(2023)探索了教育数字化转型背景下中小学生数字素养,并进一步提出了一套评估中小学生的评价指标体系。以上研究针对不同领域不同人群不同层面的数字素养测评提供更加科学和有效的方法和工具,为我国数字素养教育提供了理论和实践的支持。这些研究结果对于制定数字素养培育策略和提升我国数字素养水平具有重要意义。研究还发现,当前数字素养水平的测量主要集中在教师和学生两类群体,如联合国教科文组织梳理当时的44项数字素养测评发现,其中30多项测评的目标对象为学校,我国60%知网收录的数字素养测评相关的文献也主要是围绕教育领域的数字素养测评,将对高校、高职、中小学教师以及大中小学生作为主要的测量目标人群,说明我国数字素养水平测评工作更需要拓展到不同目标群体。

总结国内外数字素养水平测评研究成果,不难发现,目前,数字素养的测评机制主要依赖于调查问卷这一形式。这类问卷通常采用结构化的量表设计,引导被测评者基于预定义的选项,对自己的数字知识与技能进行主观性的自我评判,著名的欧盟数字素养框架量表就是采用这种方式进行。此外,还有另一种数字素养测评方法,即通过分析个体报告的技术使用情况来间接评估其技能掌握程度。这种方法将技术使用的实际行为作为技能水平的一种体现,通过收集用户自我报告的数据来进行分析。欧盟统计局推出的数字技能指数便是一个典型应用此方式的案例,它利用用户自我报告的技术使用情况作为衡量其数字技能水平的重要依据。数字素养水平的调查问卷具有易操作、测评时长短、可扩展性强等优势,故得到了广泛应用。考虑到问卷调查主要是一种自评估方式,存在一定的主观性,在提升数字素养水平测评的客观性与全面性的实践中,部分调查问卷采取了更为综合的设计策略。这些问卷不仅保留了传统的自我评估部分,还在一定程度上融入了知识性题项和基于真实场景的操作题项。知识性题项直接考察被测评者对于数字素养相关知识的理解和掌握程度,而操作题项则通过模拟真实任务,要求被测评者直接展示其应用技能解决问题的能力。这样的设计旨在更准确地反映被测评者的实际数字素养水平,增强测评结果的客观性和有效性。

四、关于数字素养培育的研究

大数据的发展进一步推动了数字素养的培育:2009 年《第四范式:数据密集型科学发现》将数字素养作为科研人员的必备素养;Joseph E. Aoun 将数字素养与科技素养和人文素养并列作为人工智能时代的新素养;2012 年美国启动《大数据的研究和发展计划》,英国出台《不断生长的知识:英国图书馆2015—2023 年战略》,表明国外开始从国家层面重视数字素养。从二十世纪90 年代起,美国政府就将公民的数字素养教育提上了日程,挪威也在 2004 年启动了"国家数字素养计划",同时,联合国教科文组织在 2030 年教育可持续发展目标的监测指标体系中,不仅将数字素养纳入监测范围,还特别强调了其重要性,这进一步凸显了提升公民数字素养水平的必要性。可以看出,各国政府已经达成共识,认识到数字素养教育对于个人和社会的发展至关重要。在数字素养的教育方面,国内外都将研究对象主要聚焦于图书馆员、教师、学生等群体,依托于学校、政府和公共图书馆进行数字素养的培育与提升。其中欧美、澳大利亚、日韩等国家和组织将数字素养课程纳入国民教育课程体系,通过课程融合的方式从孩童、少年时期开始培育公民的数字素养;美国已经构建了一个全方位、多层次的公民数字素养提升框架,包括政府机构提供的服务、教育系统实施的专业培养以及社会各界力量的广泛参与。这种模式旨在全面提升公民的数字素养水平,并通过多种途径来实现这一目标。作为典型代表的英国在《英国数字战略》中也提出数字素养培育战略。欧美已形成由政府发起,整个行业协同组织推进,图书馆负责具体实施,自上而下、分工协作数字素养工作,由此构建成一个系统化、多层级、全方位的培育体系。西方国家的数字素养培育逐渐细化服务,为不同人群提供针对性、专业性的数字素养培训指导,这些国家的数字素养培养环境与实践形态进一步推动数字素养的深入发展。

针对数字素养的培育提升,国内学者们主要经历了从国外数字素养培育经验借鉴到本国本土化数字素养培育特色探讨两个发展阶段。首先,是借鉴学习国外数字素养培育经验,如李春卉(2017)通过分析英国图书馆与多部门联合设立数字素养主题基金来鼓励高校积极开展数字素养的教育实践工作,指出我国图书馆也应该积极构建相应的数字素养培育体系。闫广芬(2022)比较了欧盟的七个教师数字素养框架,从中提炼适合我国教师的数字素养培育策略。陈颖(2022)主张通过借鉴澳洲大学图书馆的经验,数字素养嵌入课程教学与科研工作中,从学校发展战略高度重视数字素养教育。张俊和唐文婷(2023)通过对澳大利亚昆士兰图书馆进行调研,与我国的公共图书馆相比较得出应该发挥图书馆的最大效能,共同提高全体公民的数字素养。其次,是本国本土化数字素养培育特色探讨。在学习借鉴国际经验过程中越来越认识到图书馆在提升全民数字技能上的重要主体地位,国际图联(IFLA)等国际组织多次强调图书馆在数字素养提升中的主导作用。我国政府和高等教育也日益重视大学图书馆在数字素养培育中发挥的重要作用。王婉、曾艳等(2021)提出我国高校图书馆可开发数字素养在线学习平台,董玉萍(2022)指出图书馆员的数字素养水平是提升大学生数字素养的关键因素。总体而言,目前学界主要从大学图书馆嵌入日常课程教学、建设数字素养教育师资队伍、打造数字素养在线学习平台、研制数字素养教育评价工具等多个维度,探寻提升数字素养与技能的策略与路径。通过学者们的研究我们可以发现,国内数字素养的培育对象主要集中在图书馆员、教师、大学生等,培育内容仍停留在理论层面,没有真正发挥高校和公共图书馆在数字素养培育工作中的应起到的积极作用。我国在数字素养培育方面尚存在本土化的数字素养框架和培育模式未形成、信息素养向数字素养转变的桥梁还未搭建、官方全面的数字素养评价机制缺乏等问题,导致培育效果欠佳。

五、关于医务人员数字素养的研究

现今随着智慧医疗服务的不断推进,卫生健康领域更应该紧跟时代步伐,加强医务工作者自身的数字素养,才能在医院升级、服务升级时不会被甩下。在这方面国外有部分学者得到了一些成果。Diego Larrotta-Castillo(2023)等通过对综述文献进行分析确定在医院护理环境中实施的数字健康素养干预措施,并描述其实施的特征,以及它们对这些患者的健康结果和护理过程的影响。Kuek A(2020)评估将实施电子健康记录的保健服务部门工作人员的数字识字水平和对信息系统的态度,以便消除执行方面的障碍。MacLure K(2015)应用欧盟委员会的数字能力框架评估卫生专业人员的数字素养水平得出了结论:卫生专业人员的数字素养水平较低,其中近一半(48.2%)的数字素养水平较差。随后英国教育局与英国皇家护理学会(2018)提出了《提升医护人员的数字化素养》,后又在2021年发布的《英国联合医疗专业人员数字能力框架的开发》给医务人员数字素养框架带来了新的进展,该框架主要涵盖了10个领域124个能力,能够允许将其落实到英国健康教育数字素养自我评估中,那么医护人员就能根据自身评估结果进行针对性学习。

当前，我国在数字素养研究领域尚处于早期发展阶段，特别是针对医疗工作者的数字素养研究还相对不足。深入了解医疗工作者的数字素养现状，并寻找有效的提升策略，是数字化时代我们亟需关注和解决的问题。在医疗领域中，医务人员的数字素养水平对于提高医疗服务质量和效率至关重要。因此，有必要加强相关研究，以推动医务人员数字素养的发展和提升。国内目前关于数字素养的研究还是针对医学院校、医学生来展开，基于医学生对自身数字素养的评价来评估数字素养水平，而关于医护人员的研究方向则大部分还是数据素养。其中王于心（2020）是对医学研究生的数据素养情况进行调查，并且构建了相应的评价体系；王晓娜（2020）构建了针对医学生的数据素养的培养模式；刘玉婷（2021）主要针对医学本科生的数据素养现状和教育进行了分析；刘岩（2021）主要针对中医院校的图书馆提供的大学生数据素养教育和实践进行探讨。而与数字素养相关的研究是2023年秦选斌对数字素养现状进行了梳理，发现卫生健康领域数字素养培育的研究有许多空缺，存在许多问题需要进一步探讨。通过对国内外关于医护人员的数字素养研究分析可以发现，目前国外已经构建了较为成熟的数字素养框架，而国内针对医护人员的数字素养内涵还尚未厘清，关于测量框架和教育的研究更未有具体进展，医学类课程与数字素养和数字胜任力培育内容衔接不紧密、与数字素养融合不够充分。

六、研究述评

数字素养研究是图情领域的研究热点，一批学者纷纷对国内外数字素养研究展开综述，通过对国内外数字素养研究的综述，我们可以看到数字素养研究在全球范围内得到了广泛关注。研究者们通过不同的方法和视角，对数字素养的内涵、测量与评价、教育模式等方面展开了深入研究。然而，目前数字素养研究仍存在一些不足之处，如研究方法的单一性、研究领域的碎片化等。另外，数字素养不仅仅是图情领域的研究热点，在教育学、计算机等领域也得到了较多的关注和研究，而且目前关于数字素养的研究仍在不断深入。目前研究主要集中在理论层面的探讨与实证研究上，数字素养研究重心大多

放在高校图书馆的教育培训项目,研究趋势逐渐呈现三大方向:

(一)研究对象逐渐聚集特定群体

从研究对象看,国内关于数字素养的研究大部分聚焦在公民(郑云翔等,2020;马捷等,2021)、教师(刘清堂等,2015;杨爽等,2019;闫广芬等,2022)、科研人员(沈玖玖等,2017;秦小燕,2019)、图书馆员(高山等,2019;郭瑞,2022)、公务员(张红春等,2023)、学生(凌征强,2020;王淑娉等,2021;吴砥等,2022;孙绍伟,2023)等这几类人群的数字素养的培养。随着数字鸿沟现象的出现,老年人和农民这两类人群的数字素养研究也日益受到重视,如刘述结合我国香港地区经验研究促进老年人数字融入的路径;常凌翀、苏岚岚等人主要针对农民群体开展数字素养评估和提升路径的研究。

较之同类研究,对医务人员的数字素养研究尚处于起步阶段,基本停留于医务人员的信息素养的研究,如付爽通过分析信息素养对医务人员的影响说明临床医生提高信息素养的必要性;孟艳丽详细论述了医学图书馆在增强医务人员信息素养方面的重要性,并指出了存在的主要问题,并探讨了医学图书馆在帮助医务人员提升信息素养方面的多种策略和途径。这些研究为我们深入了解医学图书馆在提升医务人员信息素养方面的作用提供了有益的见解。可见,医务人员的数字素养方面的研究相对匮乏,大部分还仍处于数据素养方面的研究,而部分关于数字素养的研究还是以医学生、医学院校为研究对象展开的,并未有与医务人员的数字素养相关性较强的研究成果。

(二)研究方向朝数字素养框架和测评标准深入发展

通过文献回顾发现,国外研究发展表明数字素养呈现出从关注数字素养本身转向框架构建、标准设置、测评体系开发的发展趋势。其中数字素养理论框架的构建更是研究的热点。当前国内关于数字素养的研究仍处于理论基础,未展开实证测量和评价,缺乏整体性的测量框架。已有医务人员数字素养理论研究处于相对浅层次状态,尚未形成医务人员数字素养理论框架,实践形态亟待探究。而关于医务人员的数字素养相关研究更少,直到2023年才有学者针对卫生健康领域的数字素养培育现状进行分析,并得出了结论:

我国卫生健康领域中数字素养核心内涵和培育内容不清晰,相关的数字素养框架和数字素养培养模式还未形成和构建。

随着我国医疗行业的数字化转型和国家教育数字化战略行动的实施,凸显我国医药等行业数字化人才的重要性,医务人员数字素养的研究将愈加受到重视与关注。纵观国内外研究,各类数字素养框架的研究虽然为本研究提供了理论借鉴,但由于医疗领域的特殊性,需要结合医疗大数据的应用与医院的数字化转型,构建针对医务人员的数字素养理论框架。在参考借鉴国内外数字素养相关框架基础上,构建医务人员数字素养理论框架,显然成为数字素养发展的趋势。随着我国数字经济的快速发展,数字素养已成为了全体公民必备的一项能力,本研究主要梳理了当前数字素养的发展现状,分析数字素养研究热点,挖掘出当前研究存在的缺失。而随着《健康中国》和“十四五”规划等政策的发布,我国学者也应该重视医务人员的数字素养,充分利用国外的研究成果,构建出符合我国国情的医务人员的数字素养概念和测量框架,同时针对问题研究出相应的可行性培育提升方案,丰富我国数字素养研究的本土化成果。

(三)研究内容日益趋向探索符合中国国情的数字素养培育

自 2018 年国家发展和改革委员会提出“到 2025 年,国民数字素养达到发达国家平均水平”以来,我国政府一直在加快数字化发展,提升全民数字技能。2021 年,我国明确提出“全民数字化适应力、胜任力、创造力显著提升”,这表明我国对于提升国民数字素养的诉求日益迫切。这一系列的政策和计划,旨在推动我国数字化进程,提高全民数字素养水平,以适应数字时代的发展需求,这也进一步促进了数字素养教育成为国内数字素养研究的重点内容。从教育领域看,《中国教育现代化 2035》提出的“形成网络化、数字化、个性化、终身化的教育体系”的发展目标与“数字中国”总体目标一致,也说明了数字素养教育已经是时代发展的必然趋势,越来越多的研究开始关注如何将数字素养教育纳入正规教育体系、如何统筹考虑各目标人群的技能培养需要开展本土情境下数字素养技能培训、如何将数字素养框架落实到微观教育实践层面等问题。数字素养教育实践层面的研究也反过来推动了对目标人群数字素养水平的测评与调查研究,通过比较厘清当前各目标人群对数字技能的需求、劳动力数字技能短缺或不匹配的领域是提出数字素养培养路径和策略的前提。

第二节　国外数字素养框架发展现状

随着数字技术全过程全场景地渗透到社会生产和社会生活方方面面,数字素养作为数字时代的通用能力和核心素养,受到人们关注。提高公民和各专业领域人才的数字素养,受到国际组织和世界各国的越来越多的关注,为此各个国家和组织都加强了对相关数字素养框架的研究与研制。数字素养框架提供了指导和参考,帮助个人和教育机构评估和发展数字素养,提高个人和社会在数字环境中的参与能力。这对于促进数字化时代的发展、提高就业竞争力和推动创新具有重要意义。因此各个国家和组织高度重视数字素养框架的研制。如鉴于数字技术在欧洲社会和经济中的广泛应用,欧盟委员会认识到提高公民的数字素养是实现数字单一市场、促进创新和增强竞争力的关键,制定了欧洲公民的数字素养框架(Dig Comp)。包括英国、美国、澳大利亚和日本在内的多个国家已经陆续制定了数字素养框架,并在国家战略的高度上规划了数字素养的发展路径。

一、欧盟公民数字素养框架

(一) 背景和原因

1. 欧盟对终身学习核心素养的重视推动了数字素养框架的出台与不断更新。欧洲各国一直重视终身学习核心素养的发展,主张核心素养是个体实现其自我发展、行使公民职责、促进社会就业不可缺少的素养。事实上,在欧洲长期有倡导"以素养为导向的学习模式"(Competence-oriented Approaches to Learning)的传统。在 20 世纪初欧盟制定的《终身学习核心素养:欧洲参考框架》中,数字素养被列为八项核心素养之一。发展到 2013 年欧盟已形成包括语言素养、文化素养、数字素养、创业素养、绿色素养、生命素养等非常丰富的终身学习核心素养框架体系。为了提升欧洲的可持续性竞争力,欧洲一直致力于数字素养的发展与教育,以推动欧洲社会经济的整体性数字变革。自《欧洲公民数字素养框架》(European Digital Competence Framework for Citizens)1.0 版 2013 年发布之后,欧盟又先后发布了 2016 年 2.0 版、2017 年 2.1 版和 2022 年 2.2 版《欧洲公民数字素养框架》,以更好地反映出数字技术发展变化对公民数字素养的新要求。相较于欧盟发布的终身学习核心素养框架,数字素养框架在研发上起步最早,版本迭代最为频繁,且内容最为详尽。特别是 2.2 版的《欧洲公民数字素养框架》,它整合了欧盟过去十多年在数字素养和终身学习核心素养框架构建的实践经验,被许多人视为世界范围内数字素养框架的标杆。

2. 欧盟研制和修订数字素养框架是应对数字技术给欧洲经济、教育、社会带来的挑战和机遇。在欧洲,数字经济迅速发展,逐渐成为驱动欧洲新经济增长关键力量。欧盟也意识到,提高公民的数字素养是实现数字经济的关键。通过提升数字素养,个体和企业能够更好地利用数字技术,参与到数字经济的发展中,提高生产力和竞争力。而提高学生和教师的数字素养是培养未来就业市场所需技能的关键。通过数字素养教育,劳动者能够掌握数字技术的基本知识和技能,培育创新意识和解决实际问题的技能,以备未来职业道路的需求和发展。欧盟关注数字鸿沟问题,即数字技术的不平等分配导致个体、社群和国家之间的差距。为了缩小数字鸿沟,欧盟研制和修订数字素养框架,以提高公民在数字技术使用和获取信息方面的能力。为此,欧盟致力于构建数字化社会,提高公民在数字环境中的参与能力,其中提高公民的数字素养是实现社会包容性和公民参与的关键。因此,提升全民数字素养被欧盟列为其发展战略中的首要目标之一,数字素养框架的研制和修订有助于提供指导和支持,帮助公民更好地适应和应对数字化社会的要求。通过提高数字素养,欧盟能够促进数字经济的发展,提升教育质量,构建数字化社会,缩小数字鸿沟,实现可持续发展的目标。

3. 欧盟十多年中持续开发建设数字素养框架体系是政府整合战略、与社会各界协同共治的结果。为了将数字技能广泛应用于教育、培训、就业、创业、消费、终身学习等方面,实现数字素养的学以致用、知行合一,欧盟一方面整合各个发展战略,如欧洲数字战略(Europe Digital Strategy)、欧洲技能战略(Europe Skill Strategy)与绿色战略紧密关联,提出"绿色数字化转型"(Green Digital Transition)这一新型社会经济发展模式。欧盟主张数字素养框架的设计与运行都应放置于社会经济发展的整体视角进行统筹①。在 2021 年发布《欧洲 2030 数字十年》战略愿景中,提出到 2030 年八成的欧盟公民具备基础数字素养,从事信息通信技术等专业人员规模 2030 年要提升到 2000 万。另一方面,欧盟主张数字素养框架体系的开发与应用需要与社会各界协同共治,主张数字素养的推广应超越教育和培训的范畴,进一步渗透到劳动市场、就业机会以及经济、社会、文化和安全等。欧盟不仅仅开发了《欧洲公民数字素养框架》不同版本,而且还开发了《欧洲 e 素养框架》《教育者数字素养:欧洲教育者数字素养框架》《欧洲高校开放教育数字化框架》等针对不同个体、专业人员和组织的框架体系,这系列文件表明欧盟在持续提升欧洲公民数字素养方面具有坚定的决心,并且数字社会环境与个体学习与发展之间存在着密切的关联。这种关联性使得数字素养的发展目标在欧盟得以广泛实施,并为个体提供了无处不在的学习和发展机会。值得一提的是,欧盟非常注意在互动和联动中数字素养对各类素养的支持培育作用,如在《欧洲创业素养:创业素养框架》中明确要求在创业各个阶段不断提升和管理与技术、法律、税收和数字相关的素养。在《生命素养:欧洲个人、社会与学会学习核心素养框架》中规定灵活性意味着能够培养和不断提升个人的数字技能,并且能够利用技术推广带来的新机会来发展自我。

(二) 主要内容

目前最新的《欧盟公民数字素养框架》版本即 2.2 版,分别从信息、交流、内容创建、安全意识和问题解决五个素养领域构建,对每个领域的要求和具体的数字素养做了详细说明,结合学习与工作中的应用场景进行描述,最终

---

① 钟周. 胜任数字变革:欧盟数字素养框架体系研究[J]. 世界教育信息,2023,36(01):46—57.

形成数字素养框架。这一框架为欧盟公民的数字素养提供了明确的指导,人们可以通过对这些具体素养的知识、技能和态度进行评估,确定了不同能力水平的等级,从而为评估其数字素养水平提供了依据。

表2-2 欧盟公民数字素养指标表

一级指标:素养域		二级指标:具体的数字素养	作用
名称	内涵		
信息域(Information)	具备识别、定位、搜索、保存、整理和分析数字信息的能力,以及评估信息相关性的技能。	浏览、搜索和筛选信息,清晰地界定信息需求,搜集相关信息,高效地在不同的网络资源中进行定位和导航,制定个人的信息策略,收集、处理、理解并批判性地评估信息,同时合理地管理和存储信息或内容以便于检索,以及有效地整理信息和数据。	有助于个体在数字时代更加高效地获取和利用信息,提高信息处理和分析的能力。
交流域(Communication)	利用网络数字工具分享资源、与他人协作交流,参与在线社区活动,并展现出跨文化意识。这是在数字环境中实现有效沟通的能力。	通过各种电子设备和应用程序进行互动,有选择性地应用不同的交流方式和策略;与他人共享发现的信息及其来源;能够将新信息融入现有的知识结构中。通过网络参与社会活动;在技术与数字化环境中寻找提升自我能力的机会;利用技术和媒体进行团队协作、协同创造以及共建共享资源、知识和内容;掌握在线或虚拟交互中的规范行为相关知识和技能。具备自我保护和保护他人的能力,对不当行为采取恰当的应对策略。交流域包括网络互动、合作,了解网络常识和数字身份的认同及管理,强调信息共享。	促进了信息的传递和共享、使个体高效交流、与他人共同解决问题、实现高效的工作和学习。培养个体的跨文化意识,理解尊重不同文化背景的人,促进跨文化交流和合作的发展。
内容创建域(Content Creation)	拥有从文字编辑到图形、图像、视频等多媒体内容的创作与修改技能,能够重新整合之前的知识和内容,创造出新的信息表达方式,并具备媒体输出和编程的能力。	制作多样化(包括多媒体)的内容;对他人创作的内容进行编辑和优化,利用数字媒体和技术进行创新性表达;掌握应用程序的设置和程序的修改,能够熟练使用各种软件和设备;合理应用知识产权。	有助于个体通过文字、图像和视频等多种形式表达自己和传播信息,合理使用知识产权。

一级指标:素养域		二级指标:具体的数字素养	作用
名称	内涵		
安全意识域 (Safety)	个人防护、数据维护、数字身份保护、安全措施、可持续利用的能力	确保个人设备安全,认识到网络的安全风险和威胁,掌握必要的安全防护措施。熟悉个人数据保护服务和策略;增强隐私保护意识,确保自己不受网络攻击的损害。预防技术使用可能带来的身心健康问题;认识信息技术对环境的潜在影响。	有助于提升公民对设备、网络数据、健康及环境的保护。
问题解决域 (Problem Solving)	明确数字信息需求,挑选最适宜的数字工具以满足需求,利用数字化方法解决问题,创造性地应用技术,并能够处理技术难题。	使用数字化工具识别和解决问题;评估自身在资源、工具和能力提升方面的需求;选择适当的解决方案和工具;通过技术创新参与协作和多媒体创作,创造性地使用数字媒体表达自己,利用数字化工具创造知识和解决复杂问题;识别并更新自身数字素养的不足;协助他人提升数字素养;及时掌握信息技术的最新发展。	有助于个人批判性地选择解决方案和合适的数字化工具。问题解决素养的核心在于创新性地应用技术,这是工作中的最高能力要求。

与传统的数字素养框架比较,欧盟数字素养框架侧重通过对知识、技能和态度三个方面进行具体描述和评价,来确定数字素养的水平等级,并提供相应的应用举例。即对于每一个具体素养,框架2.2版均从五个维度展开描述:第一个维度说明具体素养所属的素养域,第二个维度对具体素养进行描述,第三个维度注明素养的水平等级,第四个维度提供知识、技能和态度的示例,第五个维度通过学习或工作的应用场景进行举例说明。可见,《欧盟公民数字素养框架》2.2版非常具体,数字素养指标详细而清晰地分类,能力等级划分明确,既规定了水平层级,又提供了具体实例,具备极强的可操作性和实用性,能够为欧洲进行数字素养教育、指导相关课程开发、实施与评价提供具体的目标导向。

二、联合国教科文组织的数字素养全球框架

联合国教科文组织为了提升公民数字素养在数字素养领域进行了广泛的

研究和倡议,为此,该组织在 2018 年推出了名为数字素养全球框架(Digital Literacy Global Framework,简称 DLGF)的指导性文件,旨在引导全球各国在数字素养的培养和评估方面取得进展。他们的研究、倡议、指导和国际合作活动都有助于提高全球范围内的数字素养水平,促进数字化时代的发展和包容性。

(一)研制的背景及诉求

1. 数字时代的发展要求数字扫盲。21 世纪是一个高度网络化、数字化、智能化的社会,数字素养是数字时代的必备技能,因为数字化时代要求个人具备适应和应对数字化环境的能力,包括信息获取、创造和创新、通信和协作、数字安全等方面的能力。数字扫盲的重要性在于帮助个体掌握数字技术的基本知识和技能,理解数字化时代的工具和平台,以及有效地获取、评估和利用信息。这包括对数字设备、网络安全、数据隐私和信息可信度的了解,以及对数字内容创作、通信和协作的能力。通过数字扫盲,个体能够更好地适应数字化社会的要求,参与到数字经济和数字文化的发展中。数字扫盲不仅仅是获取知识的手段,更是提升个体在数字社会中的生存能力和参与度,使个体能够更好地适应和应对不断变化的数字环境。通过数字扫盲,我们能够更好地理解和利用数字技术,为个体和社会的发展创造更多的机遇和可能性。

2. 数字鸿沟的治理呼唤数字素养教育。数字鸿沟是指在数字化时代,由于技术和资源的不平等分配,导致个体、社群和国家之间在数字技术使用和获取信息方面存在差距。这种差距可能是由于经济、地理、社会和文化等因素造成的。联合国教科文组织意识到数字鸿沟对于个体和社会的发展产生了负面影响。缩小数字鸿沟是实现可持续发展目标的重要组成部分,特别是在教育和社会包容性方面。因此,联合国教科文组织研制数字素养框架的背景和目的是提高个体和社会在数字化时代的参与能力,解决数字鸿沟问题。联合国教科文组织的数字素养倡议旨在为各国提供指导和支持,以促进数字素养的发展和应用。他们通过研究、倡议和国际合作,推动数字素养在全球范围内的普及和提高。这包括提供教育资源和培训机会,制定政策和指南,以及促进数字技术的可持续发展。他们希望通过提供指导、支持和资源,帮助各国缩小数字鸿沟,提高个体和社会在数字化时代的参与能力,实现可持续发展的目标。

3. 数字素养教育指导框架要求统一的标准。联合国教科文组织致力于通过国际合作促进数字素养的全球发展。他们在与各国政府、教育机构和非政府组织合作共同推动数字素养的实施过程中,发现人们对数字素养的内涵及技能缺少普遍共识,如有的把信息素养等同数字素养,有的认为信息素养只是数字素养的一部分,有的把数字素养技能归纳为计算机操作、信息搜寻、编程、数据处理等不同类别,这导致数字素养测量和培养的难度。可见整合现有区域或国家素养框架,开发可以在全球通用的数字素养框架成为必要。而且联合国教科文组织在工作实践中也意识到需要有一个统一的框架标准以便更好地为各个地区教育机构和教师提供教学指南、培训材料和在线资源,以支持教育工作者的数字素养教育。因此,有必要整合各个国家和地区已有的素养框架,结合数字技术的最新发展与应用,研制一个全球通用的数字素养框架,提高世界各地的数字素养教育质量。

(二) 数字素养全球框架的主要内容

联合国教科文组织的数字素养全球框架将数字素养定义为一种运用数字技术对信息进行一系列操作的能力,包括获得、管理、理解、整合、沟通、评价和创造等,以实现就业、体面工作和创业的目的。这一界定显然把计算机素养、ICT 素养、信息素养和媒体素养等各种素养都包含在数字素养之内。该框架总共分为三大组成部分,第一是数字技术的概述,主要对数字技术的定义、应用和发展情况进行基本介绍和总结;最为主要的是第二部分关于数字素养要素的介绍。联合国教科文组织把数字素养定义为一个人使用数字技术参与生活和工作的能力。为了更好地体现数字素养作为互相关联彼此制约的数字技能集合,联合国教科文组织强调的"框架"(framework)一词,意味数字素养各项技能是一种灵活组合,而不是一成不变的技能标准或技能的堆积或拼凑。第三部分是数字素养能力级别,侧重介绍数字素养的能力层级和评价标准。主要分为初级数字素养和专家级数字素养两个层级,初级能力层级是指对数字技术的使用有基本的了解和掌握,能够使用数字技术完成基本的任务,专家能力层级是能够在数字化环境中进行高品质的创造和协作工作能力,在洞察力和创新能力方面较为突出。另外,《数字素养全球框架》还对数字素养的测评进行专门说明与建议,主张采用"自我报告量表"和"在线知识测试"相结合的评价方式,可以借助类似模块化架构的软件作为评价工具,对个体的数字素养进行诊断性"电子画像"评价。

开发研制一个适用于全球性的通用数字素养标准是联合国教科文组织的主要目的,故数字素养能力涵盖就业、体面工作和创业等方面,它包括各种运用数字设备和网络技术的综合能力,如计算机素养、信息素养、媒体素养等,从而确保该框架与世界各地的数字素养框架有一定的包容性,有助于引导和规范全球数字素养的提高。因此联合国教科文组织在综合已有框架和广泛调查基础上,最终形成操作、信息、交流、内容创作、安全、问题解决和职业相关这 7 个层层递进的数字素养域和 26 个具体素养,对各项素养应该达到的具体水平进行具体描述,针对每项具体的素养,从宽泛的视角到具体的细节,都通过五个不同的维度来进行细致地描绘和阐释。

1. 操作域(Operations):数字设备的基本操作、操作用户界面的能力,包括掌握数字技术的使用、维护、故障排除等操作技巧。

2. 信息域(Information):能够检索、评估、组织、分析和利用信息,包括识别、定位、检索和筛选数字信息,判断信息来源及内容的相关性,以及存储、管理和组织数字信息的能力[①]。

3. 交流域(Communication):通过数字技术进行互动、沟通和协作,通过数字服务和公民身份参与社会的能力,这是数字社会社交、协同工作和学习的技能。

4. 内容创作域(Content Creation):能够运用数字技术创造新的东西和进行创意表达,具体包括创建和编辑数字内容,改进和集成信息,理解如何应用版权和许可证等能力。

5. 安全伦理域(Safety):即保护设备、内容、个人数据和隐私、身心健康和

---

① 吕建强,许艳丽.数字素养全球框架研究及其启示[J].图书馆建设,2020,(02):119—125.

社会福利,以及了解数字技术及其使用对环境造成影响的能力;

6. 问题解决域(Problem Solving):能够应用数字技术提出和解决问题,包括识别需求和发现问题,解决数字环境中的概念性问题;

7. 职业相关域(Career-Related):即在特定业务部门使用数字技术的能力。联合国教科文组织研制《全球数字素养框架》针对欧盟数字素养框架缺少职业相关域的不足,专门补充了职业相关域和具体素养,对每个具体素养所在的素养域、素养描述、能力等级和水平、场景运用案例进行说明,强化了数字素养框架的实践性和可操作性。

三、其他数字素养框架

在国际数字素养研究发展中,许多国家和国际组织都制定了自己的数字素养框架。例如,美国大学与研究图书馆协会发布了《高等教育信息素养能力框架》,英国联合信息系统委员会提出了《数字能力框架》,澳大利亚大学图书馆协会制定并发布了《数字敏捷度框架》,加拿大数字与媒体素养中心发布了《数字素养教育框架》等。这些数字素养框架作为一种指导和参考,帮助教育机构和个人评估发展数字素养。它们涵盖了信息获取、创造和创新、通信和协作、数字安全等方面的能力要求,旨在培养人们在数字化时代所需的知识、技能和态度。这些框架的共同目标是提高个人和社会在数字环境中的参与能力,促进数字化时代的发展和创新。以下我们选择其中一部分进行介绍。

(一) 美国《高等教育信息素养能力框架》

美国作为最早提出信息素养概念的国家,信息素养一词是美国保罗·泽考斯 1974 年首次任信息产业协会主席时提出的。美国大学与研究图书馆协会(Association of College and Research Libraries,ACRL)对信息素养发展影响较大,它先后制定发布了两个重要文件,即 2000 年发布的《高等教育信息素养能力标准》(Information Literacy Competency Standards for Higher Education)和 2015 年发布的《高等教育信息素养能力框架》(Framework for Information Literacy for Higher Education)。这些文件明确了信息素养的内涵和能力标准,并提供了框架结构。信息素养被定义为个人在信息时代中获取、评估、组织、使用和传递信息的能力。除了信息的确定、获取、评估、整合、利用和理解之外,信息素养还包括对信息的反思性发现、对信息如何产生和评价的理解以及利用信息创造新知识并合理参与学习团体的综合能力集合。简而言之,信息素养是指运用信息工具解决问题的能力。这些标准和框架设置了信息素养的六大核心框架要素,并提出了"阈概念"(Threshold Concepts)和"元素养"(Metaliteracy),这进一步深化了信息素养的研究。《高等教育信息素养能力框架》构建了一个全新的信息素养体系,围绕着六个主题展开。每个主题都以一个"阈概念"作为信息素养的重要组成部分。该框架着重强调了知识技能与行为模式。知识技能是指在深入理解并掌握核心概念后所必需的知识和技能;而行为模式则体现了学习者倾向于以特定方式进行思考和行动的情感和态度,从而把信息素养分为知识、技能和态度这三个维度进行衡量。通过这种分类方式,我们能够更全面地评估和培养个体的信息素养水平。美国的信息素养框架不仅提供了一种理解新的科学研究和高等教育的范式,而且启发人们在注重科学信息素养的技能培养的同时也要更加重视理念的提升,更全面地培养学习者的素养,以适应不断变化的科技环境。随着信息技术的快速发展,信息素养教育需要不断更新以适应大数据时代的要求。随着数字信息技术的发展,现代信息技术日益区别于传统的电话、广播、电视等模拟通信技术,为了更好地反映出现代社会的数字化本质,近年来,在欧美等发达国家,"数字素养"(Digital Competence)这一术语正逐渐替代"信息素养",成为更常用的表达。在文字表达上,更倾向于使用"Competence"一词来替代"Literacy",以更好的凸显数字素养是一种综合性能力与胜任力的内涵。因此,《21世纪技能框架》由美国教育部制定,它详细地概述了公民应对社会信息化和经济全球化所必需的基础技能,并将数字素养纳入其重要技能的范畴。数字素养是指个人在数字化环境中获取、评估、使用和创建信息的能力。它包括通用素养、创意素养和跨学科素养三个层面①。通用素养表示数

---

① 李玉顺,付苏豪,安欣. 数字经济时代学生数字素养的培育——时代价值、理论建构与实践进路[J]. 中国电化教育,2023,(09):27—33.

字化工具使用的基本技能,如操作电子设备、使用办公软件等;创意素养表示数字作品制作的创新能力和对公民著作权的素养,如数字媒体创作、版权意识等;跨学科素养表示不同学科、课程和情境的跨域融合能力,如信息搜索与评估、数据分析与可视化等。

此外,美国新媒体联盟(New Media Consortium,简称 NMC)的《数字素养:NMC 地平线项目战略简报》是在 2016 年发布的,进一步探讨了数字素养的内涵和模型。简报中详尽展示了 20 多个将数字素养融入教学实践的成功案例,并为高等教育机构在推广数字素养教育方面提供了建议。这二十多个案例覆盖了数字素养在不同学科和教育环境中的应用场景,如信息搜索技巧的培养、数字内容创作的指导、信息伦理和隐私保护的教育等。这些案例为教育者提供了宝贵的经验和启示,帮助他们更好地促进学生的数字素养发展。之后 NMC 在调查基础上发布了《2017 年数字素养影响研究报告》,该报告主要针对大学毕业生进行线上问卷调查,主要围绕其数字素养技能及其对其职业生涯的影响,包括数字素养教育情况、数字技能差距、数字素养对其职业发展的影响、数字素养在工作中的应用以及对学习的影响四个方面进行分析,通过研究数字素养对人们职业的影响得出相关结论,并基于这些结论为高等教育机构的数字素养教育提供相关建议。NMC 主张单一模型是无法阐释清楚数字素养的,故提出了三种数字素养模式以更好地概括数字素养所包含的内容:第一是通识素养,指熟悉使用办公软件、图像处理、Web 内容创作工具等数字工具的能力;第二是创新素养,是指在通识素养基础上,具备音视频编辑、动画制作、硬件知识、编程等更高阶的技能,还包括具备数字公民身份和版权知识等[1];第三是跨学科素养,它指的是在不同的学科中,把信息素养融入课程内容,并以合适的方式应用到学科中。NMC 三种数字素养实际上是一种由易到难的层级划分,对于数字素养教育的实施具有很好的操作性与实用性。这一报告为高等教育机构在数字素养教育、政策制定和规划方面提供了有价值的参考。

---

[1] 陈钦安. 新媒体联盟《2017 数字素养影响研究报告》解读及启示[J]. 图书与情报,2018,(04):111—116.

美国的信息素养和数字素养的标准和框架为教育者提供了指导,帮助他们培养学生在信息时代中获取、评估、使用和创造信息的能力。随着信息技术的发展,数字素养作为信息素养的延伸,强调了在数字化环境中获取、评估、使用和创建信息的能力。这些标准和框架的发布和实践案例的分享为教育领域的数字素养教育提供了重要的参考和借鉴。

(二) 英国《数字能力框架》

《数字能力框架》是由英国联合信息系统委员会(UK Joint Information Systems Committee,简称JISC)研制开发的,旨在帮助个人和组织发展和评估数字能力。该框架的制定背景是为了应对数字化时代的挑战和机遇。随着科技的快速发展和数字化的普及,数字能力已经成为个人和组织成功的关键要素。英国政府认识到数字素养日益成为数字经济战略的重要基石,需要上升到框架标准层面提升数字素养,故英国联合信息系统委员会制定发布了《数字能力框架》,目的在于提供一个比较统一的参考标准,帮助个人和组织评估和提升数字能力,以适应不断变化的数字环境。该框架的意义在于为个人和组织提供了一个全面的指南,以发展和评估数字能力。它帮助个人了解自己在不同方面的数字能力水平,从而有针对性地提升自己的技能和知识。对于组织而言,该框架可以作为一个参考,帮助他们评估员工的数字能力水平,并制定培训计划和战略,以提升组织的数字化能力。

JISC将数字素养定义为在数字社会中进行有效生活、学习与工作的关键能力,涵盖利用数字技术进行学术探索、报告撰写以及开展批判性思维等技能。为此,他们将之前发布的《数字素养七成分模型》升级为《数字能力框架》,该框架从信息通信技术水平、信息数据和媒体素养、数字制作解决问题和创新、数字交流协作和参与、数字学习和发展、数字身份和健康六个方面构建数字能力框架①。该框架涵盖了六个方面的数字能力要素。信息通信技术水平涉及个人对硬件、软件和网络的理解和使用能力。信息数据和媒体素养

---

① 苏岚岚,张航宇,彭艳玲.农民数字素养驱动数字乡村发展的机理研究[J].电子政务,2021,(10):42—56.

关注个人对信息和媒体的理解、评估和创造能力。数字制作解决问题和创新强调个人能够利用数字工具和技术解决问题和创新的能力。数字交流协作和参与关注个人在数字环境中有效沟通、协作和参与的能力。数字学习和发展强调个人持续学习和发展数字技能的能力。数字身份和健康关注个人在数字环境中维护个人身份和健康的能力。总之，《数字能力框架》为个人和组织提供了一个全面的参考标准，帮助他们发展和评估数字能力，以适应不断迭代发展的数字化时代。之后，JISC采用资助高校进行系列数字素养项目的方式推进数字素养，例如，康奈尔大学图书馆提供了在线学生研究指南、数字素养常见问题解答等资源；英国开放大学图书馆则创立了名为"being digital"的数字素养服务。

值得特别一提的是，英国对医务人员数字素养教育高度重视，并出台了相关政策文件。数字化医疗被认为是提高医疗质量、增加患者满意度和提高医疗效率的重要手段。通过提高医务人员的数字化素养，他们能够更好地应对数字化医疗环境的挑战，充分利用数字化工具和技术提供更好的医疗服务。为此，英国教育局与英国皇家护理学会在2018年发布了《提升医护人员的数字化素养》的政策文件。该文件强调了医务人员在数字化医疗环境中所需的技能和知识，并提出了提高医务人员数字化素养的具体措施。这一政策文件的发布标志着英国对医务人员数字素养教育的重视，这些项目为后续的数字素养政策制定和实施打下了基础。随后，在2021年，英国教育局与英国皇家护理学会又发布了《英国联合医疗专业人员数字能力框架的开发》，该文件进一步完善了医务人员数字化素养框架，并提供了具体的数字化素养指南。该框架主要分为四个层次，分别是数字化意识、数字化能力、数字化应用和数字化领导力。其中，数字化意识层次旨在帮助医务人员了解数字化医疗环境的重要性和影响。数字化能力层次则关注医务人员在数字化医疗环境中所需的技能和知识，包括信息管理、数据分析和数字安全等方面。数字化应用层次则强调医务人员在数字化医疗环境中的实际应用能力，包括电子病历、远程医疗和虚拟诊断等方面。数字化领导力层次则关注医务人员在数字化医疗环境中的领导能力，包括数字化战略制定和数字化团队管理等方面。此外，该框架还提供了具体的数字化素养指南，帮助医务人员了解如何提高数字化素养。这些指南包括如何使用数字化工具和技术、如何评估数字化素养水平、如何制定数字化培训计划等方面。这些政策文件的出台不仅体现了英国政府和相关机构对数字化医疗的重视和推动,也为医务人员提供了更具体的指导和支持,为医务人员提供了明确的培训和发展路径。医务人员可以根据这些政策文件中提供的数字化素养框架和指南,制定个人的学习计划,并参与相关的培训和认证项目。这将有助于提高医务人员的数字化素养水平,提升他们在数字化医疗环境中的能力和竞争力。

(三) 国际图书馆协会和机构联合会《数字素养宣言》

随着信息通信技术不断发展,作为数字社会公民的基本素养,数字素养日益在全球范围内受到广泛关注。在欧美等发达国家,图书馆及其联合机构不仅出台了众多政策和计划,而且在执行这些计划的过程中,收集并提炼了大量有价值的经验。国际图书馆协会和机构联合会(International Federation of Library Associations and Institutions,简称 IFLA)是世界上最重要的图书馆联合机构之一。IFLA 于 2017 年 8 月发布了《国际图书馆协会和机构联合会数字素养宣言》(IFLA Statement on Digital Literacy)。该文件作为 IFLA 首次发布的关于数字素养的系统性宣言,其意义在于明确了图书馆在数字素养培育中的重要角色,为国际图书馆界在系统开展数字素养培养工作提供了清晰且科学的指导方针,特别是报告中所列举的案例,为各图书馆实施数字素养培养提供了先进的范例。简要言之,该宣言的作用在于推动了国际图书馆界逐渐形成一致的标准,以促进数字素养培养工作的推进。

该宣言主要包括以下几个方面:第一,阐明数字素养的重要作用和意义。随着信息通信技术的迅猛发展,数字素养已经成为人们在现代社会中必备的技能,其重要性不容忽视。它涵盖了获取、评估、使用和创造数字信息的能力,以及在数字环境中进行有效沟通和合作的能力。数字素养的提升不仅有助于个人的学习和职业发展,也对社会的进步和创新起到重要推动作用。《宣言》还深刻认识到缺乏数字素养所带来的社会问题,并意识到科技进步带来了生活和工作的便利,同时也带来了数字鸿沟等问题。日常生活中,个体在数字技术掌握和态度上的不同正在加剧"数字原住民"与"数字移民"的分歧,这可能进一步加深社会分化。与此同时,网络的多元性和开放性在提供多样化生活体验的同时,也带来了网络诈骗和假新闻等风险,这也促逼着人们不断提升自身的数字素养,掌握用正确合适有效的方式接收、应用、分享和创造信息。第二,从结果导向层面定义数字素养。由于社会环境与数字信息技术的不断迭代发展,数字素养的内涵也随着不断变化。各类机构对于"数字素养"的定义存在差异,涵盖了不同的内涵。这些定义大多从概念导向的角度描述了数字素养的含义,即"数字素养是什么"。与这些相比,《宣言》更强调"具备数字素养能做什么",从结果导向层面强调数字素养的实际应用。该宣言注重从结果导向定义数字素养,也更好地体现出数字素养的发展性,要求个体注重终身学习,与时俱进。第三,明确了图书馆在数字素养培养中的作用。数字素养培育需要大量丰富的数字资源和数字工具,而图书馆作为提供公共文化服务和信息资源的中心,具有在增强全民数字素养方面的明显优势,在培养和提升公民数字素养方面扮演着重要角色。美国调查数据显示,80%的被访者主张图书馆可以在为读者提供电脑、智能手机等数字化产品等各类培训,并提供系列服务能帮助他们提高数字技术水平方面发挥更大的作用。图书馆不仅为人们提供了广泛的数字资源和工具,还通过组织数字技术培训,指导帮助用户掌握数字技能。例如,图书馆可以组织针对不同年龄和群体的数字素养培训课程,教授如何有效搜索和评估信息,如何使用数字工具和应用程序,以及如何保护个人隐私和网络安全。故《宣言》明确指出"培养读者的数字素养应当成为图书馆的核心服务之一"。为此,《宣言》进一步讨论了图书馆数字素养培养的策略和建议,指出图书馆可以与学校、社区和其他机构合作,共同推动数字素养教育的普及和提高。提升全民数字素养作为一个复杂的系统性工程,涉及多个主体和层面,需要全社会密切配合。IFLA 在明确图书馆的责任基础上,也向各国政府、学校、组织机构等提出意见和建议,呼吁将数字素养培育纳入国家基本政策,依托教育工作者的专业能力将数字素养教育融入学校课程,鼓励各个组织和机构加强与图书馆的协作共同开展数字素养培训工作,而图书馆作为数字资源和培训中心,为促进数字素养培养工作提供指导和支持。第四,该宣言提供了一些特色案例和最佳实践,为各图书馆开展数字素养培养工作提供了先进的示范。宣言分别选取了美国得克萨斯州圣安东尼奥市 Biblio Tech 数字图书馆针对特殊人群的数字化服务、芬兰坦佩雷市图书馆的"知识集市"（Tietoris）、南非西开普省多家图书馆联合开展的"乡村图书馆连通计划"（RLCP）和澳大利亚墨尔本市 Mill Park 图书馆的培训课程这四个特色案例作为典型示范，这些案例分别来自欧洲、大洋洲、美洲和非洲地区，地域覆盖面广，具有较好的代表性，这些案例或是突出政府主导，如 Mill Park 图书馆的培训课程是在澳大利亚政府的"数字素养推广计划"下组织实施的，该计划强调国家和地方政府在图书馆开展数字素养培养工作中扮演主导角色[①]；或是针对不同人群开展数字教育特色服务，如坦佩雷市图书馆的"知识集市"有针对学龄前儿童的专门服务，美国的 Biblio Tech 数字图书馆注重为年轻的监狱服刑人员和在海外执勤的军人们提供有针对性的特色服务，帮助其更快更好地掌握数字技能。宣言分享的成功案例和最佳实践具有很强的可操作性和借鉴意义，这些先进性示范案例为各国图书馆制定更加科学和有效的数字素养培养计划提供了指导和借鉴。

第三节　国际数字素养培育经验与启示

　　随着数字素养日益上升为一种国家战略竞争力，欧美发达国家高度重视数字素养的提升，各方纷纷制定了数字素养相关的理论框架和评价体系，并积极开展数字素养教育实践活动。例如欧盟建立了一套普适于所有欧洲公民的数字素养框架，而加拿大、澳大利亚等国家也推出了适用于本国的数字素养框架。这些为欧美国家在数字素养研究与实践测评的领先地位奠定了基础。相比之下，我国在数字素养研究方面相对落后。因此，我们有必要从国际数字素养框架制定和培育经验中汲取借鉴与启示，以推动我国数字素养研究的发展。作为应用与影响都较为广泛的数字素养框架，无论是欧盟的 Dig Comp2.2 还是联合国教科文组织的 DLGF 框架，不仅能较好的反映全民

---

① 何蕾.《国际图联数字素养宣言》分析与启示[J]. 图书馆建设,2018,(06):44—48.

数字素养应具备的数字能力,而且其中存在许多框架研制先进原理和成熟经验,值得我们学习与借鉴。此外,随着我国建设现代化数字强国和智慧社会的推进,全面提高全民的数字素养也具有了重要的现实意义。在互联网全面普及、大数据广泛应用、人工智能快速发展、5G 技术逐渐启用的数字化新时代,越来越多的行业开展数字化转型,数字素养对于国家、行业乃至个人来说都变得不可或缺。数字素养开始像识字素养和计算素养一样,成为数字社会公民必须具备的基本素养和生存技能。我国出台的《提升全民数字素养与技能行动纲要》,明确提出"到 2025 年全民数字素养与技能达到发达国家水平"。这也侧面突显了我国提高数字素养方面借鉴和学习国际先进经验的重要性。因此,我们应该积极借鉴国际经验,不断提升我国的数字素养水平,以适应数字化时代的发展需求。

一、国际数字素养框架的经验借鉴

(一) 科学论证,保障数字素养框架制定的科学性

数字素养框架的制定需要经过科学论证,以保障其科学性和可靠性。在制定数字素养框架时,需要考虑到数字化时代的特点和趋势,同时结合相关学科的理论和实践经验,制定出符合实际需求的数字素养框架。欧盟的 DigComp2.2 和联合国教科文组织的 DLGF 框架的研制过程都经历文献调研、案例框架分析、在线咨询与深入咨询专家及利益相关者等多次论证修改,在理论研究和实践调研结合基础上才最终建立,为数字素养后续的研制工作和实践操作提供了科学性、专业性和可行性提供了支持。以欧盟数字素养框架的建立为例,该框架经历了多个阶段的研究和咨询,包括概念映射、15 个案例框架分析、在线咨询不同领域专家、专家研讨会和利益相关者咨询。这些研究和咨询过程不仅需要进行大量的数据分析,还需要确保框架具备广泛适用性。欧盟数字素养框架的制定过程充分考虑了不同人群的需求和特点,以确保其适用性和普适性。该提案框架几乎涵盖了数字时代合格公民所需的全部数字素养要素。通过概念映射和案例框架分析,欧盟数字素养框架整合了各个领域的专家意见和经验,确保了框架的全面性和权威性。此外,通过在

线咨询和专家研讨会,欧盟数字素养框架还广泛征求了利益相关者的意见和建议。这种多元咨询的方式确保了框架的广泛参与和民主决策,使得数字素养框架更加符合实际需求和社会期望。可见,欧盟数字素养框架的制定过程经历了多轮研究和咨询,保证了框架具有多元化适用性。联合国教科文组织的 DLGF 框架的制定过程同样经历了案例框架分析、在线调查咨询等多个阶段的论证和考察。在文献研究阶段,教科文组织首先对欧盟数字素养框架、美国新媒体联盟发布的《数字素养影响研究报告》以及经合组织的《PISA 全球素养框架》等进行了分析比较,从而为 DLGF 框架的积累了丰富的文献素材,也厘清了数字素养沿着"媒介素养-信息素养-数字能力-数字素养"的演进脉络。教科文组织积极整合各个领域的案例经验,从中筛选出了 20 个具有代表性的案例。这些案例被用来映射到初始框架中,为框架的制定提供了实证支持。通过这一过程,DLGF 框架得以充实和完善,确保其具备广泛适用性和实践可行性。专家协商研讨和在线调查咨询则广泛征求了专家和利益相关者的意见和建议,通过问卷调查和访谈了解受访者对框架的态度和意见,确保了框架的全面性和权威性。这种结合大规模实证研究的基础上把理论和实践结合的方法和基于证据的数字素养框架制定机制,值得我们借鉴学习。

(二)动态更新,保障数字素养框架内容与时俱进

数字化时代的发展速度非常快,数字技术和工具也在不断更新和变化,数字素养框架的内容结构也应顺应时代发展与需求。随着数字技术对人们生活、工作、学习带来的网络化和虚拟化,数字伦理、数字交流与合作等新的素养内容也应体现到数字素养框架中。因此,数字素养框架的内容也需要与时俱进,以确保其内容框架具有鲜明的时代特色。只有不断更新和适应时代的发展,数字素养框架才能真正发挥其指导作用,帮助个人和组织在数字化时代中取得成功。数字素养框架的制定者需要密切关注数字化时代的发展趋势和变化,及时更新数字素养框架的内容,以确保数字素养框架的实用性和适用性。欧盟数字素养框架以其动态更新的特点而闻名,不断修改和完善其内容,以适应时代的变迁和数字化社会转型的需求。这一特点在框架的不断版本更新中表现得尤为明显。欧盟自发布《欧洲公民数字素养框架》1.0 版

以来,又先后发布了2.0版、2.1版和2.2版,以更好地反映出数字技术发展变化对公民数字素养的新要求。这种动态更新体现到框架的各个方面,欧盟的数字素养框架经历了显著的动态发展轨迹,这一过程始于概念模型的革新,随后确立了更为精细的层级结构,并最终通过不断丰富与扩充涉及知识、技能及态度方面的具体示例来深化其内涵。每一次更新都充分考虑了当前数字时代的最新要求,并将其融入框架的具体素养能力中。例如,最新版本的欧盟数字素养框架(Dig Comp 2.2)对普适于各个具体素养能力的知识、技能和态度示例进行了全面更新。特别值得一提的是,巧妙地融入了人工智能、远程工作以及数字可访问性等前沿要素作为具体示例,旨在鲜明地凸显出数字时代对个人能力所提出的最新要求与严峻挑战。这种动态更新的做法使欧盟数字素养框架始终保持与时俱进,能够更好地应对不断变化的数字化社会需求。通过不断修改和完善框架内容,欧盟数字素养框架能够为个人和组织提供准确、实用的指导,帮助他们适应和应对数字时代的挑战。事实上,信息技术的迭代发展决定了数字素养与生俱来具有动态性和开放性特征,只有数字技术在发展,数字素养模型和框架也会不断发展。可见,随着未来的数字环境与数字素养的发展,作为数字素养的基本框架更应该具有动态性和开放性,既允许人们在实践中不断进行补充和完善,也允许人们将其映射和拓展到不同职业工作场景中。

(三)测量评估,开发相应的数字素养能力评估工具

数字素养框架的制定不仅需要考虑到数字素养的内容和要求,还需要考虑到数字素养的测量和评估。数字素养能力评估工具的开发是数字素养框架制定的重要组成部分。数字素养能力评估工具需要具备科学性和可靠性,能够准确地测量和评估数字素养的各个方面,以帮助人们了解自己的数字素养水平,并为数字素养的提升提供指导和支持。为了更好的帮助人们评价和提升数字素养,欧盟的Dig Comp框架和联合国教科文组织的DLGF框架都高度重视数字素养的测量评估,并致力于开发相应的数字素养能力评估工具。欧盟的Dig Comp框架通过定义数字素养的8个主要领域和21个具体素养能力,为数字素养的测量评估提供了基础。这些领域和能力涵盖了数字

技术的使用、信息处理、内容创作、安全和隐私等方面。欧盟通过开展研究和调查，收集数据来评估个人和组织在这些领域和能力上的表现。此外，欧盟还与成员国合作，开发了一系列的数字素养能力评估工具，如在线自评工具和标准化测试等，学习者利用数字技能和就业平台提供的自我评估工具和Dig Comp SAT 工具进行数字素养能力评估，以帮助个人和组织评估和提升其数字素养水平。联合国教科文组织的 DLGF 框架也注重数字素养的测量评估研究，并提供了相应的评估工具。DLGF 框架将数字素养定义为个人在数字环境中获取、评估、使用、共享和创造信息的能力。为了评估这些能力，DLGF 框架提供了一套详细的指标和评估方法。这些指标包括信息获取、信息评估、信息使用、信息共享和信息创造等方面的能力。提出了以自我评估为主、基于知识的在线测量为辅的评估方式。联合国教科文组织与其成员国合作，开发了一系列的数字素养评估工具，如问卷调查、观察和实践任务等，以帮助个人和组织评估其数字素养水平，并提供相应的培训和支持。这些框架的测量评估研究和相应的评估工具为个人和组织提供了一种客观、系统的方式来评估和提升其数字素养水平。通过这些评估工具，个人和组织可以了解自己在不同领域和能力上的表现，并针对性地进行培训和发展，以提高其数字素养水平。同时，这些评估工具也为政策制定者教育机构提供了重要的参考，以制定和改进相关的培训和教育计划。

总之，数字素养框架的制定需要经过科学论证，以保障其科学性和可靠性；数字素养框架的内容需要与时俱进，以保证其实用性和可靠性；数字素养能力评估工具的开发是数字素养框架制定的重要组成部分，需要具备科学性和可靠性，以帮助人们了解自己的数字素养水平，并为数字素养的提升提供指导和支持。

二、不同数字素养教育模式总结与借鉴

第一，教育机构主导的模式。以美国的数字素养教育为例，美国一直处于数字素养教育的前沿，尤其在学校教育中展现出独特的特色。数字素养教育在美国主要采用教育机构主导的模式，其中学校、大学和其他教育机构起

到了重要的推动作用。这种模式主要是把数字素养嵌入到教育课程中,配合相应教育标准的制定,培养学生的数字技能和创新能力。在美国,STEM(科学、技术、工程和数学)教育模式被广泛采用,强调计算机科学和信息技术的教育。不同州和学区在数字素养教育方面享有一定的自由度,因此在课程设计和实施方面呈现出多样性。学校和教育机构提供各种数字素养认证,如微软认证、编程课程认证等,以确保数字素养教育的质量。美国数字素养教育的特色在于其全面覆盖学生群体,提供系统化的数字素养培育。教育机构主导的模式使得数字素养教育能够得到广泛推广和普及。然而,这一模式也存在一些挑战,例如教育机构的资源和教师素质可能存在限制,导致难以及时跟上技术的发展。总的来说,美国数字素养教育以其教育机构主导的模式、STEM教育的强调以及多样化的认证机制等特点,为学生提供了全面发展数字素养的机会。然而,随着技术的不断进步,美国数字素养教育仍需不断改进,以适应快速变化的数字时代的需求。

第二,社区参与模式。社区参与模式是一种以社区组织或非营利组织为主导,通过组织数字技术培训、工作坊和社区活动来提高居民的数字素养的模式。这种模式的优点在于能够针对特定社区的需求进行定制化培育,提供互动和合作的学习环境,有利于促进社区居民之间的交流和合作。然而,由于资源和参与度的限制,这种模式可能难以覆盖整个社会群体。在某些国家,社区参与模式已经得到了广泛的应用和推广。例如,美国的"数字公民"计划就是一种社区参与模式的数字素养教育项目。该计划由非营利组织Common Sense Media 发起,旨在通过社区活动和数字技术培训,提高学生、家长和教师的数字素养水平。该计划的特点在于将数字素养教育融入学校和社区的日常生活中,提供互助学习和实践机会,促进学生家长和教师之间的交流和合作。除了美国,"数字中国"计划也是一种社区参与模式的数字素养教育项目。该计划由中国政府发起,旨在通过数字技术培训和社区活动,提高居民的数字素养水平。该计划的特点在于将数字素养教育融入社区和乡村的日常生活中,提供定制化的培育方案,促进居民之间的交流和合作。社区参与模式的优点在于能够针对特定社区的需求进行定制化培育,提供互动和合作的学习环境,有利于促进社区居民之间的交流和合作。在具体实践中,美国的"数字公民"计划和中国的"数字中国"计划都是很好的例子,它们通过数字技术培训和社区活动,提高居民的数字素养水平,促进社区居民之间的交流和合作。

第三,政府主导模式。这是一种以政府主导或支持为特点,通过政策和资金投入来推动数字素养的培育的模式。具体做法包括制定数字素养政策和指导文件,提供培训和支持,鼓励公民参与数字化社会。这种模式的优点在于能够提供全国范围的数字素养培育,政府支持能够提供资源和推动力。然而,由于政策执行和资源分配的问题,这种模式需要政府在数字素养培育方面投入大量资源,往往受限于各个政府的经济水平,难以适应快速变化的技术环境。在亚洲,中国、韩国、新加坡等普遍采用政府主导模式。例如,韩国的"智慧韩国"计划就是一种政府主导模式的数字素养教育项目。该计划由韩国政府发起,旨在通过政策支持和资金投入,推动全国范围的数字素养培育。该计划的特点在于制定了一系列数字素养政策和指导文件,提供了全面的培训和支持,鼓励公民积极参与数字化社会。政府的支持和资源投入为数字素养教育提供了强大的推动力。除了韩国,"数字印度"计划也是一种政府主导模式的数字素养教育项目。该计划由印度政府主导,旨在通过政策和资金投入,推动全国范围的数字素养培育。该计划的特点在于制定了一系列数字素养政策和指导文件,提供了广泛的培训和支持,鼓励公民积极参与数字化社会。政府的支持和资源投入为数字素养教育提供了重要的保障。政府主导模式的优点在于能够提供全国范围的数字素养培育,政府支持能够提供资源和推动力。

第四,企业合作模式。这是一种以企业与教育机构或社区组织合作为特点,通过培训和实践项目来提高员工和社区居民的数字素养的模式。具体做法包括提供数字技术培训、实践项目和职业发展机会,并与教育机构或社区组织合作。这种模式的优点在于能够结合实际工作需求进行培育,提供实践机会和职业发展支持。然而,由于受限于企业资源和利益驱动,这种模式的培育范围可能有一定限制。在某些国家,企业合作模式已经得到了广泛的应用和推广。例如,美国的"Google 数字教育计划"就是一种企业合作模式的数字素养教育项目。该计划由 Google 公司发起,与教育机构合作,旨在通过提供数字技术培训、实践项目和职业发展机会，提高员工和社区居民的数字素养。该计划的特点在于结合了 Google 公司的技术资源和教育机构的教学经验，为参与者提供了全面的数字素养培育机会。通过与企业的合作，参与者能够接触到最新的数字技术，获得实践机会，并有机会在职业发展中受益。除了美国的例子，中国的"阿里巴巴数字农民计划"也是一种企业合作模式的数字素养教育项目。该计划由阿里巴巴集团发起，与农村教育机构和社区组织合作，旨在通过提供数字技术培训、实践项目和职业发展机会，提高农村居民的数字素养。该计划的特点在于结合了阿里巴巴集团的技术资源和农村教育机构的教学经验，为农村居民提供了全面的数字素养培育机会。通过与企业的合作，农村居民能够学习到与农业生产相关的数字技术知识，提高生产效率，并有机会在职业发展中取得成功。企业合作模式通过与企业的合作，为参与者提供了全面的数字素养培育机会，结合了企业的技术资源和教育机构的教学经验，提高了参与者的数字素养水平。特别是在评估劳动者的数字素养胜任力方面更是离不开企业合作。对于高等教育培训机构而言，要设计出科学有效的数字素养评估体系、教育计划和学习模式，需要与企业合作，企业在调查工作场景下数字素养培训需求和技能差距方面扮演关键角色。未来工作和数字技能需要更多的企业参与，思考如何将数字素养和技能发展整合到工作中。

以上四种模式各有特点和优缺点，但都在不同程度上推动了数字素养的培育。教育机构主导模式能够提供系统化的培育，社区参与模式能够提供互动和合作的学习环境，政府推动模式能够提供全国范围的培育，企业合作模式能够结合实际工作需求进行培育。然而，这些模式也面临一些挑战，如资源限制、技术变化和利益驱动等。因此，在数字素养教育实践过程中综合利用各种模式，形成多元化的数字素养培育体系，是更有效的做法。欧盟开展的数字素养教育活动则是属于一种综合性的教育模式。首先，在欧盟，数字素养教育主要由学校、大学和其他教育机构来推动和实施。欧盟倡导将数字素养纳入各个学科的教育中，以跨学科的方式培养学生的数字技能和创新能力。数字素养在欧洲学校教育中通常跨足多个学科，包括科学、数学、文学和社会科学，这有助于学生将数字技术应用于各种学科领域，提高他们的问题解决能力。这种教育机构主导的模式能更好地实施跨学科教育,使得数字素养教育能够得到广泛推广和普及。而且数字素养教育通常不仅仅关注技术应用,还注重数字伦理、信息安全、数据隐私等内容,显然高校教育模式这种综合性的课程设计更具有优势。其次,欧盟也通过政策和政府倡议来推动数字素养教育的发展,例如制定共同的数字素养标准和认证机制。欧盟一直致力于推动数字素养教育的国际合作和标准化,欧洲国家之间在数字素养培育方面积极合作,共同推动政策和标准。欧洲联盟通过"数字化教育行动计划"支持数字素养培育教育中展现了卓越的跨国合作,这有助于共同制定标准和政策。采用政府主导模式有助于推动欧盟各成员国和国际组织的合作。制定共同的数字素养标准和认证机制离不开政府的推动,政府的参与有助于促进欧洲范围内数字素养教育的一致性和互通性。在数字素养的认证方面,劳动者获得官方认证,证明他们在数字素养方面的能力,显然需要政府政策的大力支持。此外,欧盟数字素养教育也存在社区参与和企业合作的元素。欧盟鼓励社区和行业组织参与数字素养教育,提供支持和资源,以促进数字素养教育的全面发展。欧盟的数字素养教育注重于跨学科的教育方法和终身学习的理念,而跨学科的教育方法和终身学习理念的落实更需要社区参与和企业合作。欧盟倡导将数字素养纳入各个学科的教育中,以跨学科的方式培养学生的数字技能和创新能力。这种综合性的教育方法旨在帮助学生将数字技术应用于不同领域,提高他们的问题解决能力和创造力。欧盟也强调数字素养的终身学习理念,即数字技能的培养应该贯穿于整个人的生命周期。欧盟鼓励成年人和职业人士通过各种培训和学习机会,不断提升自己的数字素养水平。这种终身学习的理念有助于确保人们能够适应不断变化的数字技术和工作环境。

三、启示

(一)顶层设计:战略引领统筹协调系统推进数字素养

在国际数字素养经验中,许多国家都注重制定数字素养的顶层设计,往往通过国家战略确保数字素养的推广和培养能够得到全面的支持和协调。

这些国家通常会制定数字素养的战略规划,明确数字素养的目标和重点,制定相应的政策和措施,以确保数字素养的推广和培养能够得到全面的支持和协调。"战略"最初是军事概念,旨在维护和增进主体利益,具有全局、长远和系统特征。国家战略涉及政治、经济、文化、社会、科技和军事等领域,为国家发展规划方向和蓝图,发挥着至关重要的作用。美国作为当今世界的信息技术强国,非常注重数字素养的顶层设计和战略布局。随着 20 世纪 60 年代互联网的兴起,美国自 90 年代以来就一直在布局数字战略。克林顿政府在 1993 年发布了《国家信息基础设施行动计划》,将建设信息高速公路列为战略优先。此后,美国商务部先后出台发布了系列关于数字经济的年度报告,进一步推动了信息技术产业,确立了美国在数字经济领域的领导地位。奥巴马政府实施了《联接美国:国家宽带计划》,而特朗普政府则签署了《维护美国人工智能领导地位的行政命令》。之后,美国国际开发署发布了《数字战略(2020—2024)》,号召构建以美国为主导的全球数字生态系统。这些无不表明美国国家层面对数字战略布局的高度重视。作为西方老牌国家,欧洲各国高度重视数字技术的引领和数字经济的发展。欧盟制定了一系列数字战略,旨在构建以数字技术为核心的欧洲社会,并成为全球数字化转型的引领者。为实现数字战略,欧盟委员会于 2020 年发布了《塑造欧洲数字未来》战略文件,并推出了《欧洲数据战略》和《人工智能白皮书》等行动计划。同时,欧洲政府积极推动数字技术进步和广泛应用,通过连续实施针对性的政府项目,发挥政府的力量,促进数字技术的发展和应用。2011 年,芬兰政府制定了《数字化议程》,旨在与欧盟的《数字化议程》保持一致。该议程包含了政府推动 ICT 技术和互联网发展的计划,旨在通过 ICT 技术促进经济快速发展,并注重数字素养的培养和推广。该议程明确了数字素养的目标和重点,并制定了相应的政策和措施,以确保数字素养的全面支持和协调。可见芬兰政府通过对数字素养进行了顶层设计,以推动国家数字化发展。由此可见,全球众多主要国家和地区已将增强国民的数字素养与技能视为争夺未来竞争优势的关键战略举措,制定了相应的战略规划,并积极开展面向全体公民的数字技能培训,致力于通过这一途径来塑造各自在全球数字化浪潮中的领先地位。这些国家的做法都是在数字素养的顶层设计方面具有代表性的,它们的成功经验可以为我国数字素养的顶层设计提供有益的借鉴和启示。

纵观国内,我国在数字素养方面存在许多问题需要解决,如缺乏高层次规划、数字差距显著、培养体系尚未完善等问题,这对我国数字化转型的发展和全民数字素养的提升构成了制约。因此,我们需要加大工作力度,完善政策措施,从顶层设计和战略规划上注重数字素养的培养和推广。我们需要建立全面的数字素养培养体系,加强数字技能培训,提高数字道德规范意识,促进数字技术的广泛应用,以全面提升全民数字素养和技能水平,推动数字化转型的发展。我国可以借鉴这些国家通过国家权威保证政策执行效果的做法,从国家层面制定数字素养教育政策,加强数字素养的顶层设计,制定数字素养的战略规划。然而,与欧美等发达国家相比,我国在数字素养的理论探讨和实践应用方面还相对落后,尚未完全跟上数字时代的步伐和需求。为了弥补这一差距,我们可以借鉴 Dig Comp 2.2 和 DLGF 框架的经验和启示,加强全民数字素养和技能的培养和推广,促进数字化转型的发展。西方发达国家数字素养先进经验启示我们通过国家政府的顶层设计,明确本国数字素养的目标和重点,制定相应的政策和措施,加大政府对数字素养教育的支持力度,包括财政投入、政策支持等,以确保数字素养的推广和培养能够得到全面的支持和协调。同时,我们也需要加强数字素养的统筹协调,建立数字素养的推广和培养的协调机制,确保数字素养的推广和培养能够得到全面的支持和协调。

(二)框架制定:加快构建我国本土化的数字素养框架

在国际数字素养经验中,许多国家都注重加快构建本土化的数字素养框架①,以适应本国的教育和社会需求。这些国家通常会制定一套完整的数字素养框架,明确数字素养的核心能力和学习目标,并将其融入教育课程和培训计划中。数字素养框架的构建已经成为各国政府数字化人才培养的重要抓手,受到世界各国政府的高度重视。作为数字素养培育的核心基础工作,

① 程慧平,蒋星.公民数字素养提升路径研究——基于欧盟与联合国教科文组织数字素养框架的比较与分析[J].图书馆学研究,2023,(01):54—60.

数字素养框架的构建对于提高人民的数字素养水平、推动数字化转型的发展具有重要意义。世界各国政府在数字素养框架的构建方面都做出了积极的探索和尝试。例如,2016 年美国尝试从通用素养、创意素养和跨学科素养三个维度构建数字素养模型,以更好地培养和提高人民的数字素养水平。同年,英国将原有的《数字素养七成分模型》修改完善为《数字能力框架》,以更好地适应本国数字化转型和发展需求。2017 年,欧盟整合已有数字素养框架,专门针对教育行业提出《欧盟教育者数字素养框架》,以更好地培养和提高教育行业人员的数字素养水平。澳大利亚大学图书馆协会制定并发布了《数字敏捷度框架》,加拿大数字与媒体素养中心发布了《数字素养教育框架》等,旨在更好地推动数字化转型的发展。这些数字素养框架的构建都是基于本国实际情况和数字化转型的需求,具有本土化特色。这些框架的出现,不仅提高了人民的数字素养水平,也为数字化转型的发展提供了重要的支持和保障。而且一个明确的数字素养框架可以为国家推进数字素养工作提供指南,也为教育培训机构制定数字素养学习计划和课程安排提供参考。芬兰政府制定了一套名为“Dig Comp”的数字素养框架、挪威政府制定了一套名为“National Digital Competence Strategy”的数字素养框架,这些框架明确了数字素养的核心能力和学习目标,包括信息搜索、数据处理、数字安全等方面,这个框架被广泛应用于学校教育和职业培训,帮助学生和职场人员提升数字素养水平,适应数字化时代的需求。这些国家的经验表明,制定本土化的数字素养框架是提升数字素养水平的重要手段。我国可以借鉴这些国家的经验,结合本国的教育和社会需求,制定适合我国情况的数字素养框架。

随着数字技术的不断发展和普及,数字素养已经成为现代社会中不可或缺的一项基本素质,构建具有本国特色的数字素养框架十分必要。首先,不同国家和地区的数字化发展水平和文化背景不同,因此需要根据本国实际情况来构建数字素养框架。这样可以更好地适应本国的数字化转型和发展需求,提高数字化转型的效率和质量。欧盟、美国、教科文组织虽然都提出了影响力广泛的数字素养框架,但鉴于不同国家间的差异,简单地将国外的数字素养经验和实践方法直接应用到我国,并不能有效应对我们所面临的实际问题。我们可以借鉴这些国家的经验,结合我国社会数字化现状,构建适应我国本土情境的数字素养框架。这样的本土化框架将更好地满足我国的需求，推动数字化转型的发展。其次，构建具有本国特色的数字素养框架可以更好地满足本国人民的数字素养需求。数字素养框架应该紧密结合本国的教育、文化和社会背景，以更好地培养和提高本国人民的数字素养水平，促进数字化转型的发展。这个框架应该明确我国数字素养的核心能力和学习目标，结合我国的教育和社会需求，制定相应的教育课程和培训计划。同时，我们也需要加强对教师和培训师资的培养，提高他们的数字素养水平，以确保数字素养框架的有效实施。最后，构建具有本国特色的数字素养框架可以提高本国在数字化领域的国际竞争力。数字化已经成为当下全球经济和未来社会发展的重要趋势，各国都在努力推动数字化转型的进程。通过构建具有本国特色的数字素养框架，可以更好地展示本国在数字化领域的优势和特色，提高本国在国际竞争中的地位和影响力。通过加快构建本土化的数字素养框架，我国能够更好地满足数字时代的教育和社会需求，培养具备全面数字素养的国际竞争性人才，推动数字化转型和创新发展。此外，我们还可以借鉴其他国家在数字素养框架制定方面的经验，如与行业和企业合作，共同制定适应未来就业需求的数字素养标准；鼓励学校和教育机构开展创新的数字素养教育实践，培养学生的创新思维和实践能力；建立评估和认证机制，对数字素养进行评估和认证，以提高数字素养的质量和可信度。

（三）建章立制：支持数字素养的培养工作环境的营造

纵观国际各国在数字素养方面的做法，他们往往注重支持数字素养的培养工作环境的营造。总结各国在建立支持数字素养培养的工作环境方面，有几个方面值得我国借鉴与参考。第一，制定相关政策和法规：为了支持数字素养的培养，国家可以制定相关政策和法规，明确数字素养的培养目标、内容和标准。这些政策和法规可以为数字素养的培养提供指导，促进数字素养的全面发展。为了给予数字素养培养更有力的支持，世界各国出台制定相关政策，为数字素养培育工作的展开奠定了政策基础。美国政府在数字素养方面的政策主要包括《国家数字战略》和《教育技术计划》。其中，《国家数字战略》

提出了加强数字素养培育的目标,鼓励学校和教育机构开展数字素养教育,提高学生和教师的数字素养水平。《教育技术计划》则提出了数字素养教育的具体实施方案,包括提供数字素养培训、开发数字素养课程等。英国实施数字政府战略基础上,又发布了《产业战略:人工智能领域行动》,计划投资4.06亿英镑用于数字技能发展,重点培养数学、数字化和技术相关专业人才,以保障英国在人工智能领域保持其领导地位。欧盟在数字素养方面的政策主要包括《数字单一市场战略》和《数字教育行动计划》。其中,《数字单一市场战略》提出了加强数字素养培育的目标,鼓励学校和教育机构开展数字素养教育,提高学生和教师的数字素养水平。《数字教育行动计划》则提出了数字素养教育的具体实施方案,包括提供数字素养培训、开发数字素养课程等。澳大利亚政府发布《国家创新与科学议程》《数字教育战略》《数字经济战略》等政策文件,制定实施了"提高澳大利亚所有人数字素养与 STEM 素养"计划。德国联邦也发布"数字化战略 2025",提出"在人生各个阶段实现数据化教育"。这些政策和做法提高人民的数字素养水平,推动数字化转型的发展。这些政策和做法的出台,为数字素养培育工作的展开奠定了政策基础,为数字化转型的发展提供了重要的支持和保障。我国可以借鉴学习这些发达国家的做法,通过制定相关政策和法规,明确数字素养培育的目标、内容和责任分工,为数字素养教育提供法律依据和政策支持。第二,加大资源投入与基础设施建设,提供专业培训和教育资源。确保公民具备必要的数字素养知识和能力,需要持续努力提供丰富且高质量的数字资源。这一目标需要从资源供给和环境两个方面着手。资源供给包括资源本身和提供资源的设施,而环境则指创造有利于数字素养培养的条件。只有在这两个方面持续发力,才能确保公民在数字素养方面得到基本保证。西方发达国家注重加强数字资源的基础设施建设,持续扩大互联网的覆盖面,不断加大数字设备、网络环境和教育平台建设的投入,对于偏远地区,数字资源供应设施的建设尤为关键,这有助于帮助数字弱势群体更好地融入数字社会,缩小数字鸿沟,营造包容的数字环境。同时增加数字素养教育的投入,从整体上增强公民数字素养与技能应用。这些资金用于培训教师、开发教材和课程、购买数字设备等,以提高学生和教师的数字素养水平。自 1995 年起,欧盟开始实施名为"夸美纽斯计划"的倡议,旨在推动开放教育和远程教育的发展。该倡议发挥了互联网和数字媒体资源优势,推动了欧洲学校之间的合作,帮助师生建立跨国协作关系,并实现信息和资源的共享。另一方面,探索并汇聚高质量的数字教育内容,包括数字教材、在线学习平台和教育应用程序等。这些面向各类群体、各类数字化应用场景的资源可以帮助学生和教师进行自主学习和教学,提高他们的数字素养水平。进一步推动数字教育资源的开放共享,一些国家还建立了统一的教育平台,集成了各种教育资源和工具,方便本国国民学习。有些国家还投资建设数字素养培训中心或机构,提供专业的培训和教育资源,通过在线课程、培训工作坊、教材和教具等,帮助人们提升数字素养水平。欧洲国家建立了丰富多样的数字学习资源,包括在线课程、教育应用、数字图书馆等,这些丰富了学生的学习体验,提供了多样的学习渠道。西方发达国家重视教师在数字素养教育的角色和能力,提供了专门的培训和支持,以提高教师的数字素养水平。教师培训包括数字技术的应用和教学方法的更新,提升教师教授数字素养的技能。早在 2017 年发布的《欧洲教育工作者数字素养框架》中,欧盟就提出了"教育者先受教育"的理念,重视教师数字素养;在 2019 年欧盟发布的《欧洲学校数字教育报告》中明确指出要发展学生和教师的数字能力,用数字技术来支持学习和教学。此外,学校和教育机构也提供了技术支持和咨询服务,帮助教师解决在数字素养教育中遇到的问题。通过增加数字素养教育的投入,提供教育资源和基础设施,西方发达国家在数字素养培育工作方面取得了显著的成效。这些经验为我国在数字素养教育方面提供了有益的借鉴和参考。第三,营造支持数字素养的培养工作环境是一个系统综合性的工作。国际合作、跨学科交流都有利于数字素养培养环境的营造。如欧洲各国积极推动国际的数字素养教育合作,这些分享经验、合作研究,共同提高数字素养教育的质量。数字素养教育需要社会各界的参与和支持。学校、家庭、企业和社会组织等可以共同合作,提供资源、技术和经验,共同推动数字素养教育的发展。国家可以鼓励学校、企业和研究机构之间的合作,可以通过宣传教育活动、媒体报道和社会组织的参与来共同推动数字素养的培养工作。另外,西方国家经验启示我们,数字素养教育的质量和效果需要进行评估和监测。通过定期的评估和监测,可以了解数字素养教育的进展和问题,及时调整和改进教育策略和方法,因此我国也应尽快构建适用于我国的数字素养评估体系,为数字素养营造良好的支持环境。提升全民的数字素养与技能是一项涉及多方面的综合性工程,需要从各个方面打造数字素养良好的支持环境。综上所述,通过建章立制,支持数字素养的培养工作环境可以得到有效的营造和支持。这将为数字素养的培养提供有力的保障,推动数字素养在我国的全面发展。

(四)重视教育:构建全民数字素养终身数字学习体系

由于数字技术的发展速度非常快,需要从国家高度树立推广终身数字学习理念,并从整个社会生态上构建全民数字素养终身数字学习体系,从而促进数字素养教育的全面发展,提高全民数字素养水平。事实上,欧美发达国家都高度重视全民数字素养终身数字学习理念的实施。例如,欧盟将数字素养列为终身学习的八个关键能力之一,为此,欧盟不仅专注于数字素养框架内容的更新,还围绕公民在数字社会不同发展阶段的学习、生活、工作和创新需求,构建了差异化的终身数字学习体系。通过数字技能认证体系,欧盟能够确保数字素养教育与职业技能培育的紧密结合。这一认证体系不仅能够评估个体在数字领域的技能水平,还能为个人提供可持续的学习和发展机会。同时,欧盟还组织和关联大量优质的数字学习资源,以满足不同人群的学习需求。为了更好地整合和应用这些资源,欧盟依托终身教育服务平台进行推进。这个平台不仅提供在线学习的机会,还能够为个人提供个性化的学习支持和指导,促进个体在数字社会中的成功。芬兰一直以来都被认为是教育领域的典范,他们也非常注重数字素养的培养。芬兰的学校系统将计算机科学和编程纳入了学生的课程中,从小学开始就教授学生基本的编程概念和技能。此外,芬兰还推出了一系列的数字技能培训计划,提供广泛的终身教育机会,包括成人学习课程和在线学习资源,以帮助人们不断提升数字素养。这些国家的做法表明,注重数字素养的终身教育是提高国民数字能力的重要途径。通过将数字技术纳入学校课程、提供在线学习资源和培训机会,为公民提供了持续学习和发展的机会,以适应不断变化的数字社会。这些国家为个人提供了不断学习和提升数字素养的机会的经验做法为我国数字素养教育提供借鉴和启示。

在构建全民数字素养终身数字学习体系方面，以下几个方面值得借鉴与启示：第一，强化数字素养教育的地位。国家可以通过政策和法规等手段，强化数字素养教育的地位，将其纳入教育体系的重要组成部分。这可以促进数字素养教育的全面普及和发展，提高全民数字素养水平。将数字素养教育纳入学校教育的课程体系中，从小学到高中都应该有相关的课程。这些课程应该涵盖基础的数字技能、信息搜索和评估、数字创新等方面，帮助学生全面提升数字素养水平。另外，教师是数字素养教育的重要推动力量，国家可以加强教师数字素养培养，提高教师的数字素养水平，可以促进数字素养教育的质量和效果。为教师提供专业数字素养的师资培训，帮助教师掌握最新的数字技术和教学方法，提高他们的数字素养水平和教学能力。第二，推广数字化教育资源。国家可以投资建设数字化教育资源库，提供数字化教育资源，包括在线课程、教材、教具等。这可以为数字素养教育提供更多的资源和支持，促进数字素养教育的全面发展。建立数字素养的在线学习平台，提供丰富的学习资源和培训课程。这些资源可以包括教学视频、在线课程、学习指南等，方便个人自主学习和提升数字素养水平，从而为我国数字化转型和发展提供有力的支持和保障。第三，建立数字素养考试和认证制度。建立数字素养考试和认证制度可以促进数字素养教育的质量和效果。这可以为个人提供数字素养水平的证明和认证，有助于提高个人的就业竞争力和职业发展。整个社会营造终身数字学习理念，鼓励人们不断学习和提高数字素养水平，推动数字素养与职业技能的有机融合。为职场人员提供数字素养培训，帮助他们适应数字化工作环境的需求。这些培训可以包括基础的数字技能培训、信息管理和数据分析培训、数字创新和创业培训等，以提升职场人员的竞争力和适应能力。

（五）项目驱动：引领数字素养技能具体实践项目落地

政策制定后，落实是关键。通常情况下，各国政府或教育主管部门会通过制定学习计划、规划课程内容、确定学习目标、构建评估指南等方式，为学生的数字素养培养提供指导。但是，如何更好地实施数字素养技能培育工作,让其真正落地呢?纵观国内外数字素养培育实践活动,西方发达国家往往通过项目驱动,引领数字素养技能具体实践项目落地,我们可以借鉴学习。第一,建立数字素养技能实践项目库:国家可以建立数字素养技能实践项目库,收集和整理国内外数字素养实践项目的经验和教训,为数字素养实践项目的开展提供参考和借鉴。通过开展调研了解不同群体的数字素养需求和现状,以便有针对性地制定培养计划和项目。设计具有挑战性和实践性的数字素养项目,鼓励学习者通过实际问题解决和项目实施来提升数字素养和技能。第二,推广数字素养实践项目:国家可以通过政策和资金等手段,推广数字素养实践项目,鼓励企业、学校、社会组织等各方面积极参与数字素养实践项目的开展,鼓励学习者将项目成果进行展示和分享,激励学习者持续学习和提升数字素养。这可以促进数字素养技能的具体实践和应用,提高数字素养水平。2000 年欧盟发布了"教育与培训 2010 计划",并于 2011 年开始实施"数字素养项目",通过项目驱动充分发挥图书馆和图书馆协会在培养数字素养方面的重要力量。澳大利亚墨尔本市 Mill Park 图书馆的数字素养提升项目是在澳大利亚政府的"数字素养推广计划"框架下组织实施的。第三,加强数字素养实践项目评估:国家可以加强数字素养实践项目的评估,对数字素养实践项目的质量和效果进行监测和评估。这可以为数字素养实践项目的改进和提高提供参考和支持。欧洲很多国家实施校外评估以确保客观评估教育质量,校外评估人员直接向地区或国家教育主管部门负责,并不直接参与被评估学校的活动,确保评估的中立性。举例来说,爱尔兰政府指派的检查员评估学校的数字素养教育情况可以通过核实学校是否制定了数字学习计划、是否采用了数字学习框架,以及学校数字素养教育经费是否符合数字战略方案的支出标准等来进行。另外,欧盟很多国家都比较重视利用评估工具协助教育工作者评价数字素养。如欧盟在"伊拉斯谟+"项目的支持下,开发了两款工具,分别是名为 TET-SAT 的工具和 SELFIE 工具。TET-SAT工具用于教师特定数字素养的自我评估,而 SELFIE 工具则以在线量表的形式匿名收集学生、教师和学校管理人员对学校技术使用的意见。这两款工具在收集数据后,能够即时生成交互式报告,为学校和师生个人提供专业建议,帮助他们了解数字素养发展的优势和短板。其他国家也开发了本国的教师数字素养评估工具,如西班牙开发了"教学数字素养档案袋"工具、芬兰开发了一款名为 Opeka 的工具,教师可以使用该工具在线测量和分析他们在教学中对数字技术的使用情况。第四,建立数字素养实践项目认证制度:建立数字素养实践项目认证制度可以促进数字素养实践项目的质量和效果。这可以为个人提供数字素养实践项目的证明和认证,有助于提高个人的就业竞争力和职业发展。欧盟国家间相互承认毕业证书的成绩鉴定,其中学生数字素养水平的成绩在学生升学、就业和取得相关资质时被广泛承认。目前,欧洲有 23 个国家和地区的中学毕业证书上显示学生数字素养水平的信息。此外,还有 20 个国家和地区将参加相关科目学习或通过有关数字素养水平期末考试的学生的成绩信息呈现在证书中。第五,推广数字素养实践项目成果:国家可以通过各种渠道,推广数字素养实践项目的成果,包括技术成果、产品成果、服务成果等。这可以促进数字素养实践项目的应用和推广,提高数字素养水平。

第四节　《英国专职医疗人员数字能力框架》
分析与启示

2021 年,英国教育局与英国皇家护理学会发布了《英国联合医疗专业人员数字能力框架的开发》(Development of a digital competency framework for UK Allied Health Professionals,以下简称《框架》),强调数字素养对于医务人员和医院发展具有重要价值,并针对英国专职医疗人员制定了专门的数字能力框架,包括 10 个领域的 124 项能力。这是国际首次发布关于面向医务人员的数字素养的数字能力框架文件,该框架既结合了当代科技发展现状和社会发展,又联系了当下医院数字化转型升级的迫切需求,为医疗机构积极开展医务人员数字素养培育工作提供了指南与指明了方向。本文就《框架》制定的背景、意义和核心内容进行深度分析,以期为国内构建医务人员数字化素养框架和开展具体的数字化素养培育工作提供借鉴思考。

一、框架制定的背景和意义

（一）背景

随着数字时代的到来,以 5G、大数据、云计算、人工智能、区块链技术等为核心的数字技术正在迅猛发展,推动着数字经济的蓬勃壮大。数字经济的发展进一步推动了各行各业的数字化转型,数字金融、数字商贸、数字政府、智慧医疗、智慧农业、智能制造、智能交通、智慧物流等领域的兴起,也需要更多懂得将数字化应用技术与业务模式融合以创造新价值的数字人才。数字素养正在逐步成为数字社会公民必备的核心能力,也成为未来社会劳动者最为重要的技能之一。提高数字素养以促进数字经济深入发展成为各国政府的共识。为此,西方发达国家普遍重视数字素养,将其上升到国家战略层面。如美国自 90 年代开始了数字战略布局,从克林顿政府的《国家信息基础设施行动计划》到奥巴马政府的《联接美国:国家宽带计划》再到特朗普政府的《数字战略(2020—2024)》,美国通过数字素养的顶层设计构建以美国为主导的全球数字生态系统。美国早在 2015 年提出了《高等教育信息素养能力框架》,为了更好的反映出现代社会的数字化本质,又发布了《数字素养:NMC 地平线项目战略简报》《2017 数字素养影响研究报告》等,进一步探讨了数字素养的定义和模型。欧洲各国高度重视数字技术的引领和数字经济的发展。欧盟制定了一系列数字战略,出台了《塑造欧洲数字未来》《欧洲数据战略》《人工智能白皮书》等系列文件,目的在于构建一个以数字技术为驱动力的欧洲社会,并在全球数字化转型中扮演领导者的角色。欧盟将数字素养设为八项终身学习的核心素养之一,在 2013 年发布了《欧洲公民数字素养框架》1.0版,之后又先后发布了 2.0 版、2.1 版和 2.2 版。欧盟不仅仅开发了《欧洲公民数字素养框架》不同版本,而且重点针对教育工作者开发了《教育者数字素养:欧洲教育者数字素养框架》。可见各国政府高度重视数字素养,通过国家战略和框架制定,明确数字素养的目标和重点,制定相应的政策和措施,以确保数字素养的推广和培养能够得到全面的支持和协调。

英国政府也高度重视数字素养。2017 年,英国政府发布了《英国数字战略》(UK Digital Strategy),计划投资超过10亿英镑,旨在为英国打造世界级的数字基础设施;高度重视数字人才与数字技能的培养,开展全民的数字技能培训,解决全社会的数字技能差距;培育数字创新,使英国成为数字创业的最佳国度。2022年政府又对该战略进行了更新,将数字基础、创意和知识产权、数字技能和人才、为数字增长畅通融资渠道、高效应用和扩大影响力、提升英国的国际地位6个关键领域确定为发展重点,确保巩固英国科技大国的地位。在医疗领域,英国国民医疗体系(National Health Service,NHS)作为世界历史上最悠久规模最大的综合医疗系统,是英国主要的医疗服务提供者,它为全英约6500万民众提供医疗保健服务。NHS系统通过比较完整地记录病人从出生到离世的每一次就医经历、身体不适症状和诊疗记录,英国建立了数字健康档案系统,确保医生和专家能够及时获取患者的病史和诊疗记录,大大提高了诊疗效率和质量。随着医疗大数据、人工智能在简化繁琐就医流程、疾病精准诊断和个性化药物治疗等方面的巨大优势,NHS启动了一系列改革行动,打造新的联合数据平台。然而,如何在数据的收集、存储、使用和共享流程中保护好个人隐私,避免数据的过度使用是英国国家医疗服务体系NHS打造新的联合数据平台急需解决的问题。在数据的收集阶段,应确保明确的目的和合法的依据,只收集与医疗服务相关的必要信息,并遵守相关的隐私法规和伦理准则。同时,应加强对数据收集过程的监管和审查,确保数据的安全性和隐私保护。在数据的存储阶段,为了防止未经授权的访问和数据泄露,英国国家医疗服务体系(NHS)需要建立严格的数据安全措施,包括加密、访问控制和安全审计等。同时,采用匿名化和去标识化等技术手段,将个人身份与医疗数据分离,以保护个人隐私。此外,应采用安全的数据共享机制,如安全的数据加密传输和安全的数据共享平台,以确保在数据共享过程中的安全性和隐私保护。然而,要实现医疗数据的分析与隐私保护的平衡,仅仅依靠技术手段是不够的。提升医务人员的数字素养也势在必行。NHS应加强对医务人员的数字化培训和教育,提高他们对数据隐私保护的意识和理解。医务人员需要了解数据隐私的重要性,掌握合规的数据处理方法,并遵守相关的隐私保护规定。只有通过技术手段和人员素养的双重保障,才能实现医疗数据的安全分析和隐私保护的平衡,为患者提供更安全、更可靠的医疗服务。《英国联合医疗专业人员数字能力框架的开发》正是在这样的背景下提出的。

（二）意义

《英国联合医疗专业人员数字能力框架的开发》的发布对于英国的联合医疗专业人员和整个医疗行业都具有重要的意义。这一框架作为首个面向医务人员的数字素养的数字能力框架，旨在提升医疗专业人员的数字能力，使其能够适应和应对不断发展的数字化医疗环境，为患者提供更好的医疗服务。首先，该框架的发布标志着英国教育局和英国皇家护理学会对数字化医疗的重视和认可。随着科技的不断进步和应用，数字化医疗已经成为医疗行业的重要趋势。通过提升医疗专业人员的数字能力，可以更好地应对数字化医疗带来的挑战和机遇，提高医疗服务的质量和效率。由此，该框架是被作为首届 Topol 数字医疗奖学金的主要项目之一开发的，正如托波尔评论所言，"培养医疗保健人才队伍以实现数字化未来"，通过提高国家医疗服务系统工作人员的数字素养促进医疗技术创新和医疗保健人才队伍发展。其次，该框架为医疗专业人员提供了明确的指导和参考。以前的数字素养框架多是针对社会公众、教育工作者、学生、图书馆员，没有专门针对医务人员群体的数字框架。该框架的发布弥补了这一空白。数字化医疗涉及到多个方面，包括电子病历管理、远程医疗、健康数据分析等。医疗专业人员需要具备相应的数字技能和知识，才能更好地应用数字技术进行医疗实践。该框架提供了详细的能力要求和培训指南，帮助医疗专业人员了解和掌握数字化医疗所需的技能和知识，提升其数字能力水平。该框架为医务人员提供了更具体的指导和支持，为医务人员提供了明确的培训和发展路径。医务人员可以根据框架指南，制定个人的学习计划，并参与相关的培训和认证项目，提升他们在数字化医疗环境中的能力和竞争力。此外，该框架的发布还有助于促进跨学科合作和知识共享。数字化医疗需要不同专业领域的医疗专业人员共同参与和合作，共同解决数字化医疗中的问题和挑战。通过统一的数字能力框架，不同专业领域的医疗专业人员可以更好地理解和沟通，促进跨学科的合作和知识共享，提高医疗服务的整体水平。最后，该框架的发布对于患者和公众也具有积极的影响。提升医疗专业人员的数字能力可以改善患者的医疗体验和满意度。数字化医疗可以提供更便捷、高效的医疗服务,使患者能够更好地参与医疗决策和管理自己的健康。通过培养医疗专业人员的数字能力,可以为患者带来更定制化和精确的医疗照护,提高医疗质量和效果。

二、框架的内容及分析

(一) 总体情况介绍

《框架》是由一个 40 名专职医疗人员组成的团队集体协作制定的,成员包括所有专职医疗人员,整个制作共进行了三轮德尔菲研究,以制定、批准和明确与其专业角色相关的能力,最后形成 AHP 数字能力框架,包括 10 个领域的 124 项能力。这 10 个领域分别为一般;数据管理和临床信息学;记录、评估和计划;护理转移;药物管理与优化;订单和结果管理;资产与资源优化;决策支持;数字疗法和元能力。该框架是为所有专职医疗人员提高数字化能力而开发的。

英国联合医疗专业人员数字能力框架的开发为英国的医疗专业人员提供了一个指导性的框架,帮助医疗专业人员了解和掌握数字化医疗所需的技能和知识,以提高他们在数字化医疗环境中的工作效率和质量。因此该框架包含了一系列的数字能力要求和培训指南,涵盖了数字技术在医疗实践中的各个方面。在电子病历管理方面,医疗专业人员需要了解和使用电子病历系统,包括病历记录、信息共享和隐私保护等方面的知识和技能;在远程医疗方面,医疗专业人员需要掌握远程医疗技术,包括远程诊断、远程监护和远程手术等,以提供远程医疗服务;在健康数据分析方面,医疗专业人员需要具备健康数据分析的能力,包括数据收集、数据处理和数据解读等,以支持医疗决策和研究;在数字健康教育方面,医疗专业人员需要能够利用数字技术提供健康教育和健康管理服务,以帮助患者更好地管理自己的健康。总之,通过该框架,医疗专业人员可以更好地适应和应对数字化医疗的发展,提高医疗服务的质量和效率,为患者提供更好的医疗体验和健康结果。

(二) 框架内容

为了更好地说明出英国联合医疗专业人员数字能力框架我们用图表呈现,如表所示。

表 2 - 3　英国联合医疗专业人员数字能力框架的开发表

	素养领域	数字素养能力要求描述
专职医疗人员数字能力框架	领域 1:一般	掌握基础计算机科学知识,了解数字化转型对联合医疗专业的影响;能够利用数字系统进行专业发展,并评估自己的数字能力;持有积极态度和信念,认识到数字化转型对创新的益处;所有人都需要基本了解常用的计算机程序和数字设备;能够将对技术的理解转化为促进他人知识的行为。
	领域 2:数据管理和临床信息学	数据管理和临床信息学,是联合医疗专业人员在数字素养方面自我评价较低的领域。该领域涵盖了数据的各个方面,包括类型、用途、结构、监管和政策。对于所有专业和级别来说,了解数据类型、能够可视化和评估数据在实践中的应用是重要的。同时,掌握患者数据的信息治理、网络安全和隐私控制也是关键。
	领域 3:记录、评估和计划	主要涉及使用电子健康记录系统的能力,包括获取结构化和非结构化病人数据、熟悉临床编码术语、使用数字工具记录电子病历数据、评估电子健康记录系统的结构和性能等。同时,还需要了解数据质量、数据记录如何影响系统的效用,以及如何遵循正确的程序确保数据的高质量。此外,还需要掌握如何确定适当的数据指标来衡量医疗保健系统的绩效,以及如何配置电子病历中患者数据的权限和访问权限。最后,需要将数字平台作为一种灵活的工具来记录病人的治疗过程,不妨碍以人为本的护理、公开透明的交流和共同决策。
	领域 4:护理转移	是指跨系统有效转移或共享病人数据所需的知识和技能,如了解支持在转诊、入院、交接或出院时在医疗和护理专业人员之间传输病人信息的数字工具;熟悉数字系统和工具如何协助实现个性化护理的目标,包括个性化护理和支持计划、地方健康和护理记录、个人赋权路线图、个性化护理数字愿景实现数据共享等。
	领域 5:药物管理与优化	主要关注有效的药物管理系统的使用以及对患者和医疗保健系统的益处,包括熟悉电子处方服务和电子或自动配药系统;能够审查与电子病历系统内药品记录相关的病人数据;具备制定药物优化策略的能力,如评估患者用药方案的合理性、提供个性化的药物治疗建议、监测药物疗效和副作用等;具备监测和评估药物治疗效果的能力等。

领域 6：订单和结果管理	主要涵盖申请、报告或审查医疗检测结果的数字化工具。要求熟悉并了解使用数字化工具来存储、共享、生成和查看与医疗检测相关的患者数据，包括实验室检测和医学影像检测等；具备审查和报告实时临床测试结果的能力；具备与其他医疗保健专业人员合作的能力，包括与实验室技术人员、医学影像师等合作；了解医学检验诊断系统中的机器学习和人工智能创新，如临床决策支持系统和图像识别算法，以提高诊断和筛查的准确性和效率。
领域 7：资产与资源优化	资产和资源优化的数字素养能力分为业务相关能力和个人能力两个方面。业务相关能力包括熟悉非临床软件系统，如病人管理系统、病床管理系统、商业智能和支持系统等；熟悉绩效衡量仪表板和评估绩效管理系统；具备使用业务相关系统和组织行政系统的能力等。个人能力包括熟悉使用国家医疗服务系统电子员工记录，如在线工资单、个人人力资源系统和电子招聘平台等；具备使用个人行政系统的能力，确保个人管理系统的有效使用。
领域 8：决策支持	包括使用各种系统提供临床推理和决策的建议；熟悉循证指南和建议，并能将其应用于实践中；熟悉电子病历系统和移动医疗应用程序中的决策支持系统；具备机器学习和人工智能的基础知识，并能够将其应用于决策支持系统；了解和管理决策支持系统中的偏差风险等。
领域 9：数字疗法	作为最大的领域，涵盖了广泛的数字工具，这些工具被整合到临床实践中，为正常治疗和护理提供支持。包括临床医生在对病人进行干预时使用的工具和系统，如使用在线预约系统进行日程安排、识别和共享临床上有保证的在线健康和护理信息，以及与所提供的护理相关的特定工具。也包括远程保健、远程医疗、虚拟护理，使用移动医疗应用程序或可穿戴技术收集数据的数字化方法等工具。
领域 10：元能力	是指促进组织或部门数字化转型所需的领导力和行为特征方面的知识和技能，包括建立内外部网络，促进数字化转型计划的合作；整合数字知识和技能与其他实践领域的知识和技能；评估医疗系统的数字化成熟度；制定指导数字化转型的战略；衡量员工和患者的需求，实现数字化包容；管理文化变革的战略等。

（三）框架分析

第一，专业性。该框架是专门针对医疗专业人员设计的，具有很强的专业性。医疗专业人员在数字化转型中面临着特殊的挑战和需求，因此他们需要具备特定的数字能力来应对这些挑战。首先，医疗专业人员的数字素养具有一定的特殊性。他们需要掌握医学领域的专业知识,并将其与数字技术相结合,以提供更好的医疗服务。这就要求他们具备对医学领域的深入理解和应用,同时还要具备数字技术的熟练运用能力。该框架考虑到了医疗专业的特殊性,将医学知识和数字技术能力有机结合,使医疗专业人员能够更好地应对数字化转型的挑战。其次,医务人员的数字能力的衡量应该在专业角色和环境的背景下进行。医疗专业人员在数字化转型中扮演着特定的角色,他们需要具备特定的技能和知识来履行自己的职责。该框架考虑到了医疗专业人员的专业角色和环境,将数字能力的衡量与医疗专业的实际需求相结合,使医疗专业人员能够更好地理解和应用数字技术。此外,该框架还考虑了医疗专业人员在数字化转型中的特殊需求。医疗专业人员需要具备对患者隐私和医疗信息安全的保护能力,同时还需要具备数字沟通和数字治疗的技能。这些特殊需求在医疗专业人员的数字能力框架中得到了充分考虑,使医疗专业人员能够更好地应对数字化转型的挑战。英国联合医疗专业人员数字能力框架的专业性体现在它专门针对医疗专业人员的需求进行设计和开发。

第二,全面性。该框架涵盖了医疗专业人员在数字化转型过程中所需的各种能力,包括数字技术的应用、数据管理、信息安全、数字沟通、数字治疗、数字领导力等方面,具有很强的全面性。具体来说,框架中列举了 124 项能力,分为 10 个领域,涵盖了医疗专业人员在数字化转型中所需的各个方面。首先,框架包括了数字技术的应用能力。这包括了医疗专业人员需要掌握的各种数字工具和技术,如电子病历系统、远程医疗技术、健康监测设备等。这些能力使医疗专业人员能够更好地应用数字技术来提高医疗服务的效率和质量。其次,框架涵盖了数据管理的能力。在数字化转型中,医疗专业人员需要具备对医疗数据进行收集、存储、分析和利用的能力。这包括了数据隐私和安全的管理、数据质量的保证、数据分析和挖掘的技能等。此外,框架还强调了信息安全的重要性。医疗专业人员需要具备保护患者隐私和医疗信息安全的能力,包括了对信息安全政策和法规的了解、安全意识的培养、信息安全风险评估和管理等。另外,框架还关注了数字沟通的能力。在数字化转型中,医疗专业人员需要具备通过数字渠道进行有效沟通的能力,包括了使用电子邮件、在线会议工具、社交媒体等进行沟通和协作的技能。此外,框架还强调了数字治疗的能力。医疗专业人员需要了解和应用数字化治疗工具和技术,如远程监测设备、虚拟健康助手等,以提供更加个性化和便捷的医疗服务。最后,框架还关注了数字领导力这一能力。在数字化转型中,医疗专业人员需要具备领导和管理数字化转型的能力,包括了制定数字化转型战略、推动文化变革、建立数字化转型的网络等。由此可见,英国联合医疗专业人员数字能力框架的全面性体现在它涵盖了医疗专业人员在数字化转型过程中所需的各个方面的能力。

第三,实用性。该框架列举的能力在实际应用中具有高度实用性,能够帮助医疗专业人员更好地应对数字化转型所带来的挑战,提升工作效率和质量。框架的实用性主要是由几个方面来保障的:一是前面的专业性与全面性保障了实用性。作为一个专门面向专职医务人员开发的框架,又全面覆盖了数字技术的应用、数据管理、信息安全、数字沟通、数字治疗、数字领导力等数字化转型各个方面,自然能保证该框架所列举的能力都是医疗工作者实际应用中所需的数字能力。二是按专业领域进行组别划分来构建数字素养能力框架,这样可以更好地满足不同专业领域的医务人员的需求。为了比较不同专职医疗行业的能力要求,按专业组别划分领域介绍所选领域中每项能力的具体要求,从而便于医务人员有针对性地测量和评价自身的数字能力水平。例如,领域 4 护理转移、领域 5 药物管理与优化、领域 6 医嘱和检查结果管理都分别针对护理人员、药师、检验人员在医疗实践应用中的数字能力提出针对性的要求。另外,该框架还考虑到不同医疗岗位对数字能力要求的差异性,它将这些数字能力归为强制性、自愿和非要求三大类,强制性等级建议的能力水平为>80/100,归类为自愿要求的等级建议的能力水平将>60/100,对于归类为非要求的等级则不列出能力,从而保证了数字能力水平具有灵活性。三是该框架将能力按照级别进行划分,从初级到高级,有助于医疗专业人员了解自己在数字化转型中所处的位置,制定个人发展计划,提高自身数字素养。该框架分别从数字化意识、数字化能力、数字化应用和数字化领导力四个由低到高的层次构建医务人员数字能力的内容。其中,数字化意识层次旨在帮助医务人员了解数字化医疗环境的重要性和影响。数字化能力层次则关注医务人员在数字化医疗环境中所需的技能和知识,包括信息管理、数据分析和数字安全等方面。数字化应用层次则强调医务人员在数字化医疗环境中的实际应用能力,包括电子病历、远程医疗和虚拟诊断等方面。数字化领导力层次则关注医务人员在数字化医疗环境中的领导能力,包括数字化战略制定和数字化团队管理等方面。四是,此外,该框架针对这10个领域的数字能力提出了具体的要求,所列举的能力都是可以量化的,有助于医疗专业人员进行自我评估和提高,这同时也是一份数字化素养指南,帮助医务人员如何使用数字化工具和技术、如何评估数字化素养水平、如何制定数字化培训计划等方面。以一般领域,医务人员总的数字素养能力要求为例,她列出13项具体可以量化的测量指标:

1. 我有能力根据自己的持续专业发展计划和学习偏好,使用数字平台记录自己的学习情况,并指导他人学习。

2. 我有能力通过直接教学或鼓励自主实践,促进自己和他人(病人、同行和学生)学习数字化技能。

数字化技能包括:服务正常运行所需的基本数字化技能,如何使用技术记录、指导和实施学习,以促进持续的专业发展。

3. 我了解并理解数字化转型对我自己的职业和更广泛的医疗环境的益处和影响。

4. 我有能力在自己的专业领域内展示数字化转型的影响。

5. 我有能力对自己的数字化素养进行自我评估,以指导自己的持续专业发展。

6. 我有能力在我所在组织的电子健康记录系统中应用适当的文档标准。

7. 我掌握并能够展示基本的计算机技能。例如,熟悉基本的计算机功能(电子邮件、网络系统、视频通讯软件、Microsoft Office);熟练操作适当的数字设备(如平板、智能手机、电脑)。

8. 我有能力使用各种形式的数字资源来促进我的持续专业发展计划。例如,社交媒体、播客、在线研究、电子持续专业发展平台。

9. 我有能力展示拥抱数字和技术创新的价值观和行为,重点是提高医疗质量和发展医疗队伍。

10. 我有能力评估和理解数字平台如何促进和支持个人发挥其作为 AHP 执业者和领导者的独特作用。

11. 我有能力促进当前和未来的医疗保健人员参与数字和技术创新,并对其价值观和行为进行反思。

12. 我了解和掌握当地的支持和培训资源,以提高专业人员(个人发展)和公众(促进患者的数字健康素养)的数字健康素养。

13. 我有能力完成技能和能力检查表,以证明我有能力使用适当的数字工具(如电子健康记录系统、基础水平计划、持续专业发展平台)的能力。

总之,英国联合医疗专业人员数字能力框架是一个非常专业、全面、实用、可量化的数字素养框架,可以帮助医疗专业人员提高数字素养,应对数字化转型的挑战。

三、对我国开发医务人员数字素养框架的启示

(一)科学论证,保障数字素养框架制定的科学性

英国联合医疗专业人员数字能力框架的开发是一个由 40 名专职医疗人员组成的团队共同制定的。团队成员包括所有专职医疗人员。制定过程经历了三轮德尔菲研究。第一轮研究主要审查数字素养初步能力清单,该清单涵盖了 93 项能力,涉及 10 个领域。初步清单是通过对 HEE 数字化能力框架和英国国家医疗服务系统 AHP 数字化框架的分析得出的,旨在尽可能全面地涵盖医疗工作者在实践中对数字技术的广泛应用。第二轮研究包括审查涵盖 11 个领域的 124 项新能力清单,并评估每项能力对各个专业角色的适用性和相关性。第三轮研究则基于冠状病毒大流行和国家医疗服务系统服务中的数字化转型变化,对第二轮研究中所做的选择进行了批准。正是基于这几轮研究的结果,英国制定了 AHP 数字能力框架,该框架包括了 10 个领域的 124 项能力。英国框架的制定给我们提供了一些思考启示,即制定数字素养框架需要经过科学论证,以确保其科学性和可靠性。在制定数字素养框架时,我们需要考虑到数字化时代的特点和趋势,并结合相关学科的理论和实践经验,制定出符合实际需求的数字素养框架。回顾其他数字素养框架的

制定过程,无论是欧盟数字素养框架还是联合国教科文组织的 DLGF 框架,它们的研制过程都经历了文献研究、案例框架分析、专家协商研讨、在线调查咨询等多轮论证考察。这种方法将大规模实证研究与理论和实践相结合,基于证据的数字素养框架制定机制,值得我们借鉴和学习。这种方法能够确保数字素养框架的科学性和可靠性,同时也能够满足实际需求。因此,我们可以从中汲取经验,以此为指导,制定出符合实际情况的数字素养框架。

我国也应结合我国医务人员医疗实践中对数字技术的广泛应用和当前医院数字化转型的特点,加紧制定适合我国国情的医务人员数字素养能力框架。为了确保该框架具备科学性、适用性、全面性和权威性,我们应采用基于证据的数字素养框架制定机制,并加强科学论证。首先,我们可以进行文献调研,深入研究国内外关于医务人员数字素养的相关文献,可以了解到不同国家和地区在医务人员数字素养方面的经验和教训。其次,我们可以进行案例框架分析,研究国内外已有的数字素养框架,并从中汲取经验。通过对这些框架的比较和分析,我们可以找到适合我国医务人员的数字素养能力要求和培养路径。同时,我们还可以进行在线咨询和深入咨询专家及利益相关者的工作。通过问卷调查与访谈与医务人员、教育专家、技术专家等进行广泛的交流和讨论,我们可以获取各方的意见和建议,进一步完善和优化数字素养框架的内容和形式。最后,我们需要确保数字素养框架的科学性和权威性。为此,我们可以邀请相关领域的专家组成评审团队,对制定的框架进行评审和审查。他们可以根据自身的专业知识和经验,对框架的合理性、准确性和实用性进行评估,确保框架的科学性和权威性。通过以上的多次论证和科学论证,我们可以制定出适合我国医务人员的数字素养能力框架。这个框架将为医务人员提供明确的数字素养培养目标和路径,协助医务人员适应数字化医疗环境的需求,提升医疗服务的质量和效率。同时,该框架还为我国医务人员的数字化转型提供了有力的支持和指导。

(二)划分领域,比较不同专职医疗行业能力要求

与欧盟数字素养框架、联合国教科文组织的 DLGF 框架相比,英国联合医疗专业人员数字能力框架的特色性在于其专业性和针对性。首先,英国联

合医疗专业人员数字能力框架是专门为医务人员群体设计的。如果说欧盟数字素养框架是针对全体欧洲公民而言的地域性框架的话,联合国教科文组织的 DLGF 框架则是一个面向全球通用性的公民数字素养框架。英国联合医疗专业人员数字能力框架作为一个专业性的数字素养框架更加专注于医务人员在数字化医疗环境中所需的具体技能和知识。这种专业性和针对性使得该框架更加贴近医疗行业的实际需求,更加符合医务人员的实际工作情况。其次,英国联合医疗专业人员数字能力框架是从 10 个领域构建框架的。这种通过划分领域、专业组别的方式,是该框架的一大特色。相比之下,欧盟数字素养框架、联合国教科文组织的 DLGF 框架更加注重数字技术的应用和普及,而没有像英国联合医疗专业人员数字能力框架一样将数字技能要求划分为不同的领域和专业组别。英国国民医疗服务体系主要负责国家委托的初级医疗服务,初级医疗是由许多不同的医护人员提供,包括全科医生、护士、物理治疗师、顾问、语言治疗师、诊断专家以及行政人员等不同专业领域的医务人员,他们在各自具体的医疗实践工作中面对的数字化服务有所差异,这样导致了需要按专业组别来划分数字素养领域,这种划分方式使得英国联合医疗专业人员数字能力框架更加具体、细致,更加符合医务人员在不同领域和专业背景下的实际需求。此外,英国联合医疗专业人员数字能力框架还强调了医务人员在数字化医疗环境中的职业道德和伦理要求。这是该框架的另一个特色。这种强调职业道德和伦理要求的做法,有助于提高医务人员在数字化医疗环境中的职业素养和专业水平,保障医疗服务的质量和安全。英国联合医疗专业人员数字能力框架的特色性在于其专业性、针对性、细致性和强调职业道德和伦理要求。这种以按专业组别划分领域介绍所选领域中每项能力的具体要求,有利于比较不同专职医疗行业的能力要求,更好地满足不同专业领域的医务人员的需求,从而为医务人员数字素养的培养和提高提供了有益的指导和参考。

英国这种通过划分领域、专业组别的方式这种做法为我们制定我国医务人员数字素养框架提供了有益的启示。第一,我们可以借鉴英国联合医疗专业人员数字能力框架的领域划分方法。通过将数字能力要求划分为不同的领域,我们可以更加清晰地了解不同专职医疗行业对数字素养的具体要求。

例如,可以将临床实践、医学研究、医学教育等作为不同的领域,分别探讨医务人员在这些领域中所需的数字技能和知识。第二,我们可以比较不同专职医疗行业对数字能力的要求。通过对比不同领域的数字能力要求,我们可以发现它们之间的共性和差异。这有助于我们更好地理解医务人员数字素养的整体需求,并为不同领域的医务人员提供个性化的数字素养培养方案。第三,我们还可以借鉴英国联合医疗专业人员数字能力框架的专业组别划分方法。通过将医务人员划分为不同的专业组别,我们可以更加精确地了解不同专业背景下的数字能力要求。例如,可以将临床医生、护士、药剂师等作为不同的专业组别,分别研究他们在数字技术应用方面的特定需求。在制定我国医务人员数字素养框架时,我们可以参考这种划分领域、比较不同专职医疗行业能力要求的方法。通过深入研究和分析,我们可以建立一个全面而细致的框架,涵盖不同领域和专业组别的医务人员的数字素养需求。这将有助于提高医务人员的数字技能水平,促进我国医疗行业的数字化转型,以提高医疗服务的质量和效能。

(三) 注重规划,系统推进医疗人员数字能力的提升

英国政府注重规划,系统推进医疗人员数字能力的提升。事实上,英国政府一直注重医疗人员数字能力的提升,并制定了一系列政策和计划,以推动数字化医疗的发展和应用。制定开发英国联合医疗专业人员数字能力框架只是其中系统规划工作中的一项重要工作而已。框架的制定也是在出台了英国国家医疗服务体系(NHS)的数字化转型计划背景下实施的。NHS 数字化转型计划旨在通过数字技术的应用,构建全国性的电子病历系统,推动医疗信息的共享和交流,辅以虚拟医疗服务的加持,为患者提供便捷高效的医疗预约和咨询等智慧服务;引入人工智能和机器学习等新兴技术,优化医疗流程和决策,提高医疗服务的精准度和效果。NHS 做了长远规划,将发展数字技术作为核心,规划了英国从 NHS 的新 App 到将医疗信息数字化再到创建共享信息的整合系统的 NHS 全面数字化转型计划。之后又发布了《为数字化未来准备好医务队伍》,进一步探讨了数字化进步对 NHS 员工队伍的影响与潜力,指出在未来超过 90% 的 NHS 职位将需要数字技能。为了实现

这些目标,英国政府采取了一系列措施,以推进医疗人员数字能力的提升。首先,政府加大了对医疗数字化转型的投入和支持,为医疗机构提供了更多的数字化设备和系统,同时鼓励医务人员积极参与数字化医疗的实践和应用。英国政府成立了 NHSX,作为一个新的政策综合部门,汇集了数字技术、数据和网络安全方面的专家和专长,旨在加速数字化发展,实现 NHS 长远规划中的技术愿景。其次,政府开展了一系列数字化医疗培训和教育计划,为医务人员提供了更加全面和系统的数字化医疗知识和技能。此外,政府还建立了数字化医疗评估和认证体系,以确保医务人员的数字能力符合国家标准和要求。一方面英国国家医疗服务体系(NHS)推出的"数字化成熟度评估"(Digital Maturity Assessment),旨在评估医疗机构在数字化医疗方面的成熟度和能力水平。通过对医疗机构的数字化能力进行评估,可以帮助机构了解其数字化水平,并为其提供改进和发展的指导。这个评估体系涵盖了多个方面,包括技术基础设施、数据安全和隐私保护、数字化工具和系统的使用等。另一方面,就是制定开发英国联合医疗专业人员数字能力框架,旨在评估医务人员在数字医学领域的能力和素养。它将数字医学能力划分为不同的层次和领域,包括临床实践、数据管理和分析、信息安全和隐私等。医务人员可以通过参与培训和评估来提高自己的数字医学能力,并获得相应的认证。通过不断开发和完善评估体系,英国政府为医疗人员提供了客观可量化的评估指南,帮助他们了解自己的数字能力水平,并提供改进和发展的方向。总的来说,英国政府注重规划,系统推进医疗人员数字能力的提升,为数字化医疗的发展和应用提供了坚实的基础和支持。英国政府在数字能力提升方面系统规划,推出系列政策和计划的做法也为我国提升医疗人员的数字素养,以应对不断发展的数字化医疗环境和技术挑战提供了借鉴与启示。

以上表明,英国政府在推进医疗人员数字能力提升方面注重规划和系统性。通过制定一系列政策和计划,英国政府为数字化医疗的发展和应用提供了坚实的基础和支持。首先,英国政府在推进医疗人员数字能力提升方面制定了明确的目标和指导原则。他们充分认识到数字化医疗对于提高医疗服务质量和效率的重要性,因此明确规划了数字化医疗的发展方向和目标。这种明确的规划使得医务人员能够有针对性地进行数字能力的培养和提升,从而更好地适应数字化医疗的发展需求。其次，英国政府通过制定相关政策和计划，为医务人员提供了必要的资源和支持。他们加大了对医疗数字化转型的投入，为医疗机构提供了更多的数字化设备和系统，同时鼓励医务人员积极参与数字化医疗的实践和应用。此外，政府还开展了一系列数字化医疗培训和教育计划，为医务人员提供了更加全面和系统的数字化医疗知识和技能。这些政策和计划的制定和实施，为医务人员的数字能力提升提供了有力的支持和保障。最后，英国政府建立了数字化医疗评估和认证体系，以确保医务人员的数字能力符合国家标准和要求。这一体系的建立，不仅可以对医务人员的数字能力进行评估和认证，还可以为医务人员提供个性化的数字能力培训和发展计划，帮助他们不断提升数字化医疗的应用水平。由此可见，英国政府注重规划和系统推进医疗人员数字能力的提升，为我国开发医务人员数字素养框架提供了重要的启示。我们可以借鉴英国政府的经验，制定明确的目标和指导原则，加大对医疗数字化转型的投入，开展相关培训和教育计划，并建立评估和认证体系，以推动我国医务人员数字能力的提升，促进数字化医疗的发展和应用。如通过开发统一的医疗人员数字能力框架，为不同专业领域的医疗专业人员提供了客观可量化的数字素养评价指南。这一点对我国开发医务人员数字素养框架具有重要的启示，即注重测量，开发医疗人员数字能力评估体系。在制定医务人员数字素养框架时，我们可以借鉴英国联合医疗专业人员数字能力框架的做法，将数字能力要求划分为不同的领域和专业组别。通过明确不同领域和专业背景下医务人员所需的数字技能和知识，可以更加准确地评估医务人员的数字素养水平。同时，我们还可以借鉴英国框架的测量方法和评估体系。英国联合医疗专业人员数字能力框架强调了客观可量化的评估指南，这为医务人员的数字能力评估提供了明确的标准和方法。我们可以借鉴这种做法，开发出适合我国医务人员的数字能力评估体系，通过量化评估指标和标准，客观地评估医务人员的数字素养水平。此外，我们还可以借鉴英国框架中强调的职业道德和伦理要求。在开发我国医务人员数字素养框架时，我们应该注重医务人员在数字化医疗环境中的职业道德和伦理素养。通过将职业道德和伦理要求纳入评估体系，可以全面评估医务人员在数字化医疗环境中的专业素养和道德水平。我们可以借鉴其注重测量、开发评估体系的做法,通过开发统一的医疗人员数字能力框架,为不同专业领域的医疗专业人员提供客观可量化的数字素养评价指南。这将有助于提高我国医务人员的数字素养水平,推动数字化医疗的发展和应用。

总之,英国联合医疗专业人员数字能力框架为我们制定我国医务人员数字素养框架提供了有益的启示。通过借鉴这些经验,我们可以更好地满足我国医务人员在数字化医疗环境中的需求,推动医疗行业的数字化发展。

第三章
医务人员数字素养相关实证研究

第一节　医务人员数字素养认知现状调查

伴随着数字技术的迅猛发展,数字素养成为各行各业劳动者核心素养。《提升全民数字素养与技能行动纲要》和《2022年提升全民数字素养与技能工作要点》的连续出台说明了政府将提升全民数字素养作为国家战略,数字素养教育提上议程。在医疗行业,提升医务人员的数字素养对于实现精准医疗、优化资源配置和提高服务质量具有重要意义。随着新一代信息数字技术在医疗领域的渗透普及和医疗机构的数字化转型,远程医疗、在线问诊、远程会诊等日益成为医务人员工作的日常,医务人员在临床诊疗、科学研究、患者管理等方面的工作也越来越依赖于数字技术,数字素养显然成为医务人员必备的基本技能之一。2021年国务院发布的《关于印发"十四五"数字经济发展规划的通知》明确提出,要加快发展数字健康服务、加快完善电子健康档案、电子处方等数据库,推进医疗数据共建共享,同时推进医疗机构数字化、智能化转型,这必然对医务人员的数字素养提出了更高要求。然而,在医疗实践中很多医务人员或是落后于不断更新的医疗信息系统,存在技术适应性困难;或是数据管理和分析能力的不足,不能从海量数据中提取有价值的信息;

或是不太适应数字化医疗服务下的新工作模式;或是不会妥善处理数字化医疗环境中数据安全与隐私伦理问题。这些问题的背后其实质上是医务人员数字素养的不足,导致数字技术的实际使用情况的差强人意。关于医务人员对于数字素养的认知、数字能力现状尚缺少系统研究。

当前学术界对数字素养的研究对象主要集中在公民(郑云翔等,2020;马捷等,2021)、教师(刘清堂等,2015;杨爽等,2019;闫广芬等,2022)、科研人员(沈玫玫等,2017;秦小燕,2019)、图书馆员(高山等,2019;郭瑞,2022)、公务员(张红春等,2023)、学生(凌征强,2020;王淑娉等,2021;吴砥等,2022;孙绍伟,2023)、农民(苏岚岚等,2021 等;常凌翀,2021;王杰等,2022;李宣等,2024)和老年人(刘述,2021;罗强强等,2022;吴婧等,2023)等这几类人群的数字素养的培养。较之同类研究,对医务人员的数字素养研究尚处于起步阶段,基本停留于医务人员的信息素养的研究,如付爽通过分析信息素养对医务人员的影响说明临床医生提高信息素养的必要性;孟艳丽阐述了现阶段医学图书馆助力提升医务人员信息素养的重要性与途径。而针对医务人员数字素养的调查更是稀少,截止到 2024 年 2 月只搜索到一篇关于调查医学检验专业人员数字素养现状的调查论文。而且该研究指出,尽管数字技术在医疗领域的应用日益广泛,但医务人员的数字素养水平仍存在显著差异。这一发现提示我们,有必要对更广泛的医务人员群体进行深入的数字素养调查。鉴于此,本文通过实证调查医务人员对数字素养的认知现状,探讨影响其认知水平的多重因素,以期为医疗机构提供科学的数据支持,促进医务人员数字素养的提升,进而推动医疗服务质量的整体提高和医疗机构的数字化转型。

一、研究对象

调查对象主要针对医务人员,包括医生、护士、医技人员等不同工作岗位的医务工作者,其中重点倾向调查医生和护士这两类群体,确保调查结果能够反映医疗行业的实际情况。年龄在 20～60 岁之间。本研究采用便捷抽样法,通过线上与线下相结合的途径,广泛分发调查问卷,以收集医务人员对数字素养的认知数据。此外,为了深入探究医务人员对数字技术应用的真实态度与内在想法,本研究还对部分参与者进行了定性深度访谈。这种混合方法论的应用旨在确保数据的全面性和深度,为分析医务人员的数字素养认知提供更为丰富的视角。纳入标准:不同等级医院在职的医务人员。排除标准:(1)临时工、医学实习生或兼职医务人员;(2)线上填写问卷时间低于3分钟。

二、研究方法

1. 研究工具

本次调查工具采用自行设计的《医务人员对数字素养的认知调查问卷》,该问卷的设计基于对临床专家和数字素养领域学者的咨询,以及对现行政策和相关学术文献的综合分析。问卷内容主要分为两大部分,基本信息和对数字素养的认知与态度,并紧密联系医疗领域中数字技术的实际应用情况设计问题,旨在准确反映医务人员的认知水平。在初步设计完成后,研究团队在有限的样本范围内进行了预调查和多轮修改,确保问卷具有科学性、有效性、可信度和实用性。

2. 方法

发放调查问卷858份,回收有效问卷677份,问卷有效回收率为78.9%。数据通过 Excel 2003 录入,并使用 SPSS 25.0 进行分析。计数数据以频数(N)和百分比(%)呈现,P 值小于 0.05 视为统计显著。

三、结果

1. 一般资料

本次调查实际有效参与人数677人,其中女性461人,男性216人;年龄分布显示,41—50 岁221人,占比最高(32.6%),其次是31—40 岁共207人(30.6%),20—30 岁148人(21.9%),51 岁以上101人(14.9%);从医务人员工作岗位看,医生(47.3%)是调查对象中占比最高的工作岗位,其次是护士(28.8%),医技(15.2%),医药(8.7%);从职称看,初级职称的医务人员占比最高(34.3%),其次是中级(29.5%),副高级(18.9%),正高级(5%),其他

（12.3%）；从学历看，本科学历的医务人员 346 人，占比最高（51.1%），其次是专科 268 人（39.6%），硕士研究生 54 人（8%），博士研究生 9 人（1.3%）。在是否负责管理工作选项上，大多数调查对象（58.5%）不负责管理工作，而负责管理工作的占 41.5%。从医院等级看，二级及以下医院的医务人员占比最高（61.2%），其次是三级甲等（25.1%），三级未分等（12.6%），三级乙等（0.9%），三级丙等（0.3%）。（见表 3-1）

表 3-1　调查对象医务人员的基本情况

项目	数量/个	百分比%
性别		
男	216	31.9
女	461	68.1
年龄		
20—30 岁	148	21.86
31—40 岁	207	30.58
41—50 岁	221	32.64
51 岁以上	101	14.92
职称		
初级	315	46.53
中级	200	29.54
副高级	128	18.91
正高级	34	5.02
学历		
专科	268	39.6
本科	346	51.1
硕士研究生及以上	63	9.3

项目	数量/个	百分比%
工作岗位		
医生	320	47.27
医技	103	15.21
医药	59	8.71
护士	195	28.80
是否负责相关管理工作		
是	281	41.51
否	396	58.49
医院等级		
二级及以下	414	61.15
三乙～三级未分等	93	13.73
三级甲等	170	25.11

2. 医务人员对数字素养的认知与态度

电子病历、远程医疗、人工智能辅助诊断、大数据分析等技术的应用对医务人员的数字技能提出了更高要求,也极大地促进了数字素养概念的普及。调查数据显示,大部分医务人员(84.7%)对数字素养有或多或少的了解,这反映了医疗行业对数字技术的普遍认可和适应。医务人员作为医疗服务的直接提供者,需要掌握一定的数字技能来利用这些技术提高工作效率和患者护理质量。然而,调查中也显示,完全不了解(6.8%)和非常了解(8.6%)的人群占比相对较低。这可能意味着在医务人员中,数字素养的水平存在一定的差异。完全不了解的群体可能需要更多的基础培训,而非常了解的群体则可能已经具备了较高的数字技能,能够在数字化医疗环境中发挥更大的作用。这种分布情况提示医疗机构需要针对不同水平的医务人员制定差异化的培训计划,以确保所有医务人员都能适应数字化医疗的需求,从而推动整个医疗行业的健康发展。

数字技术在医疗领域的应用正日益深入,包括电子健康记录(EHR)、远程监控、智能诊断、个性化医疗、大数据分析、机器人手术等,这些技术的应用显著提升了医疗服务的效率、品质和普及度。随着医疗行业的数字化转型,越来越多的医务人员认识到数字素养的重要性。本次调查数据表明,大多数医务人员认为数字素养非常重要(35.2%)和比较重要(31.5%),这反映了医务人员对数字技术在医疗实践中作用的认识。他们意识到,随着医疗信息化的推进,掌握数字技能可以帮助他们更好地管理患者信息、提高诊疗效率、参与远程医疗服务、利用数据分析进行科研等。此外,数字素养还有助于医务人员适应未来医疗行业的发展趋势,保持职业竞争力。数据显示也有28.2%的医务人员认为数字素养作用一般,4.9%认为数字素养比较不重要,以及极少数认为非常不重要(0.3%)。这是否说明这些医务人员抵制医疗领域的数字技术应用? 对此我们作了进一步访谈分析发现:有些是因为医务人员对数字技术的了解不足,有的尚未充分认识到其在医疗实践中的重要性,还有部分医务人员对数字技术应用存疑。这也提示医疗机构需要加强对医务人员的数字素养培训,确保他们能够充分利用数字技术提升医疗服务质量。

表3-2显示医务人员对数字素养不同维度的认知得分,得分率最高的是信息和数据素养维度,≥60分的比率达到了55.69%,其次是沟通和协作维度(54.21%)、隐私安全维度(53.32%,略低于沟通和协作)。问题解决能力维度与数字内容创作维度的得分率都相对较低,分别为43.13%与34.27%。这揭示了医务人员在不同数字素养维度上的掌握程度,其中信息和数据素养以及沟通协作能力相对较强,而问题解决能力和数字内容创作能力则有待提高,启示我们在提升医务人员数字素养的培训中,应更加关注内容创作和问题解决能力的培养。

表3-2 医务人员数字素养认知评分各维度得分情况

维度	分值	构成比(%)
	≥60	
信息和数据素养	377	55.69
沟通和协作	367	54.21
数字内容创作	232	34.27

维度	分值	构成比(%)
	≥60	
隐私和安全性	361	53.32
问题解决能力	292	43.13
数字素养总得分	309	45.64

3. 医务人员对数字素养认知的影响因素分析

本次调查发现,年龄、学历、职称、医院等级以及是否参加过相关培训等因素都显著影响医务人员对数字素养的认知评分($P < 0.05$)。表 3-3 数据显示,随着年龄的增加,医务人员在数字素养认知评分上的高分比例(90—100 分)有所下降。例如,20—30 岁的医务人员中有 9% 的人得分在 90—100 分,而 51 岁以上的医务人员这一比例降至 7%,这表明年轻医务人员对数字技术的接受度和理解能力更高。学历越高与参加数字素养相关会议或培训越多的医务人员对数字素养的认知越高,由于他们在学校教育教学与在职接受培训机会较多,导致学历水平较高的医务人员在数字素养认知评分上表现更好,例如硕士及以上学历的医务人员中,有 40% 的人得分在 90—100 分,而专科学历的医务人员中,这一比例仅为 7%。数据也显示参加过数字素养会议和培训的医务人员在认知评分上显著高于未参加过的医务人员($P < 0.05$),这表明培训和教育对于提高医务人员的数字素养认知有积极作用。数据进一步显示,从未参加过数字素养相关会议或培训的医务人员 414 人,占比最高(61.2%),其次是参加过 1—2 次的 187 人(27.6%),多次参加的 76 人(11.2%)。这说明大部分医务人员在数字素养方面的培训经历相对较少,同时,这也表明医疗机构在推动数字化转型过程中对数字素养的重视和培训还不足,医疗机构在数字素养培训方面还有很大的提升空间。调查还表明职称越高,对数字素养的认知评分也越高。初级职称的医务人员数字素养平均得分 59.22,中级 58.08,副高 59.15,而正高级职称的数字素养为 67.94,显著高于其他职称群体。此外,医务人员工作的医疗机构的等级也对其数字素养认知有着显著影响,在三级甲等、三级乙等和二级及以下医院工作的医务人员

对数字素养的认知评分在 81—100 分的比例分别为 22.94％、12.90％ 和 9.18％，这表明医院等级越高，医务人员对数字素养的重视程度和认知水平也越高。简而言之，年轻、高学历、高职称、在高等级医院工作的医务人员以及参加过相关培训的医务人员通常具有更高的数字素养认知。这些发现对于医疗机构在提升医务人员数字素养方面的培训和政策制定具有指导意义。

表 3 - 3　医务人员数字素养的影响因素的单因素分析结果

项目	频数（N）	构成比（％）	均值	标准差	t/F 值	P 值
性别						
男	216	31.9	62.07	17.936	7.473	0.006
女	461	68.1	58.01	18.038		
年龄						
20—30 岁	148	21.86	61.79	16.618	6.382	0.012
31—40 岁	207	30.58	60.31	18.467		
41—50 岁	221	32.64	57.74	18.261		
51 岁以上	101	14.92	57.04	18.671		
学历						
专科	268	39.59	57.06	19.226	20.65	0.001
本科	346	51.11	58.97	17.115		
硕士及以上	63	9.31	70.70	13.871		
职称						
初级	315	46.53	59.22	17.567	7.47	0.006
中级	200	29.54	58.08	18.563		
副高级	128	18.91	59.15	18.406		
正高级	34	5.02	67.94	17.334		
工作岗位						
医生	320	47.27	60.43	18.114	1.059	0.366
医技	103	15.21	57.50	17.133		
医药	59	8.71	60.17	18.639		
护士	195	28.80	58.15	18.367		

项目	频数(N)	构成比(%)	均值	标准差	t/F 值	P 值
是否负责相关管理工作						
是	281	41.51	61.48	18.424	7.003	0.008
否	396	58.49	57.76	17.713		
工作医院等级						
二级及以下	414	61.15	56.03	17.754		
三乙～三级未分等	93	13.73	55.26	18.632	65.631	0.001
三级甲等	170	25.11	69.50	14.493		
参加"数字素养"的会议或培训						
是,多次参加	76	11.23	77.97	13.992		
参加过1—2次	187	27.62	63.53	16.496	153.77	0.001
从未参加过	414	61.15	53.97	16.638		

四、讨论

1. 医务人员的数字素养认知水平与技能有待提高

根据前面的调查数据分析,我们可以得出医务人员的数字素养认知水平与技能确实存在提升空间。尽管大多数医务人员认识到数字素养的重要性,但当我们问及是否知道数字素养的内涵和应用时,发现大多数人(84.7%)表示大致了解,对数字素养的了解停留在浅层,而仅有 8.6% 的医务人员表示非常了解数字素养,表明在医务人员中对数字技术的深入理解和应用能力还有待加强。这一现状与我国《提升全民数字素养与技能行动纲要》中提出的提升数字素养与技能的目标存在差距。尽管中央网络安全和信息化委员会在2021年已经发布了该纲要,并启动了一系列旨在提升全民数字素养的行动,但医疗机构工作者的数字素养提升仍需进一步加强。这不仅是因为数字素养在现代社会中的重要性日益凸显,而且对于正处于数字化转型关键期的医疗机构而言,提升医务人员的数字素养与技能尤为迫切。在数字医疗市场迅速增长的背景下,医务人员的数字素养对于提高医疗服务质量、优化资源配置、提升患者体验以及推动医疗创新至关重要。然而，调查数据显示，从未参加过数字素养相关会议或培训的医务人员占比高达61.2%，这可能意味着他们在实际工作中缺乏足够的数字技能支持，有的医务人员因为缺乏必要的培训和支持，而难以快速适应和掌握新的数字技术。另外，通过访谈还发现，部分医务人员可能因年龄、习惯或对新技术的抵触心理，而对学习和应用数字技术持保留态度。同时，一些医务人员对数字技术在医疗领域的应用存在误解，担忧其可能取代医生的专业判断，这种认知上的偏差制约了数字技能的提升。这表明医务人员在数字技术认知和数字素养方面存在误区或水平不足，亟需通过专业的数字素养培训来纠正。因此，有必要采取更为系统和深入的培训措施，例如定期举办包括电子病历管理、数据分析、远程医疗操作等数字素养相关的培训课程；建立激励机制鼓励医务人员在日常工作中尝试和实践新的数字工具和技术，通过实践来提高他们的数字素养；建立评估体系，定期监测医务人员的数字素养水平，确保培训效果，并根据评估结果调整培训策略。通过这些措施，可以有效地提高医务人员的数字素养，使他们能够更好地适应数字化医疗环境，提高医疗服务质量和效率。

2. 医务人员的数字素养水平的差距亟需缩小消弭

在本次调查的医务人员群体中，数字素养水平的差异显著，表现为完全不了解（6.8%）和非常了解（8.6%）的两端占比相对较低，这揭示了医疗领域内存在一定程度的数字鸿沟。造成医务人员数字素养水平存在落差的主要原因是医院外部因素与医务人员个人内部因素。一方面，医院在数字基础设施、技术和医疗资源的差距直接影响着医务人员的数字素养水平。显然，如果医院没有配备先进的医疗设备和信息系统，或者是医院的网络设施不稳定或过时，会限制医务人员的数字化能力，使其无法顺利地进行在线学习、远程会诊或使用数字化医疗工具。数据显示，二级及以下医院的医务人员对数字素养认知评分低于60分的比例高达67.15%，而三级甲等医院这一比例只有24.71%，正好说明了医院物质资源的差距对医务人员数字素养的影响。同时，医院数字化资源的不平衡分配也会影响医务人员的数字素养水平。在资源匮乏的医院，医务人员可能无法获得足够的培训和学习机会，无法接触到最新的医疗技术和研究成果。相比之下，资源充足的医院可以提供更多的数字化培训和学习资源,高级别的医院工作人员更容易接触到最新的医疗技术和研究,从而更积极地学习和提升数字素养。此外,医院数字化转型的推进程度也会影响医务人员的数字素养水平。如果医院没有明确的数字化战略和规划,缺乏对数字化转型的重视和支持,医务人员可能缺乏动力和机会去学习和应用数字化技术。相反,如果医院积极推进数字化转型,提供相关的培训和支持,医务人员将更有动力去提升自己的数字素养水平。另一方面,医务人员个体之间的差异也导致数字素养存在明显差距。调查结果显示,医务人员对数字素养的认知评分受到个体年龄、学历和职称等多重因素的影响,这些因素在统计上呈现出显著的相关性。这种认知水平的不均衡可能导致在实际应用中,医务人员在利用数字技术提升医疗服务质量方面的能力参差不齐。而医务人员中的数字素养落差对医疗行业的发展构成了潜在威胁,如可能导致医疗服务质量的不均,进一步加剧医疗资源的不平等分配,使得技术先进的医疗机构能够提供更高质量的服务,而技术落后的机构则难以跟上发展步伐。此外,数字鸿沟还可能影响医疗创新的速度,因为创新往往依赖于对新技术的快速理解和应用。为了缩小这一差距,医疗机构需要加大投资数字素养培训,并针对不同层次的医务人员,设计和实施分层级的数字素养培训,还需要开发适合医疗行业的数字素养培训课程,确保每位医务人员都能在自己的专业领域内有效应用数字技术,以促进医疗行业的整体进步和患者的福祉。

3. 提升数字素养有助于缓解医务人员对数字技术应用的顾虑

调查访谈发现,部分医务人员对当前的医疗数字技术应用存在各种顾虑,从而间接影响了他们的数字素养认知与提升。医务人员的顾虑可能表现为对新技术的不信任、担心技术取代人工判断,以及对数据安全和隐私保护的担忧。另外,数字医疗作为新兴领域,缺乏统一的操作标准和行为准则,这可能导致数字医疗服务质量参差不齐,进而增加了医务人员在使用过程中的不确定性和风险。这些顾虑在一定程度上阻碍了数字技术在医疗领域的广泛应用。因此有必要提升数字素养,帮助医务人员更好地理解数字技术,减少对技术替代的恐惧与数字技术应用的顾虑。首先,提升数字素养可以增强医务人员对数字技术的理解和信心。医务人员通常对新技术的应用存在一定的顾虑,担心技术复杂、操作困难或出现错误。然而,通过提供相关的数字化培训和教育,医务人员可以更好地了解数字技术的原理、功能和应用场景,从而增加他们对数字技术的理解和信心。这种理解和信心的提升可以减少他们对数字技术的顾虑,更愿意主动学习和应用数字化工具。调查表明,学历和职称越高、参加数字素相关会议和培训越多,医务人员对数字素养的认知越高,应用各类数字工具也更自信。因为高学历、高职称、培训多的医务人员往往更容易接触到最新的医疗技术和研究,从而更积极地学习和应用数字素养,而对数字工具的掌握和应用又进一步使得他们更加意识和体会到数字技术在医疗实践中的应用价值和重要性。相反,低学历、低职称、培训少和来自基层医院的医务人员由于接触新知识和应用各类数字工具的机会有限,他们对数字素养的认知往往存在一定误解。其次,提升数字素养可以帮助医务人员更好地应对数字技术的挑战和问题。数字技术的应用可能会面临各种技术难题、数据安全问题或操作失误等挑战。例如医务人员往往关注医疗数据的敏感性和隐私保护问题,担心数据泄露或不当使用,这影响了他们对数字技术的信任。数字素养的提升有助于增强医务人员对数据安全和隐私保护的理解,使他们能够在保护患者隐私的前提下,合理利用患者数据进行研究和治疗决策。数字素养不仅包括对数字工具的操作技能,还涵盖了对数据的理解和分析能力、信息安全意识以及对技术变革的适应性。通过提升数字素养,医务人员不仅能够更准确地评估和利用数字技术的优势,而且能够从容应对数字技术带来的挑战,从而减少对数字技术应用的顾虑。综上所述,提升医务人员的数字素养水平对于缓解他们对数字技术应用的顾虑具有重要作用。通过增强对数字技术的理解和信心、应对技术挑战和问题,医务人员将更加愿意接受和应用数字化工具,从而推动医疗行业的数字化转型和发展。

五、结语

自尼葛洛庞帝提出"学会数字化生存"的命题以来,数字素养已成为当代社会不可或缺的核心能力。随着医疗行业的数字化转型不断深化,医务人员的数字素养不仅成为其专业发展的关键,更预示着其在未来医疗实践中的巨大潜力。深入探究并分析不同医务人员群体在数字素养认知与技能层面的现状,对于制定针对性的培训策略、消弭数字鸿沟以及推动医疗行业的数字化转型具有重要意义。在本研究中,我们通过实证调查深入剖析了医务人员对数字素养的认知现状,并揭示了影响其认知水平的多重因素。我们的发现强调了年龄、学历、职称、医院等级以及培训经历等在塑造医务人员数字素养认知中的关键作用。这些发现不仅为我们理解医务人员在数字医疗时代面临的挑战提供了新的视角,也为医疗机构如何提升员工的数字素养提供了实证基础。为了缩小不同医务人员之间在数字素养上的差距,我们必须采取切实有效的措施,包括但不限于提供持续的、分层级的、适合医疗行业的数字素养培训。通过这些努力,我们有望构建一个更加均衡的数字医疗环境,确保每位医务人员都能充分发挥其在数字化医疗实践中的潜力。我们期待未来有更多的研究和实践能够进一步深化我们对医务人员数字素养的理解,并推动医疗行业的全面进步。

第二节　医务人员数字素养提升:能力域差异、障碍诊断与学习策略实证分析

随着数字时代的发展,数字技术正全面融入医疗领域,电子病历系统、大数据分析、人工智能辅助诊断、远程监控、医疗机器人等应用极大地提高了诊疗效率和质量,同时,这也对医务人员提出了更高的要求,他们需要具备更强的数字素养,以适应不断变化的技术环境和工作流程,确保在数字化医疗生态系统中发挥关键作用。提升医务人员的数字技能也成为适应医疗机构数字化转型的必然要求。《公立医院高质量发展促进行动(2021—2025 年)》的发布,强调了信息化在医院建设中的核心地位,提出了构建电子病历、智慧服务和智慧管理为一体的智慧医院目标。这一政策导向愈加凸显出医务人员数字素养的重要性。然而,尽管培育医务人员数字素养十分重要,但鲜有研究对数字时代的医务人员数字素养进行实证和系统的评价。数字化环境下的不同群体的数字素养实证研究增多,数字素养的研究对象主要聚焦在公

民、图书馆员、学生群体、教师,随着国家对数字鸿沟治理的重视,老年人和农民群体这类数字弱势群体的数字素养研究也有所上升,但对医务人员群体这一高度数字化行业的劳动者的数字素养却匮乏,目前国内仅有李鸽伶[①]等针对医学检验专业人员进行了数字素养的现状调查。这一状况不足以回应数字化时代积极应对医院数字化转型与数字医疗的挑战。鉴于此,本文聚焦数字时代的医务人员,探讨医务人员数字素养及其影响因素这一现实议题,深入分析不同数字能力域对医务人员数字素养的影响,以期为医疗机构提供改进培训计划和资源分配的依据,以便更有效地提升医务人员的整体数字素养。

一、对象与方法

1. 医务人员数字素养问卷设计

为了帮助公民更好地适应和参与数字社会,数字素养在欧盟受到高度重视,早在 2005 年就被确定为终身学习的关键素养之一,它代表了 21 世纪公民在使用信息技术时的自信、批判性和创新性。欧盟也相继发布了《欧洲公民数字素养框架》并进行了更新。该框架把数字素养分为 5 个维度和 21 种具体能力,这些能力涵盖了公民在工作、就业、学习、休闲及社会参与中运用数字技术的知识、技能、态度等方面,强调了数字素养不仅是技术技能,还包括了批判性思维、创新能力、责任感、安全意识等更高层次的能力。笔者参考借鉴了欧盟这一颇具影响力的数字素养框架,主要从信息与数据素养、交流与协作、数字内容创作、安全和问题解决这五个素养能力域测量评价医务人员的数字素养,结合医疗行业的特点与医务人员工作实际应用,设计《数字时代医务人员数字素养现状调查问卷》,问卷共分为两部分:①一般情况:包括年龄、学历、职称、工作岗位、是否负责相关管理工作、参加数字素养会议或培训情况等 13 个条目。②数字素养模型:包括"信息和数据素养、沟通和协作、数字内容创作、隐私和安全性、问题解决"5 个素养能力域 25 个条目,每

---

① 李鸽伶,潘柯蓉,钱旭. 医学检验专业人员数字素养的现状调查[J]. 浙江医学教育,2023,22(06):321—325+336.

个能力域设计了 5 个问题。

2. 评判标准

问卷第二部分即数字素养模型部分,每个问题通过李克特量表(Likert scale)进行赋值评分,采用 1 到 5 的评分标准,其中 1 分表示数字素养能力最低程度,5 分表示最高程度。得分越高,反映出个体的数字素质越强。对于每个能力领域的相关条目,计算评分均值,即为该能力域评分。

3. 调查与数据收集

本次调查对象主要针对医务人员,包括医生、护士、医技人员等不同工作岗位的医务工作者,其中重点倾向调查医生和护士这两类群体,确保调查结果能够反映医疗行业的实际情况。年龄在 20~60 岁之间。本研究采用便捷抽样法,选取笔者所在的桂林地区不同医疗机构的医务人员展开调查,共发放调查问卷 858 份,回收有效问卷 677 份,问卷有效回收率为 78.9%。

4. 数据处理与分析

采用 Excel 软件建立数据库,采用 SPSS 25.0 统计软件进行一般描述性分析、相关分析和 logistic 回归分析。$P < 0.05$ 表示差异有统计学意义。

二、结果

1. 调查基本情况

共调查了 677 名医务人员,被调查的医务人员女性居多,各年龄段分布较为平均,学历以本科和专科居多,职称以初级、中级和副高级居多,工作岗位以医生和护士居多,是否负责相关管理工作的比例相当,医院等级以二级及以下的医疗机构居多。

2. 问卷信度和效度检验

信度检验结果显示,本模型的总 Cronbach's α 系数为 0.964,5 个能力域的 Cronbach's α 系数均大于 0.8。分半信度值为 0.930,5 个能力域的分半信度值在 0.737~0.873 之间,见表 3-4。效度检验结果显示,整体 KMO 值为 0.964,大于 0.9000,总方差解释累积为 74.795%,大于 60.000%,表明量表效度较高,能够准确反映医务人员数字素养与技能状况。

表 3-4　医务人员数字素养内部一致性检验与信效度检验

能力域	条目（个）	Cronbach's α	总 Cronbach's α	半分信度	总半分信度	KMO	总 KMO
信息和数据素养域	5	0.818		0.737		0.821	
沟通和协作域	5	0.861		0.812		0.828	
数字内容创作域	5	0.853	0.964	0.873	0.930	0.771	0.964
隐私和安全域	5	0.901		0.866		0.863	
问题解决域	5	0.927		0.872		0.903	

3. 医务人员数字素养水平与不同维度的相关性分析

相关性分析中，这 5 个能力域与医务人员数字素养的相关系数均大于 0.8，说明这些维度都与医务人员的数字素养水平高度相关，且每个维度都在解释数字素养总方差中占有重要比重。同时表 3-5 所示，各能力域的得分中，隐私与安全域最高（12.55±4.12），沟通和协作域次之（12.50±3.90），信息和数据素养域（12.33±3.58）略低于沟通和协作域，问题解决域得分较低（11.45±4.29），数字内容创作域最低（10.47±4.25）。其中，数字内容创作域和问题解决域不仅均值最低，其标准差也最大，能力差异尤为显著。

表 3-5　医务人员数字素养水平与不同能力域的相关性分析结果

能力域	均数	标准差	与数字素养相关系数
信息和数据素养域	12.3323	3.57924	0.852
沟通和协作域	12.4993	3.89797	0.915
数字内容创作域	10.4742	4.25427	0.894
隐私与安全域	12.5539	4.12154	0.896
问题解决域	11.4461	4.28553	0.928

4. 医务人员数字素养关键障碍性问题诊断

医务人员数字素养模型共设计了 25 个问题，表 3-6 显示出医务人员数字素养各个数字能力障碍的平均诊断得分，2.7 及以上归为高障碍问题，2.5 以下归为低障碍问题，数据显示，医务人员数字素养关键障碍问题主要来自数字内容创作域和问题解决域,二者均有三个能力条目都被显示为高障碍,其障碍平均得分均高于 2.7 分。

表 3-6 医务人员数字素养关键障碍问题诊断

数字能力条目	平均得分 ($\bar{\chi}\pm s$,分)	能力域	障碍度等级
您经常搜索医疗相关的在线信息	2.39±0.899	信息数据域	低
您在评估找到的医疗信息的可靠性和有效性方面有足够的信心	2.50±0.875	信息数据域	中
您熟悉如何使用电子医疗记录系统来存储和检索患者信息	2.40±0.961	信息数据域	低
您经常使用一些数据工具或方法来帮助分析和解释医疗数据	2.60±0.983	信息数据域	中
在处理复杂的医疗数据时,您经常感到困惑或不安	2.78±0.979	信息数据域	高
您使用过数字工具与同事、患者或其他医疗保健专业人员进行沟通	2.35±1.021	沟通协作域	低
您使用在线平台或工具进行医疗知识的学习和分享,如丁香园、医学百科等	2.47±1.011	沟通协作域	低
您曾参与过线上的医疗团队会议或者项目的协作	2.88±1.027	沟通协作域	高
在与他人在线沟通时,您注意自己的网络礼节和专业行为	2.30±0.903	沟通协作域	低
您了解如何在网络中适当地表达自己的观点和想法	2.49±0.888	沟通协作域	低
您认为在医疗领域,数字内容的创作和分享有非常重要的价值	2.29±0.950	内容创作域	低
您经常使用数字工具或平台来创建、编辑或发布医疗相关的内容	2.94±1.040	内容创作域	高
您经常为医疗网站或博客(包括单位网站、微信公众号等)撰写文章、帖子等	3.42±1.184	内容创作域	高
您经常制作健康教育相关的电子材料或者在线教学或培训课程	3.13±1.123	内容创作域	高

数字能力条目	平均得分（$\bar{x}\pm s$,分）	能力域	障碍度等级
您了解如何在文章或报告中引用网络上的医疗资源和保护知识产权	2.74±1.052	内容创作域	中
您熟悉并能自觉遵循医疗数据的法律和伦理规定	2.34±1.018	隐私安全域	低
您使用强密码来保护相关医疗平台的账号,并且定期更新以提高安全性	2.50±0.954	隐私安全域	中
您了解如何识别和避免网络钓鱼、恶意软件和其他网络威胁	2.64±0.933	隐私安全域	中
您了解如何在社交媒体和在线平台上保护自己和患者的隐私	2.32±0.999	隐私安全域	低
您知道在发生数据泄露或其他安全问题时如何采取应对措施,以减少进一步的风险	2.65±0.962	隐私安全域	中
您使用数字工具或技术如远程医疗、人工智能来解决医疗问题或挑战	2.81±1.087	问题解决域	高
您知道如何筛选和过滤网络上的医疗信息,以做出更好的决策或解决问题	2.69±0.951	问题解决域	中
您在使用数字工具或平台方面有一定的自主解决问题能力,在遇到问题时能够找到合适的解决方案	2.70±0.932	问题解决域	高
您了解如何使用电子健康记录系统来优化疾病的管理、诊疗方案和服务	2.79±0.949	问题解决域	高
您知道如何利用网络资源来持续地提升自己的职业技能和找到合适的专业发展方向	2.57±0.946	问题解决域	中

5. 是否学习与学习途径对医务人员数字素养影响比较

表 3-7 显示,有 313 人没有学习过数字素养,其中 171 人(54.63%)得分在 60 分以下,124 人(39.62%)得分在 61—80 分,18 人(5.75%)得分在 81—100 分。没有接受过数字素养学习的医务人员在数字素养得分上表现出较大的差异,且有较高比例的人得分在不良水平。有 185 人通过医疗机构或行业会议提供的培训方式学习数字素养,其中 20 人(10.81%)的数字素养得分在

60 分以下,94 人(50.81%)得分在 61—80 分,71 人(38.38%)得分在 81—100 分。这表明通过医疗机构或行业会议提供的培训,大多数医务人员能够达到良好的数字素养水平,且有相当一部分能够达到高等水平。有 120 人通过线上课程自学,34 人(28.33%)得分在 60 分以下,58 人(48.33%)得分在 61—80 分,28 人(23.33%)得分在 81—100 分。线上自学的方式似乎对提高医务人员的数字素养非常有效,大多数医务人员能够达到中等或高等的水平。

表 3-7　是否学习与学习途径对医务人员数字素养影响比较分析

是否学习与学习途径		人数	数字素养低	数字素养中等	数字素养高	c^2 值	P 值
没有学习过		313	171(54.63)	124(39.62)	18(5.75)		
学习过	医疗机构或行业会议提供的培训	185	20(10.81)	94(50.81)	71(38.38)	137.875	0.01
	阅读相关的书籍和学术文章	59	18(30.51)	30(50.85)	11(18.64)		
	线上课程自学	120	34(28.33)	58(48.33)	28(23.33)		

三、讨论与建议

1. 关注医务人员数字素养不同能力域差异,整体提升数字素养

结果显示,医务人员数字素养 5 个能力域由高到低的因素依次为隐私与安全域(12.55±4.12)、沟通和协作域(12.50±3.90)、信息和数据素养域(12.33±3.58)、问题解决域(11.45±4.29)和数字内容创作域(10.47±4.25)。隐私与安全域与沟通和协作域得分都高,表明医务人员在处理医疗数据时对隐私保护和信息安全的意识较强,这可能与医疗行业多涉及高度敏感数据有关,医疗机构在培训和实践中注重对隐私保护与安全教育,医务人员个体在处理敏感医疗信息时也注意隐私保护与数据安全。医务人员在利用数字技术进行沟通和协作方面的平均水平也较高。这可能与医疗工作中团队合作的重要性有关,以及数字技术在促进团队沟通和协作中的广泛应用。这与信息和数据素养域均值结果是一致的,医务人员日常工作中的一个

重要组成部分是利用信息技术获取和处理医疗信息,这导致医务人员在信息检索、处理和分析方面的平均水平较高。与前面3个能力域比较,数字内容创作域与问题解决域的均值偏低,调查发现很多医务人员忙于日常工作,对制作教育材料、撰写报告或在社交媒体上分享医疗信息等技能不够重视,医务人员在创作和分享数字内容方面的能力有待提高。医务人员在利用数字技术解决复杂医疗问题方面也还有提升空间。不少被调查者反映,他们缺乏使用数据分析工具、决策支持系统等高级技能。这一现象在工作医院级别越低越为明显。须注意的是,数字内容创作域与问题解决域的标准差也较高,表明医务人员在这两个能力域方面能力差异较大,这可能意味着在这些领域,有的医务人员能够创作高质量的数字内容,而有的则可能需要更多的指导和实践,需要更个性化的培训和支持,以帮助所有医务人员提升问题解决能力。这可能意味着需要更多的培训和支持来缩小这些差异。总体而言,这些均值差异揭示了医务人员在不同数字素养能力域上的相对强弱。医疗机构和教育部门可以根据这些数据来设计针对性的培训计划,强化医务人员在较弱维度的能力,以实现数字素养的全面提升。同时,这也强调了在数字化医疗环境中,持续教育和技能更新的重要性。

2. 针对医务人员数字素养能力关键障碍性问题,加强数字素养培训的精准性

关键性障碍确实是制约医务人员数字素养提升的重要因素。一方面,《数字中国建设整体布局规划》《提升全民数字素养与技能行动纲要》和《2024年提升全民数字素养与技能工作要点》等政策文件的出台,为识别和研究数字素养障碍性问题提供了政策层面的指导和要求。另一方面,医务人员在数字素养方面面临的挑战具有独特性,因此需要有针对性地加强培养和教育,以解决这些障碍。在本研究中,我们旨在探讨医务人员数字素养提升过程中所面临的障碍性问题,对医务人员数字素养各个数字能力障碍进行诊断,以2.7分作为筛选关键障碍性问题的阈值。研究结果表明,在7个关键障碍性问题中,医务人员在数字内容创作和问题解决两大领域表现出较为显著的数字能力障碍。这一发现强调了关键性障碍在限制医务人员数字素养提升中的作用。进一步分析发现,医务人员的这些挑战主要源于几点:首先,由于工

作负荷较重,医务人员往往未能充分重视撰写和发布医疗相关内容的重要性,这导致了他们在医疗健康教育科普材料的电子制作与发布方面的能力不足。其次,医务人员在应用人工智能等先进技术以解决医疗问题、优化诊疗服务方面存在障碍,特别是在快节奏的医疗环境中有效整合数字工具的能力上。医学教育过程中,强化数字内容创作和问题解决能力域教育应成为医学高校数字素养重点的教育内容。一是加强医务人员对数字内容创作重要性的认识,通过培训和激励机制提升他们在这一领域的能力;二是提供针对性的技术培训,帮助医务人员掌握利用人工智能等先进技术进行医疗实践的技能;三是在医疗机构中推广数字工具的使用,在医疗实践中融入数字工具的使用,通过案例研究和模拟训练,提高医务人员在实际工作中运用数字技术解决问题的能力。

3. 关注医务人员数字素养学习途径与方式,加强提升数字素养学习策略指导

数据显示,通过医疗机构或行业会议提供的培训、线上课程自学以及阅读相关书籍和学术文章的方式学习数字素养的医务人员,大多数能够达到良好的数字素养水平。这表明这些学习方式对于提升医务人员的数字素养是有效的。其中,线上课程自学的医务人员在数字素养上的表现尤为出色,这可能与线上学习的灵活性、便捷性和资源丰富性有关。线上学习可以为医务人员提供随时随地的学习机会,适应他们繁忙的工作日程。然而,没有接受过任何数字素养学习的医务人员在数字素养上的表现则相对较差,这强调了为医务人员提供定期和系统的数字素养培训的重要性。因此,医疗机构应当加强数字素养培训计划,确保覆盖所有医务人员,并推广线上学习资源,为医务人员提升数字素养提供更多支持,包括灵活的学习时间和多样化的学习资源,以适应他们繁忙的工作日程。同时,建议建立一个持续的数字素养教育体系,鼓励医务人员定期更新知识和技能。此外,定期评估培训效果并收集反馈,以便持续优化培训内容和教学方法,这是增强培训效果的关键所在。最后,政策制定者应提供必要的支持,包括资金、政策指导和资源分配,以促进数字素养培训的普及和质量提升。通过这些措施,我们可以期待医务人员的数字素养得到全面提升,从而更好地适应数字化医疗环境的需求。

第三节　Logistic 回归模型与决策树模型在医务人员数字素养影响因素分析中的应用

　　随着数字时代的来临,数字素养日益成为 21 世纪公民不可或缺的核心技能之一,它涵盖了个体在学习、职业以及社会活动中自信、有判断力且负责任地运用数字技术的能力。提高数字素养对于加强人们数字化适应力和创新能力具有不可估量的重要性,因此备受全球各国政府的重视。在医疗领域,医务人员作为提供医疗服务的关键角色,他们的数字素养直接影响着医疗服务的品质与效率。随着数字技术的持续发展和医疗行业数字化转型的推进,医务人员更需要具备高效利用电子健康档案、远程医疗监控、医疗大数据解析等现代技术的能力。近年来,医务人员的数字素养及影响因素正受到国外学者的关注,如 Ildiz Erdat 等研究者借助结构化方程模型深入探讨了护理专业学生的数字素养受到哪些因素的影响;而 Siobhan O'Connor 及其团队则采用描述性研究法,对英国护士的数字健康素养进行了细致研究;另外,Carlota Queiroz 等人也通过横断面研究的方式,深入分析了葡萄牙心血管医疗领域从业人员的数字健康素养现状。我国在数字素养领域的研究相对较晚开始,直至 2015 年左右,与数字素养相关的学术文献数量才开始逐步上升。到了2021 年,随着《提升全民数字素养与技能行动纲要》的发布,该领域的研究得到了进一步的促进和发展。研究主要关注的群体包括公民、教育工作者、图书馆工作人员、在校学生以及政府公务员等,而针对医疗行业工作者的数字素养研究则较为匮乏。目前,仅有李鸽伶等人对医学检验领域的专业人员进行了数字素养现状的调查研究。当前的研究状况与医疗行业在数字化转型过程中对医务人员数字素养提升的紧迫需求极不相符。鉴于此,本研究旨在调查医务人员的数字素养现状,运用 logistic 回归和决策树模型,分析并识别影响医务人员数字素养的关键因素。同时利用分类决策树模型,进一步揭示这些因素之间的层次关系和相互作用,为医务人员的数字素养培养和提升提供有益的参考和借鉴。

一、研究对象与方法

1. 研究对象

本研究选取了广西桂林市的多家医院和社区卫生服务中心作为调查地点,通过便利抽样的方式,选取了在这些医疗机构工作的医务人员作为研究对象。调查工作在 2023 年的 9 月至 12 月期间进行。参与调查的医务人员涵盖了医生、医疗技术人员、药剂师以及护士等四个不同的职位。

2. 调查工具

本研究在参考《欧盟公民数字素养框架》的基础上,结合专家咨询和相关政策文献的查阅,自主设计了一份名为《数字时代医务人员数字素养调查问卷》的调研工具。该问卷由两个主要部分构成:首先是关于受访者的一般背景信息,包括年龄、性别、教育背景、职称等人口学资料,以及工作岗位、是否承担管理职责、所在医院等级等工作相关情况,还有参与数字素养培训或会议、学习数字素养的途径等学习状况;其次,问卷的核心部分聚焦于医务人员的数字素养评估,涵盖信息与数据处理能力、沟通与协作水平、数字内容创作能力、隐私与安全意识以及问题解决能力等五大维度,每个维度下设有 5 个具体指标,共计 25 个测量点。在评分机制上,我们采用了五级 Likert 量表,从"非常不符合"到"非常符合"分别赋予 1 至 5 分,以便更精确地量化分析受访者的数字素养水平。

3. 调查方法

本研究利用在线平台(腾讯问卷)共发放了 858 份调查问卷,经过筛选和整理,最终成功回收了 677 份有效问卷,同时有 181 份问卷因填写时间过短、不完整等各种原因被判定为无效,计算得出问卷的有效率为 78.9%。

4. 统计分析

本研究将医务人员的数字素养水平作为因变量,并选取在单因素分析中具有统计学意义($P < 0.05$)的变量作为自变量。对这些自变量进行了量化处理,以便进行后续分析。通过纳入 Logistic 回归模型进行进一步检验,构建模型时采用了二元 Logistic 回归的向前筛选法。为了更好地识别影响医务人

员数字素养的关键因素,本研究还运用了决策树分析方法。决策树是一种以树状图形式展示的分类和回归技术,包括决策节点、分支和叶子节点。树的顶部为根节点,每个分支代表一个新的决策点,而叶子节点则代表最终的分类结果。在本次研究中,采用了基于卡方自动交互检测(CHAID)算法的决策树模型。为了限制决策树的过度生长,本研究采用了预修剪技术,设定了最大树深度为 3 层,父节点的最小样本量为 100,子节点的最小样本量为 50,并通过 10 倍交叉验证来评估决策树模型的预测效果。最后,本研究通过绘制受试者工作特征(ROC)曲线,以及计算曲线下面积(AUC)、灵敏度和特异度,对 Logistic 回归模型和决策树模型的预测结果进行了比较分析。在整个分析过程中,显著性检验水平 α 维持在 0.05。

二、结果

1. 基本情况

本次调研覆盖了广西桂林市多家不同等级的医院,共有 677 名医务人员参与。在数据分析过程中,我们将医务人员的数字素养得分作为因变量,同时选取了性别、教育背景、职称、是否承担管理职责、所在医院等级、是否参与数字素养相关的会议或培训,以及学习数字素养的途径等多个因素作为自变量,并为这些因素赋予了相应的数值,以便进行更深入的统计分析,见表 3-8。

表 3-8　二元 Logistic 回归分析相关变量赋值

变　量	赋　值
性别	女＝1,男＝2
学历	专科＝1,本科＝2,硕士及以上＝3
职称	初级＝1,中级＝2,副高级＝3,正高级＝4
工作岗位	医生＝1,医技＝2,医药＝3,护士＝4
是否负责相关管理工作	否＝1,是＝2
工作医院等级	二级及以下＝1,三乙~三级未分等＝2,三级甲等＝3
参加数字素养的会议或培训	从未参加过＝1,参加过 1~2 次＝2,是,多次参加＝3

变　量	赋　值
学习"数字素养"方式	没有学习过＝1,阅读相关的书籍和学术文章＝2,线上课程自学＝3,医疗机构或行业会议提供的培训＝4
数字素养	良好(得分＞60)＝0,不良(≤60)＝1

2. 单因素分析

经过单因素分析,我们发现性别、学历、所在医院等级、参与数字素养相关会议或培训的情况,以及学习数字素养的方式这五个因素对医务人员的数字素养具有显著影响,且这种影响在统计学上是有意义的。因此,我们将这五个自变量纳入了 Logistic 回归模型中以进行更深入的分析。另一方面,职称、工作岗位以及是否承担管理职责这三个因素在单因素分析中对医务人员数字素养的影响并未显示出统计学上的显著差异,因此在后续的分析中我们决定将它们排除。见表 3-9。

表 3-9　医务人员数字素养水平影响因素的单因素分析

指标	频数/N	总分		分值		χ^2	P
		≤60	构成比/%	＞60	构成比/%		
性别							
男	216	61	28.24	155	71.76	8.074	0.004
女	461	182	39.48	279	60.52		
学历							
专科	268	119	44.40	149	55.60		
本科	346	117	33.82	229	66.18	25.899	0.001
硕士及以上	63	7	11.11	56	88.89		
职称							
初级	315	108	34.29	207	65.71		
中级	200	78	39.00	122	61.00	6.98	0.073
副高级	128	51	39.84	77	60.16		
正高级	34	6	17.65	28	82.35		

指标	频数/N	总分		分值		χ²	P
		≤60	构成比/%	>60	构成比/%		
工作岗位							
医生	320	106	33.13	214	66.88	3.932	0.269
医技	103	35	33.98	68	66.02		
医药	59	21	35.59	38	64.41		
护士	195	81	41.54	114	58.46		
是否负责相关管理工作							
是	281	94	33.45	187	66.55	1.245	0.265
否	396	149	37.63	247	62.37		
工作医院等级							
二级及以下	414	180	43.48	234	56.52	70.829	0.001
三乙~三级未分等	93	47	50.54	46	49.46		
三级甲等	170	16	9.41	154	90.59		
参加"数字素养"会议或培训情况							
是,多次参加	76	4	5.26	72	94.74	68.096	0.001
参加过1—2次	187	43	22.99	144	77.01		
从未参加过	414	196	47.34	218	52.66		
学习"数字素养"方式							
医疗机构或行业会议提供的培训	185	20	10.81	165	89.19	102.073	0.001
线上课程自学	120	34	28.33	86	71.67		
阅读相关的书籍和学术文章	59	18	30.51	41	69.49		
没有学习过	313	171	54.63	142	45.37		

注:"良好">60分、"不良"≤60分

3. 多因素回归分析

为了更好的识别出影响医务人员数字素养的重要影响因素,本文进一步针对数字素养不良的医务人员进行多因素的 Logistic 回归分析。将影响医务人员数字素养的 5 个相关因素用最大似然估计的 RL 向前筛选法进行分析，在 $\alpha_{进入}=0.05$，$\beta_{剔除}=0.10$ 的条件下进行，将表 3-9 在单因素分析中具有统计学意义 5 个变量即性别、学历、所在医院等级、参与数字素养相关会议或培训的情况，以及学习数字素养的方式这五个因素作为自变量。通过回归模型检验 $\chi^2=172.018$，$P<0.001$，表明回归方程有统计学意义。由表 3-10 可见，有 3 个因素进入回归方程，该地区医务人员数字素养受到性别、工作医院等级、学习数字素养方式的影响（$P<0.05$），学历、参加数字素养会议或培训情况被剔除。数据显示，女性的 β 值为 0.433，这表明女性相对于男性有更高的数字素养不良的几率，OR 值为 1.542，意味着女性医务人员的数字素养不良的几率是男性的 1.542 倍。二级及以下医院的 β 值为 1.821，三乙至三级未分等医院的 β 值为 2.114，OR 值分别为 6.178（95%CI：3.478～10.973）和8.278（95%CI：4.136～16.569），说明在这些等级较低的医院工作的医务人员的数字素养不良的几率显著高于三级甲等医院的医务人员。没有学习过的 β 值为 2.123，OR 值分别为 8.352，表明没有学习对数字素养不良的几率有显著影响。可见，性别、工作医院的等级和学习数字素养的方式是影响其数字素养不良的重要预测因素。女性医务人员和在较低等级医院工作的医务人员更可能面临数字素养不良的风险。此外，没有接受过正式培训的医务人员，以及通过阅读书籍和学术文章或线上课程自学的医务人员，相比于那些通过医疗机构或行业会议提供的培训来学习的医务人员，有更高的数字素养不良的几率。

4. 决策树 CHAID 算法模型

以医务人员数字素养得分作为因变量，将受访者的一般背景信息作为自变量，使用 CHAID 算法构建决策树模型时，设定的最大树深度为 3 层，规定父节点至少包含 100 个样本，子节点至少包含 50 个样本。通过交叉验证技术对模型进行剪枝处理。如果在某个节点上进一步的划分没有统计学上的显著性，则该节点将作为叶子节点停止进一步分支，从而得到最终的决策树模型，见图 3-1 所示。性别、学历、工作岗位、是否负责相关管理工作、参加数字素养会议或培训情况被剔除出该模型。通过分析得出决策树模型错误分类率 28.2%，这意味着模型在测试数据上有 71.8% 的准确率，分类能力较好。

表3-10 医务人员数字素养不良的影响因素 Logistic 回归分析结果

变量	分类	β	S.E	$Wald\,c^2$	P值	OR值	95%CI
常量		-3.843	0.387	98.501	<0.001	0.021	
性别（对照组：男）							
	女	0.433	0.204	4.521	0.033	1.542	1.034~2.298
工作医院等级（对照组：三级甲等）							
	二级及以下	1.821	0.293	38.595	<0.001	6.178	3.478~10.973
	三乙~三级未分等	2.114	0.354	35.640	<0.001	8.278	4.136~16.569
学习数字素养方式（对照组：医疗机构或行业会议提供的培训）							
	没有学习过	2.123	0.271	61.372	<0.001	8.352	4.911~14.205
	阅读相关的书籍和学术文章	1.017	0.381	7.136	0.008	2.764	1.311~5.826
	线上课程自学	1.164	0.324	12.943	<0.001	3.204	1.699~6.042

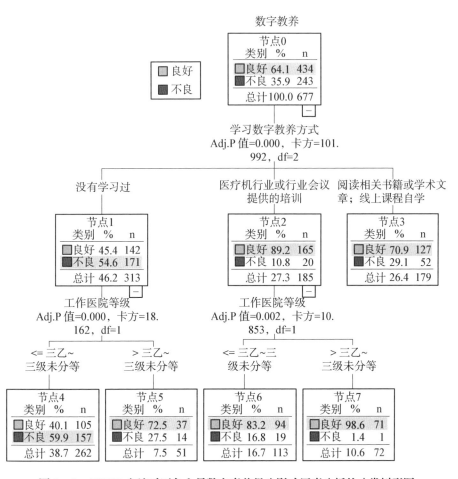

图 3-1　CHAID 方法对医务人员数字素养得分影响因素分析的分类树形图

影响医务人员数字素养得分的学习数字素养方式、工作医院等级、医务人员的职称。决策树第一层为学习数字素养方式,表明学习数字素养方式与医务人员数字素养得分的相关性最高,医疗机构或行业会议提供培训(89.2%)和阅读相关书籍或学术文章、线上课程自学(70.9%)的医务人员数字素养良好的比没有学习过的(45.4%)多。没有学习过的数字素养不良的几率(54.6%)也远远高于学习过的,这一结论也与前面的多因素分析结果一致。决策树第二层为医院等级,在医疗机构或行业会议提供培训的学习方式中,在三级甲等医院工作的医务人员数字素养良好的(98.6%)比在非三级甲等医院工作的(83.2%)多。即使对于没有学习过的医务人员,所在医院的等级也对医务人员数字素养有重要影响,在非三级甲等医院工作的医务人员数字素养不良的几率也高于三级甲等医院工作的,不良发生几率分别为59.9%与27.5%。

5. 两种模型的预测能力评估

结果显示,学历、职称、工作岗位、是否负责相关管理工作、参加数字素养会议或培训情况在Logistic回归模型与决策树模型中均被剔除,说明这五种因素不是医务人员数字素养得分的重要影响因素。在二分类Logistic回归模型中,性别被认定为一个影响因素,然而在决策树模型的分析中,性别并未被纳入。相反,决策树模型仅关注了学习数字素养的方式和工作医院的等级这两个变量,这一结果突显了两种模型在变量选择上的差异性。本文进一步将这两种模型生成的预测概率用作评估指标,分别绘制它们的受试者工作特征(ROC)曲线,如图3-2所示。

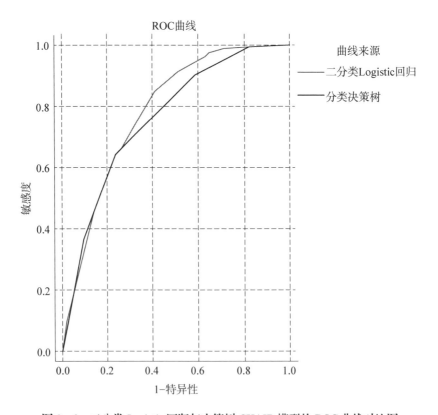

图 3 - 2 二分类 Logistic 回归与决策树 CHAID 模型的 ROC 曲线对比图

图 3-2 显示，尽管二分类 Logistic 回归模型和分类决策树模型所绘制的 ROC 曲线在分类效果上表现出相似性，但它们之间仍有区别。两种模型具体的分类效果比较，见表 3-11。

表 3-11　二分类 Logistic 回归模型与分类决策树模型的分类效果比较

模型	曲线下面积	标准误	渐进显著性	渐进 95%CI	
				下限	上限
二分类 Logistic 回归模型	0.782	0.017	<0.001	0.748	0.816
分类决策树模型	0.758	0.019	<0.001	0.722	0.795

在对医务人员数字素养影响因素的分析中，二分类 Logistic 回归模型和基于 CHAID 算法的分类决策树模型均展现出显著的分类效果，其 ROC 曲线均显著偏离对角线。具体来说，Logistic 回归模型的 ROC 曲线下面积为 0.782，95%置信区间在 0.748 至 0.816 之间，灵敏度达到 85.2%，特异度为 58.3%，约登指数为 43.5%。而决策树模型的 ROC 曲线下面积稍低，为 0.758，95%置信区间在 0.722 至 0.795 之间，灵敏度为 64.6%，特异度较高，达到 75.8%，约登指数为 40.4%。两种模型的分类效果均有统计学意义（$P < 0.001$）。尽管两种模型的 ROC 曲线下面积相近，但 Logistic 回归模型的下面积略高于决策树模型，且两者之间的差异在统计上是显著的（$Z = 2.767$，$P < 0.001$）。两种模型的预测效果均处于中等水平（0.7～0.9），这表明它们的分类预测结果具有一定程度的准确性。综合考虑，Logistic 回归模型因其较高的灵敏度，在识别正类（即不良数字素养医务人员）方面更为有效；而决策树模型则因其较高的特异度，在排除负类（即良好数字素养医务人员）方面表现更佳。因此，结合两种模型的优势，可以更全面地分析影响医务人员数字素养的因素，为提升医务人员的数字素养提供更有针对性的策略。

三、讨论与建议

决策树模型是一种以树状图形式呈现的分类预测工具，它不仅能够识别和筛选出对数据分类有显著影响的关键变量，还能够直观地揭示变量间的相互作用及其对目标变量的综合影响。与传统的多因素二分类 Logistic 回归模型相比,决策树模型的优势在于其非参数性质。这意味着决策树不需要基于严格的统计假设,如变量间的线性关系或正态分布等。因此,决策树能够处理非线性关系和复杂的交互作用,同时减少共线性问题对模型的影响。这使得决策树在处理实际数据时更加灵活,尤其适用于那些难以用传统线性模型表达的复杂关系。在本文中,采用决策树模型与多因素二分类 Logistic 回归模型相结合的方法,旨在充分利用两种模型的优势,深入探讨影响医务人员数字素养的多种因素。Logistic 回归模型能够提供变量的效应大小和方向的精确估计,而决策树模型则能够揭示变量间的相互作用和非线性关系。通过这种互补的方法,我们可以更全面地理解影响医务人员数字素养的复杂因素,为制定有效的干预措施提供科学依据。此外,这种综合分析方法还能够提高模型的解释能力和预测准确性,为医务人员数字素养的提升提供更为精准的指导。

本研究采用二分类逻辑回归模型与决策树 CHAID 算法模型,对广西桂林市 677 份医务人员数字素养调查问卷进行了深入分析。研究结果显示,无论是通过二分类逻辑回归还是决策树方法,所得出的结论均高度一致:学习数字素养的方式以及工作医院的等级是影响医务人员数字素养的关键因素。特别值得注意的是,学习数字素养的方式在两种模型中均被确定为影响医务人员数字素养得分的首要因素。具体来说,那些通过医疗机构或行业会议接受培训(占比 10.8%)以及通过阅读相关书籍、学术文章或线上课程自学(占比 29.1%)的医务人员,其数字素养不良的比例明显低于那些未进行过相关学习的医务人员(占比 54.6%)。由此可见,学习数字素养的方式对于提升医务人员的数字素养水平具有至关重要的影响。其中有没有学习,对医务人员数字素养好坏影响最大。调查发现 46.23% 的医务人员没有学习过数字素养,61.15% 的医务人员从未参加过数字素养培训。究其原因,一是部分基层医院的管理者和医务人员可能尚未充分认识到数字素养在医疗服务中的重要性,缺乏对数字素养学习的重视。二是医务人员的工作负担通常较重,日常工作已占据了他们大量的时间和精力,这使得他们在工作之余难以抽出时间参与培训或自学,学习数字素养的驱动力不足。这启示需高度重视医务人员数字素养的自我学习与提升，积极采取数字素养提升的激励措施，如将数字素养纳入职称评定和绩效考核，举办数字素养技能比赛并予以奖励，以鼓励和支持医务人员数字素养的自我学习与提升。

决策树模型的第二层显示，医务人员的数字素养水平与其所在医院的等级存在显著关联。具体来说，医务人员在较低等级的医院工作时，表现出数字素养不良的比例较高。此外，对于那些未接受过数字素养培训的医务人员而言，医院等级越低，其数字素养不良的比例也越高。这种现象的成因可能与医院等级所反映的资源配置、管理质量和数字技术运用水平有关。通常，高等级医院拥有更充裕的资金，能够投资于先进的医疗设备和信息技术，为医务人员创造一个支持性的工作环境，并提供必要的技术支持。这些医院还重视员工的培训和职业发展，提供专业化的数字素养培训，提高医务人员的数字素养。相反，低等级医院可能面临资金不足和设备陈旧的问题，难以及时采用最新的数字化医疗技术。这限制了医务人员在数字技能方面的培养和发展机会。同时，医院等级也影响了其吸引和保留人才的能力。高等级医院依靠其品牌效应、优质的工作环境和有效的人才引进策略，能够吸引并留住具有高数字技能的医务人员，从而提升整体的数字素养水平。而低等级医院可能遭遇人才流失问题，优秀的医务人员可能会寻求更好的发展机会而离开，这进一步降低了医院的数字素养水平。此外，各级医疗机构在提供数字素养培训方面差距较大，医院等级越低为医务人员提供数字素养发展的资源和机会也越少。即使医务人员有学习的愿望和动力，也可能因为缺乏有效的培训渠道和学习平台而难以实现。这在基层医院表现尤为明显。很多基层医院资源配置有限。由于资金、设备、人才和技术等方面的限制，基层医务人员相比于高等级医院工作的医务人员缺少培训学习机会。因此，需要将数字素养提升作为一项长期可持续分阶段的系统工程来抓，综合考虑技术、教育、管理等多方面因素，采取一系列相互支持、相互促进的措施。医疗机构应根据医务人员的实际工作需要，多提供针对性的数字素养培训，定期举办数字素养工作坊，并在时间和绩效上予以支持。高等级医院可以创建数字技术应用示范区，通过互动体验的方式，让医务人员直观感受数字技术带来的变革，点燃他们对新技术的好奇心和探索欲。基层医院可参考高级别医院的有效做法,通过运用丰富的数字素养教育资源和在线平台,实施灵活的培训计划和结合线上与线下的混合学习模式,满足医务人员个性化的学习需求。

在对比两种模型后,我们发现二分类 Logistic 回归模型主要关注各个影响因素与医务人员数字素养不良发生概率之间的数量依赖性。例如,根据二分类 Logistic 回归分析的结果,女性医务人员出现数字素养不良的可能性是男性的 1.542 倍。在本研究中,两种预测模型的准确率均超过了 70%,表现出良好的模型效能。具体来说,二分类 Logistic 回归模型在灵敏度和约登指数方面表现优于决策树模型,而决策树模型在特异度方面则更为出色。ROC 曲线通常位于随机概率线(即机会线)之上,其下面积(AUC)的值介于 0.5 至 1 之间,AUC 越接近 1,表示模型的区分能力越强。在本研究中,二分类 Logistic 回归模型的 ROC 曲线下面积为 0.782,而决策树模型的为 0.758,尽管两者在 AUC 上存在细微差别,但决策树模型不仅能够清晰地展示各个自变量对因变量的影响程度,还能够通过树状图的形式将复杂的数据关系可视化。通过统计检验,Z 值为 2.767,P 值小于 0.001,表明两种模型之间的差异在统计上是显著的,这进一步证实了二分类 Logistic 回归模型在评价效能上相对优于决策树模型。然而,两种模型各有其独特的优势:二分类 Logistic 回归模型在识别正类(即数字素养不良)方面更为敏感,而决策树模型则在区分负类(即数字素养良好)方面更为准确。结合两种模型的使用,可以更全面地识别和理解影响医务人员数字素养的关键因素,从而为制定有效的干预措施提供更为坚实的依据。

第四章
智能时代医务人员数字素养研究

第一节　医务人员数字素养

一、医务人员数字素养的内涵

作为数字时代的产物,数字素养的概念与内涵是随着人类对数字技术的深入使用而不断扩展、丰富和延伸的,纵观数字素养概念发展历史,人们对数字素养内涵的探讨经历了一个由单纯强调数字知识与技能到注重态度重要性的发展过程,因此数字素养是一个全面性、发展性、包容性的概念。目前人们普遍认为数字素养是指个体在数字化时代中理解、评估和利用数字技术的能力和素养。2021年我国出台的《提升全民数字素养与技能行动纲要》把数字素养概括为一系列包括信息资源的获取、制作、应用、评价、交互、数据共享、创新、数据安全及数据伦理等素质与能力的集合。

医务人员包括医生、护士、医技人员和行政人员等,他们更符合彼得·德鲁克提出的"知识型员工"概念。这些人员拥有理解和应用符号与概念的能力,以及运用知识和信息来执行工作的技能。医务人员的数字素养是指在医疗领域中医务人员使用数字技术和信息技术的能力和知识。也有人主张医务人员数字素养是指医务人员在数字化时代中理解、应用和运用数字技术的能力与素质,包括了医务人员对信息和通信技术的了解、数字工具的运用能力,以及对数字化医疗和健康护理系统的认知和能力。根据我国对数字素养的定义,可以将医务人员数字素养理解为医务人员在数字医疗环境下对信息资源的获取、制作、应用、评价、交互、数据共享、创新、数据安全及数据伦理等素质与能力。在医疗服务领域,医务人员的数字素养不仅仅是指医务人员所具有的技术技能,还包括了医务工作者对数字信息的深度理解和合理应用,以及对数字世界的伦理和法律问题的认识。

一直以来医疗行业都在整合数据利用与专业实践,高度重视数据的使用,强调数据驱动决策(Data-Driven Decision Making),即医生的工作必须基于数据,并运用数据分析技术来辅助诊断和制定治疗方案。利用数据和技术改进临床实践已成为备受关注的研究领域。对于医务人员而言,使用数据不是一种选择,而是必需。医务人员的数字素养是医务人员数据素养的升级和迭代。电子病历、远程医疗、智慧病房等纷纷涌现,表明现代医疗领域正趋向于数字化,医务人员需要具备相应的数字技能。随着越来越多的医院推广使用医疗信息系统,要求医生使用电子病历系统记录患者的病历信息,包括诊断、处方和治疗计划等。因此医务人员应具备使用电子病历、医院信息管理系统和其他医疗信息技术的能力。他们需要能够有效地记录和访问患者信息,以提供更好的医疗服务。医疗领域作为大数据的汇聚地,大量的医学数据要求医务人员需要能够分析医疗数据,以辅助临床决策,这包括使用数据挖掘技术和统计分析工具。良好的数据分析和决策支持素养表现在医生积极主动的使用患者的生命体征数据和实验室结果来制定治疗计划,以提高治疗的准确性和效果。在 21 世纪不断增长的数据中,医务人员需要利用各种数据来支持临床决策、制定治疗方案。随着数字技术的发展与在医疗行业的渗透普及,医务人员将面临更多不同来源、不同类型、不同情境的医疗数据,医务人员的数字素养水平成为其能否充分利用医学大数据的核心要素。数字技术的发展推动了远程医疗的普及,相应的医务人员数字素养也表现在医务人员使用电子邮件、视频会议和其他远程医疗工具与患者讨论诊断和治疗计划,有效的远程沟通方便患者不必亲自前来医院。由于医疗领域隐私保护的特殊性,医务人员需要了解患者数据的隐私和安全问题,以确保数据不被未经授权的人访问或泄露,故隐私和安全意识也是医务人员数字素养的重要组成部分。另外,数字素养还包括医务人员不断学习和跟踪医疗技术的发展,以保持其数字技术知识的更新。例如医生通过参加培训和研讨会,了解最新的医疗技术和信息技术趋势,以提高他们的数字素养水平。总之,医务人员的数字素养涵盖了广泛的领域,包括信息系统的使用、数据分析、患者沟通、隐私和安全意识,以及持续学习。可见,医务人员的数字素养是数字信息技术与医疗领域深度融入的产物,日益成为推动医院数字化转型深入发展的关键力量。

具备优秀的数字素养对于医务人员而言,是指他们能够有效且恰当地利用数字技术手段,以高效地满足个人学习成长、社会沟通协作以及专业领域中的信息获取、处理与利用需求。提升医务人员的数字素养的价值体现在:第一,提高患者安全和医疗质量。医务人员的数字素养直接关系到患者的安全和医疗质量。通过提升数字素养,可以确保医务人员了解如何正确使用医疗信息系统和数字工具,以减少错误和提高治疗效果。第二,适应数字化医疗趋势。现代医疗领域已经趋向于数字化,包括电子病历、远程医疗和数据分析。医务人员需要具备相应的数字技能,以跟上这一趋势并更好地为患者服务。第三,促进信息共享实现协同医疗。数字素养提升可以促进医疗信息的更好共享,包括跨医院、跨地区的信息交流。这有助于协同诊断和治疗,提高医疗效率。第四,减少数据泄露和隐私风险。数字素养培训可以使医务人员更加警觉于患者数据的隐私和安全问题,减少数据泄露和滥用的风险。第五,推动医务人员不断学习。数字素养作为一个开放、动态、发展的概念,本身就是一个与时俱进的过程,有助于鼓励医务人员不断学习和更新自己的技能,以适应技术的快速发展。第六,提升医务人员职业发展的国际竞争力:国际上许多国家已经将数字素养纳入医务人员的职业发展的核心素养,医务人员提升自身的数字素养这有助于提高他们在医疗领域的国际竞争力。

二、医务人员数字素养的维度

医务人员的数字素养是指医务人员在医疗领域内恰当地应用数字技术

来获取、处理、应用、管理以及评估数字信息与资源，识别、分析并解决医疗问题，以及优化、创新和改革医院的诊疗流程而具有的意识、能力和责任。具有数字素养的医务人员需要以下五个方面的核心素养。

（一）数字意识

数字素养首先表现在作为主体的人必须重视数字的价值、能积极地利用数据和数字技术解决问题。医务人员能够主动运用科学、专业的数字方法和工具，有目的地获取个人学习和研究所需的数字资源，有意识对数据信息去伪存真，筛选出准确、有价值的信息资源。数字意识是整个数字素养的先决条件，是指客观存在的数据、数字等信息在人们头脑的能动反映，表现为医务人员对临床诊疗整个活动中的医学数据敏锐的感受力、判断能力和洞察力，对数据价值、技术优势的认同与积极使用。医务人员的数字意识就是医务人员对自己临床实践和科研实践接触到的相关数据及其异动具有敏锐的嗅觉，能对临床诊疗过程和行为从数字及技术角度进行理解、感受和评价。数字意识还包括医务人员对数字技术在医疗领域中的重要性的认识，如理解数字技术如何改善医疗实践、提高患者体验，以及如何适应不断变化的数字医疗环境。数字意识也包括了对数字安全和隐私保护的重视，以保护患者数据不受侵犯。通常而言，数字意识强的医务人员越能积极主动地收集数据、分析数据，敏锐地发现数据的相关性，深入挖掘数据发现潜藏在数据背后的规律，越能试用多种数据和技术去寻求最佳的解决方案。只有医务人员真正意识到使用临床各类数据的重要性，医务人员才能深刻理解如何用这些数据促进诊疗方案的改进，并反思获取足够数据和信息的必要性。

（二）数字技术知识与技能

数字技术知识与技能是指医务人员对数字技术和信息技术的理论知识，包括了解电子病历、医疗信息系统、健康信息交换标准等相关医疗领域的数字工具和技术。数字知识还包括了对医疗数据的理解，如何收集、存储和分析医疗信息。患者就医的信息往往是多源的、形式各异、渠道多样，这对医务人员的数据采集与定位能力提出更高要求。医务人员在医疗工作中需要利用必要的数据采集工具或系统,在复杂的表格和图表中收集患者各种数据,并将其分类汇总,剔除问题数据,从海量数据中分析挖掘数据的相关性,操作并优化数据以支持诊疗决策和计划的制定。医疗领域中的数据量不断增长。医务人员需要能够有效地处理、分析和利用这些数据来改善诊疗方案。高效的数字素养和扎实的数字知识可以帮助他们管理这些大规模的医疗数据,以取得更好的成果。数字技术运用能力是指对数字技术的基本了解和运用能力,如对计算机操作、网络使用、软件应用等基本技能的掌握,以及对数字设备和工具的熟悉程度。医务人员数字技能是医务人员实际运用数字技术和信息技术的能力,包括了使用电子健康记录系统、进行远程医疗咨询、数字影像诊断等方面的实际操作技能。医务人员需要能够有效地使用各种医疗应用程序和工具,以提高患者护理和治疗的效率。

(三) 数字化应用

医务人员能够充分利用数字交流工具,通过先进的数字化手段,准确传递各类信息和表达本人观点,参与知识、文化沟通和交流。这种数字沟通与交流展示能力主要体现在两个方面:第一,与患者沟通的数字技能。医务人员在数字时代需要与患者进行有效的数字沟通,包括在线病历访问、电子病例解释、在线咨询、远程医疗沟通。第二,与团队成员、医学同行的数字沟通技能。在数字环境下医务人员通常需要与团队成员进行数字协作和沟通,注重协作和沟通,建立信任和有效协作的专业技能。除了交流协作,数字化应用还涉及到创新思维和问题解决能力,包括了对数字技术的创新应用和解决实际问题的能力,以及对数字化工具和平台的灵活运用能力。这是一种医务人员利用已有数字资源加工、创造新资源,探索数字资源驱动医学科研的新范式,进而全面激发数字创新活力,赋能知识体系更新和科研水平提升。

(四) 数字伦理

数字伦理强调了医务人员在使用数字技术时的道德和伦理标准。这包括了处理患者数据的透明度、保密性、规则性等问题。医务人员能够采取多重有效的安全保障措施,有意识地防止医疗数字资源的泄漏和被盗用。医务人员需要遵守法律法规,确保患者数据的隐私和安全,以及避免滥用技术所引发的伦理风险。在临床诊疗数据分析和使用过程中,医务人员要懂得科学性和伦理性原则。患者身体数据、疾病数据等涉及个人隐私,对保护隐私的要求更为迫切要求更高,因此个人隐私保护是实现数据采集和分析的前提,一旦出现数据泄露和保护不当,医务人员往往遭遇巨大的法律压力和道德谴责。医疗数据的安全性和隐私性至关重要。医务人员必须了解医疗数据的保护法规和最佳实践,以确保数据不被未经授权地访问和泄露。他们需要掌握加密技术、访问控制和数据安全策略。在使用数字资源过程中医务人员能够严格遵循法律、法规和各类医疗行业规范性文件的要求,恪守数字伦理,杜绝违背数字伦理道德等各类不合法、不文明的数字资源利用行为。

(五)专业发展

医务人员的数字素养专业发展包括以下几个方面:一是持续学习与更新知识。医务人员需要不断学习和更新数字化医疗领域的知识和技能。随着科技的不断进步,新的数字化工具和技术不断涌现,医务人员需要主动获取最新的信息,并学习如何应用这些新技术来提高医疗服务的质量和效率。二是参与专业培训和认证。医务人员可以参与各种数字化医疗领域的专业培训和认证课程,以提升自己的数字素养。这些培训和认证课程可以帮助医务人员深入了解数字化医疗的最新发展趋势、技术应用和最佳实践,从而更好地应对数字化医疗环境中的挑战和机遇。三是参与学术研究和知识分享。医务人员可以积极参与数字化医疗领域的学术研究和知识分享活动。通过参与研究项目和发表学术论文,医务人员可以深入探索数字化医疗的前沿问题,并与其他专业人士进行交流和合作,推动数字化医疗领域的发展。四是参与行业组织和社群。医务人员可以加入数字化医疗领域的行业组织和社群,与其他专业人士进行交流和合作。这些组织和社群提供了一个平台,医务人员可以分享经验、学习最佳实践,并参与制定行业标准和指南,推动数字化医疗领域的发展和规范化。五是建立专业网络和合作关系。医务人员可以积极建立和拓展与其他专业人士的网络和合作关系。通过与信息技术人员、数据科学家和决策者等专业人士的合作,医务人员可以共同解决数字化医疗领域的挑战,推动医疗服务的创新和改进。

医务人员的数字素养是一项综合性的能力,涵盖了对数字知识的理解、数字技能的实际运用、数字意识的认知、数字伦理的道德标准和专业发展,这些方面共同促进了医务人员更好地应对数字化医疗环境的挑战和机会。

三、医务人员数字素养的特征

与其他行业相比,医务人员的工作具有高附加价值,他们有强烈的实现自我价值的愿望,对于自身的继续教育和培训有着迫切的需求,并且拥有一定的医学知识资本。医务人员的数字素养不仅包括一般的数字技能,还需要掌握医疗领域的专业知识和特殊需求。他们的工作要求高度的数据安全、实时性和高效性,以提供高质量的医疗护理。在数字化医疗环境中,医务人员需要不断学习和适应新技术,以应对日益复杂的医疗需求。医务人员的数字素养对于提高医疗质量和效率至关重要。他们需要具备数据管理和分析的能力,以从大量的医疗数据中提取有价值的信息和洞见。同时,他们还需要了解和遵守相关的法律、伦理和隐私规定,确保数据的安全和保密。在数字化医疗转型中,医务人员的数字素养也需要与其他专业人士进行合作和协同。他们需要与信息技术人员、数据科学家和决策者紧密合作,共同推动医疗领域的创新和发展。医务人员的数字素养具备以下几方面基本特征。

(一)医疗领域专业性强

医务人员在数字素养的基础上,还具备医疗领域的专业知识。这使他们能够更好地理解和应用数字技术来解决医疗领域的特殊需求和挑战。医疗领域对数字技术的应用要求高度专业化和精细化。首先,医务人员需要处理大量的患者数据,包括电子病历、医学图像、实验室结果等。他们必须了解如何有效地管理这些数据,这要求他们掌握医疗信息系统(HIS)和电子健康记录(EHR)等专门工具。其次,医疗领域广泛使用医学图像,如X射线、CT扫描和核磁共振图像。医务人员需要掌握专业的图像分析工具和技术,以识别疾病和异常。他们的数字素养需要包括医学图像识别和解释的专业知识。随着远程医疗的兴起,医务人员需要能够有效地与患者和其他医疗专业人员进行远程协作。这包括使用视频会议工具、远程监测设备和协作平台。他们必须了解如何利用这些工具来提供高质量的医疗服务。然后,医务人员可以借助数字技术来获得实时的临床指南、医学文献和决策支持系统的支持。他们需要能够有效地使用这些工具来做出临床决策,因此需要对医疗信息系统和医学知识库有深入的了解。医务人员的数字素养不仅包括了一般的数字技术知识,还涵盖了医疗领域特定的专业技能和知识。他们必须具备临床和技术的深度融合,以在数字化医疗环境中提供卓越的医疗护理。这种专业性强的数字素养是医务人员成功应对医疗领域的数字挑战的关键。

(二)强调数据安全和隐私

医务人员的数字素养通常包括了严格遵守隐私法规和保护患者数据的伦理标准。医务人员特别注重数据安全和患者隐私,因为他们处理的是敏感的医疗信息。每个人都有自己不愿意公之于众的个人信息,更何况是自己的医疗健康信息。但医疗大数据是一种资源,也是一种财富,应当加以利用,如何在共享开放中保护个人数据是当今卫生事业面临的难题,因此医务人员的数字素养强调数据安全与隐私保护。与其他领域相比,医务人员的数字素养尤为强调数字伦理,这是因为医疗领域的数字化应用涉及患者的生命和健康,因此具有更高的伦理和法律责任。医疗数据包含了患者的敏感信息,如病历、诊断、病情描述等。医务人员必须严格遵守隐私法规,例如医疗保险移民和责任法案(HIPAA),以确保患者隐私的保护。他们需要了解如何安全地收集、存储和传输医疗数据,同时保护患者的身份和隐私。医务人员在使用数字工具和决策支持系统时,必须透明地解释其决策依据和算法的工作原理。这有助于建立患者信任,同时确保医疗决策不受不公平的算法偏见影响。在数字化医疗环境中,医务人员需要确保患者充分了解和同意他们的数据将如何被使用。患者应该被告知数据收集的目的，以及数据可能如何用于研究或医疗决策。这需要医务人员进行明确和清晰的沟通，以确保患者的知情同意得以实现。医务人员在使用数字工具做出医疗决策时，需要考虑伦理原则。例如，在使用人工智能辅助诊断工具时，他们必须权衡技术的建议与临床判断之间的差异，并在最终决策中考虑患者的最大利益。数字化医疗环境中，医务人员需要对其行为和决策承担责任。他们应该知道如何追溯医疗数据的来源，以确保数据的准确性和可靠性。在数字医疗事件中，医务人员还需要了解如何记录和报告不良事件，以维护患者安全和医疗质量。可见，医务人员的数字伦理具有特殊的重要性，因为他们在数字医疗领域的工作直接关系到患者的生命和健康。他们必须积极遵守伦理准则和法律法规，以确保患者的权益和安全得到充分保护。这种伦理责任是医务人员数字素养中的一个关键方面，对于医疗领域的可持续发展至关重要。

（三）实时性和高效性

医务人员的数字素养在与其他领域的比较中具有明显的实时性和高效性，更强调他们对数字工具和系统的高效使用能力。医务人员的数字素养通常要求他们能够迅速获取和处理患者数据，以进行及时的医疗决策。在医疗领域，时间常常是关键因素。患者的生命可能取决于医务人员能够迅速获取、分析和共享信息。因此，医务人员需要具备实时性的数字素养，以确保他们可以在紧急情况下迅速采取行动。与其他领域相比，这种实时性要求更加紧迫。在高效的诊断和治疗方面，数字医疗工具和系统可以加速诊断和治疗过程。医务人员需要掌握各种医疗软件和设备，以快速分析患者数据、制定治疗计划，并监测病情的进展。高效地使用数字工具可以减少诊断时间，提高治疗效果。数字技术在医疗决策中发挥关键作用。医务人员可以使用电子健康记录（EHR）系统来查看患者历史数据，参考临床指南，以及使用决策支持工具来制定最佳的治疗计划。这种高效的决策支持可以改善患者护理和减少错误。在协同工作和远程医疗方面，数字技术使医务人员能够实现远程协同工作，与其他专业人员一起诊断和治疗患者。这要求他们具备高效的协作和远程协商技能，以实时分享信息和数据，确保患者得到最佳的医疗关怀。总之,医务人员的数字素养与其他领域相比更加强调实时性和高效性,因为在医疗领域,时间常常是生死攸关的因素,而高效的数字工具和系统的使用能够改善患者护理、诊断和治疗过程。因此,医务人员需要不断学习和提高数字素养,以适应这一要求,确保他们能够在高压环境中提供最佳的医疗服务。

(四) 多样的技能需求

与其他领域相比,医务人员的数字素养更注重多样的技能需求,强调医务人员需要掌握多种数字技能应用。这是因为医疗领域的数字化要求涵盖了广泛的技术工具和应用,以提高患者护理质量、协调医疗流程、数据分析和研究等。医务人员通常需要掌握多种数字技能,涵盖了电子健康记录管理、医疗图像分析、远程医疗咨询等多个领域。他们的数字素养需要适应不同的技术应用,主要体现在:第一,医疗信息系统(HIS)和电子病历的使用:医务人员需要熟悉使用医疗信息系统和电子病历,以便记录患者信息、查看病历、开具电子处方等。这需要他们掌握特定的软件和应用程序,以有效管理患者数据。第二,数字影像处理:在放射学和医学影像领域,医务人员需要了解数字影像处理技术,如 CT 扫描、MRI 和 X 射线图像的分析。他们必须能够识别异常,制定诊断和治疗计划。第三,远程医疗和电子病人监测:随着远程医疗的兴起,医务人员需要了解如何使用远程监测设备和应用程序,以监测患者的生理指标,并随时与患者进行远程交流。第四,大数据分析:医务人员需要具备数据分析技能,以从医疗记录和研究数据中提取有用信息,帮助改进医疗决策、优化病人流程和支持临床研究。第五,人工智能和机器学习:在医疗诊断和疾病预测方面,医务人员需要了解人工智能和机器学习技术的基本原理,以便与智能辅助工具协作,提供更准确的诊断和治疗建议。第六,数字伦理:如前所述,医务人员需要强调数字伦理,以确保他们在数字医疗领域的行为和决策都是合乎伦理和法规的。第七,沟通技能:医务人员还需要优秀的沟通技能,以有效与患者、家属和团队成员合作,同时也要解释技术术语和数字化医疗决策,使者能够参与医疗护理决策。总之,医务人员的数字素养要求涉及广泛的技术领域,从基本的医疗信息系统到复杂的数据分析和人工智能应用。这些多样的技能需求有助于提高医疗质量、患者安全和医疗流程效率,因此医务人员需要不断学习和适应不断发展的数字医疗技术。这种多样性的技能素养在医疗领域尤为重要,因为它直接关系到患者的生命和健康。

(五) 持续学习和更新

数字技术在医疗领域的应用不断发展,这使得医务人员的数字素养需要不断更新和学习,发展性成为其基本特征之一。随着数字技术的不断演进和改进。新的医疗设备、软件和应用程序不断涌现,要求医务人员需要跟上这些新技术,了解其原理和操作方式,需要保持对最新技术和最佳实践的了解。除了医疗领域的技术的不断演化,不断更新的医疗标准也要求医务人员的数字素养需要不断更新和学习。医疗行业的标准和法规也在不断更新,以适应数字医疗技术的发展。医务人员需要了解和遵守这些新标准,以确保他们的实践是合法和符合伦理的。数字技术的应用使个性化医疗成为可能,这也要求医务人员需要学习如何使用基因测序、生物信息学和大数据分析来定制治疗方案,以满足每位患者的特定需求。从沟通技能而言,患者对数字医疗技术的需求也在不断变化。他们希望能够通过移动应用程序管理自己的健康数据,远程咨询医生,并获得更方便的医疗服务。医务人员需要适应这些变化,以更好地满足患者需求。数字医疗技术鼓励多学科协作,医务人员需要与工程师、数据分析师和信息技术专家等专业人员合作。因此,他们需要不断学习跨学科知识,以有效沟通和协作。另外,随着数字医疗技术的增加,安全和隐私问题变得更加重要。医务人员需要不断学习如何保护患者数据,防范数字威胁,并遵守相关的法规。数字医疗技术的应用和发展是一个不断变化的领域。只有通过不断学习和适应,医务人员才能充分利用数字技术来提高医疗质量、提供更好的患者护理,并适应行业的变革。医务人员的数字素养需要不断更新和学习。

第二节 医务人员数字素养 ABC 三层次模型

一、构建医务人员数字素养层次模型的意义

随着信息技术的快速发展和应用,数字化已经成为医疗行业的重要趋势。医务人员在数字化医疗环境中需要具备一定的数字素养能力,以适应和应对不断变化的医疗技术和工具。建立医务人员数字素养能力素质模型体系具有重要意义。从医疗机构来看,能力素质模型是推进医院数字化转型和智慧医院建设的有效推进器。它有助于医疗机构更好地进行人力资源管理,明确当前医务人员数字能力储备与未来数字医疗服务要求之间的差距。通过建立一套基准参考体系和能力发展阶梯,医院能更好地选拔、培养和激励那些能为数字医疗服务核心竞争优势构建作出贡献的医务人员,同时也能更有效地规划医务人员的职业发展路径。从医务人员个体的角度来看,数字素养能力素质模型为医务人员指明了努力的方向。它使医务人员明白,他们开展医疗服务的方法与他们治病救人的工作内容同样重要。这一模型鼓励医务人员针对个人的数字技能提升进行激励,从而帮助他们更好地提高个人绩效。通过建立医务人员数字素养能力素质模型体系,医疗机构能够更好地推动数字化转型和智慧医院建设。这一模型为医院提供了一个清晰的指导框架,使其能够更好地管理和发展医务人员的数字能力。通过明确医务人员的数字素养要求,医院能够更好地进行人才选拔和培养,以满足未来数字医疗服务的需求。同时,医务人员个体也能从中受益。数字素养能力素质模型为医务人员提供了明确的发展方向,使他们能够更好地了解和掌握数字化医疗工具和技术。这一模型鼓励医务人员不断提升个人的数字技能,从而提高工作绩效和职业发展机会。可见,建立医务人员数字素养能力素质模型体系对于医疗机构和医务人员个体都具有重要意义。它推动了医院的数字化转型和智慧医院建设,帮助医院更好地管理和发展医务人员的数字能力。同时,它也为医务人员提供了明确的发展方向,促进个人的职业发展和绩效提升。

回顾数字素养发展历程,无论是信息素养还是数字素养,人们都注重能力素质层次的划分。美国新媒体联盟提出了一种划分模型,将数字素养分为通识素养、创新素养和跨学科素养这三个层级,从易到难地概括了数字素养的基本能力、数字创造能力和数字发展能力这三个维度的水平。首先是通识素养,它是数字素养的基础层级。通识素养强调个体对数字技术的基本认知和应用能力。这包括了对数字工具和技术的基本操作和使用,对数字信息的理解和评估能力,以及对数字安全和隐私保护的基本意识。通识素养的提升使个体能够更好地适应数字化社会的需求,更加自信地运用数字技术进行工作和生活。其次是创新素养,它是数字素养的进阶层级。创新素养强调个体在数字环境中的创造和创新能力。这包括了对数字工具和技术的创造性应用,对数字内容的创作和分享能力,以及对数字化问题的解决能力。创新素养的提升使个体能够更好地利用数字技术进行创新和创造,推动社会的进步和发展。最后是跨学科素养,它是数字素养的高级层级。跨学科素养强调个体在跨学科领域中的综合能力。这包括了对不同学科领域的数字技术应用的理解和掌握,对跨学科问题的分析和解决能力,以及对数字化社会发展趋势的把握和应对能力。跨学科素养的提升使个体能够更好地在复杂的跨学科环境中运用数字技术,推动学科交叉融合和创新。通过这种层级划分,我们能够更清晰地了解数字素养的发展路径和要求。这种划分模型不仅有助于个体对自身数字素养水平的认知和提升,也为教育机构和培训机构提供了指导,帮助他们设计和开展相应的教育和培训活动。同时,这种划分模型也为企业和组织提供了参考,帮助他们更好地选拔和培养具备不同层级数字素养的人才,以适应数字化时代的需求和挑战。

数字素养与技能的提升确实是一个循序渐进、螺旋上升的过程,正如《提升全民数字素养与技能行动纲要》所指出的,我们要提升全民的数字化适应力、胜任力和创造力。每个阶段都有着数字素养培育的具体目标,这也适用于医务人员的数字素养培养模型,分为基础层、中间层和高级层。构建从易到难、从低阶到高阶的数字素养培育模型,医务人员可以逐步提升自身的数字素养水平,更好地适应和应对数字化医疗环境的需求和挑战。同时,这种模型也为医疗机构和教育机构提供了指导,帮助他们设计和开展相应的数字素养培训和教育计划,培养更多具备不同层级数字素养的医务人员,推动医疗行业的数字化转型和发展。

二、医务人员数字素养 ABC 三层次模型

(一) 医务人员数字素养三层次模型基础层:A

医务人员数字素养基础层,即基本数字能力,涵盖与基础计算机科学相关的知识以及医疗领域数字化转型对医务人员医疗工作影响,强调数字化适应力。在这个层级,医务人员需要开始学习数字知识,并逐渐适应数字化工具和技术的使用。在基础层,除了对常用的计算机程序和数字设备有基本的了解与信息和通信技术 ICT 的基本技能外,医务人员还需要在数字医疗环境下的基本医疗数字知识与能力,能够利用计算机检索、获取、存储、制作、呈现并交换信息,利用计算机交流并参与合作网络等基本技能。随着智慧医院建设的深入,数字化医疗系统可以提供更准确、快速的诊断和治疗方案,但仅有先进的技术是不够的,医务人员需要掌握相关的数字技能和知识,才能充分利用这些技术工具,因此医务人员需要具备基本的数字知识和技能,适应日益数字化的医疗环境。基础层除了对常用的计算机程序和数字设备有基本的了解外,还包括那些了解数字化转型对医疗专业发展的影响,理解数字素养对医务人员持续专业发展的益处所表现出的积极态度。他们需要了解基本的电子病历系统、医学数据库和在线资源的使用方法,以及数字化医疗设备的操作技巧。医疗技术的更新换代速度很快,医务人员需要不断学习和适应新的数字化医疗工具和技术。数字化适应力的提升使医务人员能够更好地应对数字化医疗环境中的基本需求,为进一步提升数字素养打下坚实的基础。医务人员数字素养基础层包含以下具体的能力要求:

1. 掌握并能展示基本的计算机技能。例如,熟悉计算机的基本功能(如电子邮件、网络服务、视频通讯软件、微软办公软件等);熟练操作使用各类数字设备(如平板、智能手机、电脑)。

2. 有能力使用各种形式的数字资源来促进持续的专业发展计划(如社交媒体、播客、在线研究)。

3. 了解并理解数字化转型对本专业领域以及更广泛的医疗保健环境所带来的益处和影响,并有能力在本专业团队中展示这些影响。

4. 了解基本的电子病历系统、医学数据库和数字化医疗设备的使用。

5. 了解和掌握当地的支持和培训资源,以提高专业人员(个人发展)和公众(促进患者)的数字健康素养。

(二)医务人员数字素养三层次模型中间层:B

医务人员数字素养中间层,即数字化胜任力。在这个层级,医务人员需要掌握各种数字技术的应用,并将其融入自身的专业发展中,这包括了几个方面:第一,数据管理信息素养,包括数据的类型、用途、结构、监管和使用政策的认识和理解,以及在实践中可视化和评估数据的能力,也包括与适当获取数据(结构化或非结构化数据)以及获取数据的方法(如语音识别与医疗设备)相关的能力。第二,熟练运用医疗领域数字平台和设备的能力,包括使用电子健康记录系统、进行远程医疗咨询、数字影像诊断等方面的实际操作技能。医务人员需要熟练运用电子病历系统进行病历记录和管理,利用数据分析工具进行医疗数据的统计和分析,以及运用远程医疗技术进行远程诊断和治疗。数字化胜任力的提升使医务人员能够更好地利用数字技术提高医疗效率和质量,为患者提供更好的医疗服务。第三,数字沟通交流能力。能够利用数字交流工具,通过先进的数字化手段,准确传递各类信息和表达本人观点,参与知识、文化沟通和交流。一方面与患者进行有效的数字沟通,包括在线病历访问、电子病例解释、在线咨询、远程医疗沟通,另一方面与团队成员、医学同行的数字沟通技能。在数字环境下医务人员通常需要与团队成员进行数字协作和沟通,注重协作和沟通,建立信任和有效协作的专业技能。第四,医疗信息安全的数字能力。在数字化医疗环境中,医疗数据的安全性和隐私保护是一个重要的问题。医务人员需要了解数字安全的基本原理和措施,能够正确使用和保护患者的个人健康信息。在临床诊疗数据分析和使用过程中,医务人员要恪守数字伦理,掌握加密技术、访问控制和数据安全策略。医务人员数字素养中间层包含以下具体的能力要求:

1. 了解并理解数据管理、信息治理以及与数据隐私相关的风险。

2. 熟悉并了解地方和国家数据共享政策和程序（包括地方和国家信息管理框架、数据保护法和通用数据保护条例）。

3. 有能力定位、访问、可视化和评估数据类型和质量，以便进行有效的搜索和数据分析。

4. 识别数据隐私和组织系统网络安全风险的能力，包括网络钓鱼电子邮件、电子邮件欺骗、数据盗窃、数据处置/存储不当、未经授权的访问等。

5. 熟悉并了解临床信息学以及数据如何协助规划和模拟临床服务和实践路径，并有能力将患者和医疗保健系统的需求与数字平台中的可用数据联系起来。

6. 熟悉和了解数据收集要求，以支持临床编码和数据管理流程。

7. 能够使用数字工具（如语音识别听写、触摸屏界面或无线医疗设备）记录电子病历数据。

8. 有能力评估电子健康记录系统的结构和性能，并提供反馈以促进其持续发展。

9. 熟悉、了解并能够使用医疗机构各类数字化业务支持系统。

10. 熟悉并了解医疗保健数字系统（如电子病历、移动医疗应用程序）中临床决策支持系统工具所依赖的机器学习和人工智能算法。

（三）医务人员数字素养三层次模型高级层：C

医务人员数字素养高级层，即数字化创造力，标志着医务人员在数字化医疗领域的巅峰水平。到达这个层级的医务人员具备了独特的能力，能够根据不同的场景有针对性地选择适合的数字技术和采用不同的数字策略，以创造性地解决问题。在内部方面，这些医务人员展现出自信、创造力和批判性思维，能够灵活运用各种数字技术来提升自身的专业实践水平。举例来说，他们可以利用人工智能技术进行医学图像诊断和辅助决策，通过虚拟现实技术进行医学培训和手术模拟，以及运用大数据分析技术进行疾病预测和流行病监测。他们不仅仅是数字工具的使用者，更是数字技术的创新者和推动者，能够将数字化手段与医疗实践相结合，为患者带来更精确、高效率的医疗照护。在外部方面，处于高级层级的医务人员具备了一定的数字领导力，能够评估医疗系统的数字化成熟度,并制定相应的数字化转型战略。他们能够准确衡量员工和患者的需求,以实现数字化的包容性,同时能够引领文化变革管理战略,推动医疗机构向数字化转型迈进。他们的角色不仅仅是医疗专家,更是指导者、领导者、专家和改革者,能够引领整个医疗团队朝着数字化医疗的目标迈进。数字素养能力高级层的医务人员是医疗行业数字化转型的重要推动力量。这些具备数字化创造力的医务人员能够不断创新,将最新的数字技术应用于医疗实践中,提升医疗服务的质量和效率。他们的存在和发展将进一步推动医疗行业的数字化进程,为患者提供更加智能化、个性化的医疗服务,促进医疗领域的可持续发展。数字能力高级层本质上是一种数字发展能力,数字化创造力的提升是医务人员数字能力高级层的核心,它使得医务人员能够更加自信、创造性地运用数字技术来提升医疗服务的质量和效率,同时也使得他们具备了一定的数字领导力,能够推动医疗行业的数字化进程,为医疗行业的可持续发展提供有力的支持。医务人员数字素养高级层包含以下具体的能力要求:

1. 能够利用人工智能技术进行医学图像诊断和辅助决策。

2. 能够通过虚拟现实技术进行医学培训和手术模拟,以及运用大数据分析技术进行疾病预测和流行病监测。

3. 能够灵活运用各种数字技术来提升自身的专业实践水平。

4. 有能力与当地组织或周围数字医疗生态系统中的数字转型关键利益相关者建立关系。

5. 有能力为本部门的数字化治疗、移动医疗和数字化转型专题研究议程作出贡献。

6. 根据服务要求和目标人群需求评估数字化工具的能力。

7. 有能力根据明智的管理框架促进和/或领导数字化转型计划。包括道德责任、质量改进和评估、准则遵守情况、透明度、问责制等。

三、医务人员数字素养各层级的关系

在医务人员数字素养培育模型中,基础层、中间层和高级层三个层级之

间存在内在联系,相互影响并相互渗透。这种联系源于医务人员数字素养的培育是一个逐步积累和提升的过程。在基础层,医务人员需要掌握基本的计算机操作技能和信息素养,包括计算机基础知识、网络应用、信息检索和管理等。这些技能是医务人员数字素养的基础,也是中间层和高级层数字素养的前提。在中间层,医务人员需要进一步提升自己的数字素养,包括数据分析、信息安全、数字化医疗技术等方面的知识和技能。这些技能的掌握,可以帮助医务人员更好地应对数字化医疗领域中的挑战,提高医疗服务的质量和效率。在高级层,医务人员需要具备数字化创造力和数字领导力,能够运用各种数字技术进行创新和领导数字化转型。这需要医务人员具备创新思维、领导力和战略规划等方面的能力,以推动医疗行业的数字化进程,为医疗行业的可持续发展提供有力的支持。医务人员数字素养 ABC 层级能力模型是一个纵向体系,这个模型从基础层级能力到中间层级能力再到高级层能力,体现了对医务人员队伍数字素养的整体要求。高级层的数字素养基于中间层,中间层的数字素养基于基础层。高级层和中间层的数字能力是在掌握下一层级能力的前提下提升而成的。高级层和中间层的数字能力应是下一层级医务人员向往和学习的目标。通过这个纵向能力体系,医务人员可以评估自身的能力水平,定位自己的数字能力层级,并逐步提升自身的数字素养水平。

医务人员数字素养基础层、中间层、高级层三层发展模式形成了一种渐进化协同发展关系,构建了一个独特的"金字塔"式模型。这个模型中贯穿着两条主线,一条是基础层向高级层发展的"目标导向线",从合格数字医生、成熟数字医生、资深数字医生到领导型数字医生的发展层次;另一条是高级层对中间层和基础层的"辐射带动线"。这两条线索相互连接,构成了一个逐步协同发展的层级关系。在这个"金字塔"模型中,基础层是医务人员数字素养的起点,他们需要掌握基本的数字技能和工具应用。随着不断的学习和实践,他们逐渐进入中间层,拥有更深入的数字知识和技能,能够应对更复杂的数字任务和挑战。而高级层则是数字素养的巅峰,他们具备高级的数字技能和战略思维,能够在数字化环境中发挥领导和创新的作用。这个"金字塔"模型的特点是,高级层不仅是目标,也是带动力量。高级层的专业能力和领导力对中间层和基础层产生辐射效应,激发他们的学习动力和进取精神。同时,高级层也需要不断学习和更新知识,以适应快速变化的数字环境。这种渐进化协同发展的层级关系为医务人员提供了一个清晰的发展路径和目标导向。通过不断提升自身的数字素养,医务人员可以更好地适应数字化医疗环境,为患者提供更优质的医疗服务。

第三节　医务人员数字素养评价指标研究

随着新一轮数字革命的兴起,数字化技术正在医疗领域引发根本性的变革,精准医疗、远程医疗、手术机器人等正成为医疗服务的常态,医疗机构的数字化转型进程得到了显著加速。这一现象不仅推动了医疗服务模式的创新,也对医务人员的数字素养提出了更高的要求,毕竟医务人员的数字素养水平直接影响着医院数字化转型的进程。未来,医院发展走上"数据驱动、智能赋能"的数字化智能化道路成为必然趋势。医院的数字化转型其本质是人的转型,其最终目标指向人的数字素养提升。医务人员数字素养是指医务人员在数字化环境下,掌握和应用数字技术的能力和素质。随着医疗信息化的深入发展,数字化技术在医疗行业的应用日益增多,医务人员数字素养的重要性也越来越凸显。数字素养作为医务人员借助数字技术支持临床诊疗服务能力,能够帮助医务人员更好地胜任未来的医疗服务工作,推动医院数字化的创新变革。

研制医务人员数字素养评价指标体系、开展医务人员数字素养评价是了解医务人员数字素养水平的重要手段。中共中央网络安全和信息化委员会早在2021年发布的《提升全民数字素养与技能行动纲要》中就明确指出,要"建立符合我国国情的全民数字素养与技能发展评价指标体系""定期开展全民数字素养与技能发展监测调查和评估评价"。然而,尽管国家政策在宏观上对数字素养培育提供了政策支撑,但我国关于数字素养的研究起步较晚,目前尚未出台系统、完善的医务人员数字素养框架与评价指标体系。在实践中也缺乏对医务人员数字素养内涵的共识理解,对数字素养内涵诠释多以整体性描述居多,测评维度与具体指标系统建构也相对缺失,导致影响了医务人员数字素养培育的有效开展。鉴于此,本文基于医院数字化转型中主要数字应用场景,尝试构建一套针对医务人员数字素养评价指标体系,为了解评估医务人员数字素养提供客观依据,从而提升医务人员数字素养水平,最终助力我国医疗机构的数字化转型。

一、医务人员数字素养评价体系的构建原则

(一)医务人员数字素养测评指标体系构建应与数字社会保持理念一致

在构建医务人员数字素养测评指标体系时,确保其与数字社会的理念保持一致,是实现医疗行业数字化转型的关键。数字社会强调的是信息的自由流动、技术的广泛应用、数据的高效利用以及个体能力的全面提升。数字社会倡导开放的信息环境,医务人员的数字素养测评指标体系应包含对信息检索、处理、分析和共享能力的评估。这不仅要求医务人员能够熟练使用数字工具获取信息,还要求他们能够在保护患者隐私的前提下,有效地利用信息资源,促进医疗知识的传播和医疗质量的提升。数字社会强调数据的重要性,医务人员在临床决策中应能够利用数据分析工具,进行循证医学实践。测评指标体系应包括对数据理解、分析和应用能力的评估,确保医务人员能够基于数据做出科学合理的医疗决策。数字社会也重视数字的共享,医务人员数字素养测评指标体系构建应与数字共享社会产生共鸣,因此医务人员的数字素养测评应包括他们在数字环境中共享信息的意愿,与同事、患者及其他利益相关者沟通和协作的能力,特别是在远程医疗和多学科团队工作中的表现。这意味着在设计和实施医务人员数字素养评估时,应考虑到数字资源共享的重要性和价值。应当鼓励和促进医务人员进行医疗信息的互联互通,支持跨机构和跨地区的数据共享,以便更有效地整合和利用医疗资源。

在构建医务人员数字素养测评指标体系时,确保与数字社会保持理念一致的关键在于确立数字意识维度。数字意识是医务人员数字素养的基础,它是指医务人员对数字化技术的认知和理解能力,包括对数字化时代、数字化技术、数字化工具和平台等认知和理解能力,如对数字化技术的概念、特点、应用场景等的理解,对数字化时代的特点、趋势、影响等的认知和理解,对数字化工具和平台的功能、使用方法、优缺点等的认知和理解。在数字化时代,

医务人员需要具备数字意识,才能更好地适应数字化环境,掌握数字化技术,提高工作效率和工作质量。因此,将数字意识作为医务人员数字素养指标体系的一个重要维度,有助于提高医务人员的数字化素养,促进医疗信息化的发展和医疗服务的提升。

(二)医务人员数字素养测评指标体系构建应与数字教育发展匹配适应

在构建医务人员数字素养测评指标体系时,与数字教育的发展相匹配是至关重要的。数字教育不仅提供了获取数字知识和技能的途径,而且塑造了个体在数字环境中的学习能力和适应性。数字教育强调终身学习和知识更新,测评指标体系应反映医务人员对新兴数字技术的掌握程度,以及他们利用这些技术解决问题的能力。这包括对最新的医疗信息系统、远程诊断工具、电子健康记录等的熟悉程度和应用能力。数字教育鼓励批判性思维和创新性问题解决,测评指标体系应评估医务人员在面对复杂医疗数据时的分析能力,以及他们运用数字工具进行决策支持的能力。这要求医务人员不仅要能够操作技术,还要能够理解技术背后的原理和逻辑。

在构建医务人员数字素养测评指标体系时确保与数字教育发展匹配适应,就需要突出数字知识与技能维度的测评。数字知识与技能是医务人员数字素养的关键要素,它是指医务人员在数字化环境下所需的知识和技能,包括数字化工具和平台的使用能力,如医学信息系统、电子病历系统、医学图像处理软件等的使用能力;数据分析和处理能力,如医疗数据的收集、整理、分析和应用能力等。数字知识与技能是医务人员数字素养的核心,它对医务人员在数字化环境下的工作能力和职业发展具有重要的影响。因此,将数字知识与技能作为医务人员数字素养指标体系的一个重要维度,有助于提高医务人员的数字化素养,推动医疗信息化的发展和医疗服务的提升。

(三)医务人员数字素养测评指标体系构建应与数字技术创新共同发展

在构建医务人员数字素养测评指标体系时,与数字技术创新的共同发展也是非常重要的。数字技术创新是推动医疗行业进步的核心动力,而医务人员的数字素养则是实现这些创新在医疗实践中有效应用的关键。随着数字技术的快速发展，医务人员需要具备快速适应新技术的能力，这表现在测评指标体系是对医务人员学习新技术、应用新工具的能力和速度的评估，确保他们能够及时掌握并有效利用最新的医疗技术。同时，数字技术创新不仅仅是技术的更新，还包括对现有流程和方法的改进。测评指标体系应鼓励医务人员发展创新思维，评估他们在面对医疗挑战时提出创新解决方案的能力，以及他们在实践中实施这些创新的能力。医疗领域的数字技术创新往往涉及多种技术的整合应用。测评指标体系应考察医务人员在整合不同技术资源、优化医疗流程方面的能力，以及他们在跨学科团队中推动技术整合的领导力。总之，随着数字技术的不断进步，测评指标体系应涵盖对新兴技术如人工智能、远程医疗、电子病历系统等的应用能力评估，以及对技术发展趋势的敏感性和创新能力的考察，评估他们在学习过程中的积极性和创新性。

在构建医务人员数字素养测评指标体系时确保与数字技术创新共同发展，要求将数字化学习与创新作为医务人员数字素养指标体系的一个重要维度，旨在增强医务人员的学习力、创新力和团队协作能力。数字化学习与创新是医务人员数字素养的重要方面，它是指医务人员在数字化时代通过学习和创新来不断提升自身能力和适应数字化环境的能力。这主要包括持续学习能力与创新思维能力两个方面，持续学习能力是指医务人员需要不断学习新的医疗知识和技术，以跟上医学科技的发展和进步。通过数字化学习，医务人员可以利用在线教育平台、数字化学习资源等获取最新的医学知识和技能，提高自身的专业水平。创新思维能力是指数字化时代提供了许多创新的机会和工具，医务人员需要具备创新思维和创新能力，以应对医疗领域的挑战和问题。通过数字化创新，医务人员可以提出新的医疗解决方案，改善医疗服务质量和效率。在快速发展的数字化时代，医务人员需要具备持续学习和创新的能力，以适应不断变化的医疗环境和技术需求。

（四）医务人员数字素养测评指标体系构建应与数字伦理建设同向并进

医务人员数字素养测评指标体系的构建不仅需要关注技术能力和知识水平的提升，更应当与数字伦理建设紧密结合，确保医务人员在数字化医疗实践中能够遵循伦理原则，保护患者权益，促进医疗服务的健康发展。构建医务人员数字素养测评指标体系必须确保与数字伦理建设同步发展,这是因为数字素养并非单纯的技术展现,它更体现了医务人员在数字环境中对行为规范和道德责任的深刻理解和恪守。数字伦理的建设旨在引导医务人员在运用数字技术提供医疗服务时,既要发挥技术的优势,又要恪守伦理原则,确保患者的权益得到充分保障。

在构建医务人员数字素养测评指标体系时确保与数字伦理建设同向并进,要求测评指标体系应当包含对医务人员在处理和共享患者信息时的伦理行为的评估。这涉及对患者隐私的尊重、数据保护措施的执行以及对信息安全的认识。医务人员应当了解并遵守相关的隐私保护政策和法律法规,如HIPAA(健康保险流通与责任法案)等,确保在数字化医疗环境中,患者的个人信息不被滥用或泄露。其次,测评指标体系还应关注医务人员在使用数字技术时的道德判断能力。随着人工智能、大数据等技术在医疗领域的应用,医务人员面临着越来越多的伦理选择和挑战。例如,在利用患者数据进行研究或开发新的治疗方法时,如何平衡创新与伦理的关系,如何确保患者的利益不受损害,这些都是测评体系需要考虑的内容。再次,测评指标体系应当鼓励医务人员积极参与数字伦理的讨论和建设。通过持续的教育和培训,提高医务人员对数字伦理重要性的认识,培养他们在面对数字化医疗实践中的伦理问题时,能够做出合理判断和决策的能力。

二、医务人员数字素养评价指标选取原则

本研究所构建的医务人员数字素养评价指标主要遵循科学性、全面性、典型性、专业性和通用性这五项原则。

(一) 科学性原则

科学性原则是任何素养评价指标构建的前提性原则,构建医务人员数字素养评价指标也不例外,须要遵循科学性的原则。在评价指标的选取与设计、筛选与验证、权重计算、数据选取、整理计算等方面,都需要建立在科学合理的基础上。评价指标之间的内涵与外延明确是基本要求,一旦出现意思模

糊外延交叉则会影响后面评价结果的客观性,因此要求数字素养评价指标能够较好地描述清楚医务人员数字素养各个维度的准确涵义,从逻辑思维角度对各个指标进行选择与划分。此外,评价指标的应用也需要考虑实际情况,避免过于理论化,应用时要具有可操作性和实用性,确保评价指标尽可能反映医务人员数字素养的客观现状,为提高医务人员数字素养水平提供有效的参考和指导。在评价指标的选取与设计时,本研究参考了国内外数字素养文献基础上,分析比较现有成熟的数字素养框架,提取各个数字素养框架的内容生成词云图,重点关注那些高频的数字素养相关词汇,同时咨询请教数字素养相关领域的专家学者,多次修正评价指标使之完善。本研究在评价指标的筛选、确认和权重分配上,主要运用了变异系数、平均重要性评分以及模糊数学的方法。同时,采用因子分析技术对评价指标进行了验证和权重的计算,最终得到了科学可靠的医务人员数字素养评价指标。这样的方法保证了评价指标的科学性。

(二) 全面性原则

数字素养作为人综合素质水平的体现,其评价指标应遵循全面性原则。全面性原则要求评价指标体系应该涵盖医务人员数字素养的各个重要层面,以系统全面地反映其基本内容。我们构建的评价指标不仅考虑了数字素养在知识、技能、态度、价值观等不同层次上的表现,还考虑了医务人员在数据分析、交流协作、数字伦理、数字创新等横向截面上的素养水平。在构建评价指标时,我们同时考虑了"深度"和"广度"因素。在深度方面,我们主要借鉴了教育部发布的《教师数字素养》中的五大能力维度作为一级指标。而在广度方面,我们参考了欧盟数字能力框架 DigComp 2.2 和《英国联合医疗专业人员数字能力框架》的二级指标。

(三) 典型性原则

在构建医务人员数字素养评价指标时,指标的数量并非越多越好。因为指标过多一方面会导致指标重复、数据处理难度增大,另一方面也会过于泛化医务人员数字素养。为了用尽可能少的指标但能最大程度反映医务人员的数字素养水平,本文筛选指标时排除了那些关联性较高的选项,优先选择了具有典型意义和代表性的指标,这样的方法可以确保评价指标的有效性和可靠性。为了确保其典型性和代表性,本研究重点以欧盟数字能力框架DigComp 2.2和英国联合医疗专业人员数字能力框架为基础构建指标参考框架。该框架包括了医务人员数字素养的各个重要层面,能够系统全面地反映医院数字化转型对各类医务人员数字素养的要求。为了排除关联性强的指标,我们首先咨询了数字素养领域的专家学者,他们指出了哪些指标需要合并,并给出了合并的理由。接下来,为了确保有效性和可靠性,我们应用统计技术中的因子分析法,发现数据中存在的相关性,并提取出具有代表性的公共因子,然后加以验证。我们将这些高维度的原始数据进行分析简化,分析其所涵盖的领域及其相关性,医务人员的数字素养水平评价指标通过因子来反映,每一个指标对应设计的因子有显著载荷,无关的因子则没有显著载荷,做到用尽量少的评价指标来实现医务人员的数字素养水平的确切测量,同时也能够准确地反映医务人员的数字素养水平。

(四) 专业性原则

不同主体的数字素养评价指标存在差异。在医疗行业中,医务人员数字素养评价指标与教师数字素养、图书馆员数字素养等存在较大差异。这是因为医疗行业的特殊性质决定了医务人员需要具备特定的数字素养技能,如医学知识的获取和应用、医疗信息系统的使用、医学数据的分析和处理等。因此,在医疗行业中,数字素养评价指标需要更加注重医学知识和技能的应用,以及医疗信息系统的使用和管理。同时,由于医疗行业的特殊性质,医务人员数字素养评价指标还需要更加注重医疗信息的安全和保密,以及医疗信息系统的可靠性和稳定性。因此,构建医务人员数字素养评价指标,需要遵循专业性原则,需要更加注重医学知识和技能的应用,以及医疗信息系统的使用和管理。与其他数字素养评价指标比较,医务人员数字素养的评价指标具有鲜明的专业性。我们将医务人员和数字素养作为两个核心关键词,紧密围绕这两个关键词来选择相关的评价指标,在评价指标的三级指标选取方面,本研究重点参考英国联合医疗专业人员数字能力框架内容,选择设计尽可能符合医学场景的数字技能选项。

（五）通用性原则

鉴于医疗领域内存在临床医学、医学检验、药学、护理、口腔、医学影像、生物技术、卫生事业管理等不同专业，不同专业和岗位对医务人员数字素养的要求各不相同。这使得医务人员的数字素养具有复杂性，人们对于医务人员数字素养的认识也存在差异。即使在同一领域内，对医务人员数字素养的评价指标也可能存在差异。因此，为了确保医务人员数字素养评价的准确性和可比性，我们需要构建一个通用性的评价标准。通用性标准可以为不同专业和岗位的医务人员提供一个共同的参考框架，使得他们在数字素养方面的发展能够更加系统和有针对性。通用性标准还可以促进不同领域内的医务人员之间的交流与合作。通过统一的评价标准，医务人员可以更好地理解彼此的数字素养水平，从而更好地协同工作，提高医疗服务的质量和效率。为了确保通用性标准的制定，本研究广泛征求医疗领域内的专家、学者和从业人员的意见和建议，他们的专业知识和实践经验为构建评价指标提供宝贵的参考。同时，我们还需要借鉴国际上已有的相关标准和指南，结合国内医疗行业的实际情况，制定出适用于我国医务人员的数字素养评价指标。此外，通用性标准的制定还需要注重灵活性和可持续性。随着医疗行业的不断发展和技术的不断更新，医务人员的数字素养要求也会不断变化。因此，评价指标需要具备一定的灵活性，评价标准也需要定期进行评估和更新，以确保其与时俱进，保持可持续性，以适应行业的发展和变化。

三、医务人员数字素养评价量表编制

数字素养测评量表是用于评估个体在数字化环境中的技术能力、信息处理能力和创新能力的工具，旨在帮助评估者了解个体在数字素养方面的水平，从而为教育、培训和职业发展等提供参考和指导。当前国外常用的数字素养测评量表有用于评估学生的 PISA 数字素养测评、用于评估中学生和教师的 ICILS 数字素养测评和用于评估儿童和青少年的 DQ 数字素养测评等。这些测评主要从数字信息处理、数字沟通、数字安全、数字创造和数字批判等方面评估个体在数字化环境中的能力水平。国内相关的测评主要以教育信息化水平评估(CEIS)和学生信息素养评估(CSIL)为主,主要关注学生在信息搜索、信息评估、信息创造和信息共享等方面的能力。针对医务人员的数字素养测评量表尚待开发。

(一) 基于国外成熟的数字素养能力框架的医务人员数字素养量表编制

本文借鉴欧洲数字能力框架(DigComp 2.2)和英国联合医疗专业人员数字能力框架,设计开发适合医务人员的数字素养测评量表。分别从信息域、交流协作域、内容创建域、隐私安全域和问题解决域 5 个维度建立 25 个能力要素,形成医务人员的数字素养能力评估指标体系,见表 4 - 1。问卷主要分为两个部分:第一部分是医务人员的基本信息,如性别、年龄、学历、岗位、职称、医院级别等选项;第二部分是数字素养的测量项,首先对数字素养内涵及各项指标做了简要的说明。其次设置了测量个体数字素养能力的 25 个题项。使用 Likert 五点量表,提供"非常不符合"至"非常符合"五个等级选项,受访者需根据个人实际情况评分,分数越高,反映数字素养能力越强。

表 4 - 1　医务人员数字素养能力测评量表的测量题项

维度	测度项	问　　项
信息域	XX1	您经常搜索医疗相关的在线信息
	XX2	您在评估找到的医疗信息的可靠性和有效性方面有足够的信心
	XX3	您熟悉如何使用电子医疗记录系统来存储和检索患者信息
	XX4	您经常使用一些数据工具或方法来帮助分析和解释医疗数据
	XX5	在处理复杂的医疗数据时,您经常感到困惑或不安
交流协作域	JL1	您使用诸如电子邮件、社交媒体等数字工具与同事、患者或其他医疗保健专业人员进行沟通
	JL2	您使用在线平台或工具进行医疗知识的学习和分享,例如丁香园、用药助手、医学百科等
	JL3	您曾参与过线上的医疗团队会议或者项目的协作
	JL4	在与他人在线沟通时,您注意自己的网络礼节和专业行为
	JL5	您了解如何在网络中适当地表达自己的观点和想法

维度	测度项	问 项
内容创建域	CJ1	您认为在医疗领域,数字内容的创作和分享有非常重要的价值
	CJ2	您经常使用数字工具或平台来创建、编辑或发布医疗相关的内容(如病例报告、教育材料等)
	CJ3	您有过为医疗网站或博客贡献内容(如撰写文章、帖子等)的经历
	CJ4	您曾经制作过健康教育相关的电子材料或者在线教学或培训课程
	CJ5	您了解如何在文章或报告中引用网络上的医疗资源和保护知识产权
隐私安全域	YS1	您熟悉并能自觉遵循医疗数据的法律和伦理规定
	YS2	您使用强密码来保护相关医疗平台的账号,并且定期更新以提高安全性
	YS3	您了解如何识别和避免网络钓鱼、恶意软件和其他网络威胁,以保护您的计算机或移动设备
	YS4	您知道如何在社交媒体和在线平台上保护自己和患者的隐私
	YS5	您知道在发生数据泄露或其他安全问题时如何采取应对措施,以减少进一步的风险
问题解决域	JJ1	您曾使用过数字工具或技术来解决医疗问题或挑战,如远程医疗、人工智能等
	JJ2	您知道如何筛选和过滤网络上的医疗信息,以做出更好的决策或解决问题
	JJ3	您在使用数字工具或平台方面有一定的自主解决问题能力,在遇到问题时能够找到合适的解决方案
	JJ4	您了解如何使用电子健康记录系统来优化疾病的管理、改进诊疗方案和服务
	JJ5	您知道如何利用网络资源来持续的提升自己的职业技能和找到合适的专业发展方向

(二) 基于国内数字素养能力框架的医务人员数字素养量表编制

为了增强教师在数字化教学环境中的能力和促进其专业成长,教育部于 2022 年推出了一项新的行业标准,即教师数字素养框架。该框架明确了教师应具备的五大核心能力：数字化意识、数字技术知识与技能、数字化应用实践、数字社会责任以及持续的专业发展。这些能力涵盖了教师在信息技术运用、数字资源的有效使用、在线教学方法以及培养学生数字素养等方面所必需的知识和技能。教育和医疗行业都是数字化转型的关键领域，对从业人员的数字素养有着较高的要求。鉴于这两个领域在追求数字化卓越方面的共通性，本文借鉴了教师数字素养框架的五大核心维度，并结合医疗行业特有的数字化技术应用场景和技能需求，开发了一套适用于医务人员的数字素养评估工具。这一量表旨在为医疗专业人员提供一个全面的数字能力评估和提升指南，以适应不断演进的医疗信息技术环境。如表4-2所示。

表4-2　医务人员数字素养能力测评量表的测量题项

一级变量	二级变量	题号	问　项
数字化意识与态度	数字意愿	1	我愿意参与数字技术相关的培训和学习
		2	我在日常工作中总是主动使用数字工具
		3	我愿意向同事推荐使用新的数字医疗工具或应用
	数字态度	4	我认同数字技术在改善医疗服务质量方面的重要性
		5	我信任数字技术在保护患者隐私和数据安全方面的作用
		6	我对医疗行业推广应用数字技术持积极态度
数字技术知识与技能	数字知识	7	我了解熟悉计算机相关技术的基本组成和基本操作方法
		8	我了解相关专业数据的基本概念、数据处理流程和数据分析方法
		9	我了解可以从哪些平台或途径检索到所需要的信息
	数字技能	10	我能够从庞大的数字信息中筛选出所需要或者正确的信息
		11	我能够通过一些数据分析方法对数字信息进行挖掘和加工，如机器学习、深度学习等
		12	我能够对数字信息的分析结果进行正确解读和可视化分析

一级变量	二级变量	题号	问　　项
数字化应用	一般应用	13	我知道如何通过数字工具如即时通讯软件、视频会议等，和同事、患者进行交流互动
		14	我知道如何运用数字设备和数字资源进行医疗数据的收集、整理和分析
		15	我知道使用数字工具创作和发布不同的数字内容和信息
	专业应用	16	我能够熟练使用电子病历等相关系统记录患者信息，如诊断、治疗计划、健康结果等
		17	我能够通过远程医疗平台为患者提供远程咨询和治疗服务
		18	我能够使用移动医疗应用程序（如患者监测、药物管理等）来辅助日常医疗工作
数字社会责任	隐私安全	19	我能够在数字环境中保护自己和患者的隐私，防止隐私泄露和过度利用
		20	我能够在日常生活和工作中识别和防范潜在的网络安全威胁
		21	我能够通过使用强化密码管理、设置访问权限等方式保护数字信息安全
	数字法律	22	我能够尊重知识产权，通过合法途径使用正当方式获取和共享数字内容
		23	我熟悉并能自觉遵循医疗数据的法律和伦理规定，如HIPAA或其他医疗隐私法规
		24	我能够在使用数字技术参与网络数字生活时严格遵守相关的网络法律法规
专业发展	终身学习	25	我能够积极主动地利用在线课程、远程教育等数字资源进行专业知识的更新和拓展
		26	我能够利用网络平台进行医学科普和推广我的研究成果
		27	我能够持续跟踪最新的医疗科技进展和数字健康发展趋势
	数字创新	28	我能够对数字资源、工具和实践结果进行批判性的反思，多角度地分析问题
		29	我能够将新旧数据、内容进行综合利用，创造数据和内容的新价值
		30	我能够使用数字工具或技术来解决医疗难题或挑战，如远程医疗、人工智能等

第五章
基于胜任力视角的医务人员数字素养目标群体分类研究

第一节　胜任力理论

一、素养、胜任力等相关概念

(一) 素养的内涵

素养从词源上考证,中西不同的文化语境下有不同的含义,在东方,素养是个体综合素质的集中体现,它涵盖了道德品质的高尚、外在形象的得体、知识水平的丰富以及在实际工作中展现出的各种能力。可见素养既有各种习得的技能之义,还有修养、涵养和气度的意思。《汉书·李寻传》有句名言:"马不伏枥,不可以趋道;士不素养,不可以重国。"意为如果马匹未能获得充分的休息时间,它们就无法在道路上快速奔驰;同样,如果人们没有足够的能力,国家也无法实现强盛,这里的"素养"一词是知识能力气度之义。在西方文化语境中,literacy 源自拉丁语 litera,有"字面、文字"之意,故传统的literacy 是指识字、阅读、有文化的意思。在英国《剑桥国际英语词典》,素养是指一种读写能力(an ability to read and write),而美国《韦氏英语词典》则把"素养"视为"读写能力的质量状况"(the quality or state of being literate),可见早期西方"素养"一词更多与基本的读写能力相关。

随着时代的不断演进,"素养"这一概念的内涵已经远远超出了传统的读写能力范畴,逐步拓展为素养是一种通过环境的影响、教育的培养以及个人的积极实践逐步形成的内在稳定的心理品质,其更多强调"教育、培养和训练"之意,素养是可以通过训练与实践而获得的能力与技巧,是人能够通过教育发展和实现的。如果说素质更多是人能力的静止状态的话,素养更多侧重修养时体现出在其形成过程中的动态性,通过抚育、教导、陶冶、锻炼、学习以逐渐增强完善。素养发展到今天,那些具备解读、反思和应用某事物的能力,并且能够帮助个体适应社会的能力,亦可称为素养。人们经常把素养一词与文化、人文、科学、信息、数字等结合起来,描述人们所具备的各类品质。

(二)胜任力的内涵

《庄子·秋水篇》中提到了"胜任"一词:"犹使蚊负山,商蚷驰河也,必不胜任矣。"这句话的意思是指力量有限,无法胜任负重或快速行动。人们普遍把胜任理解为能力素质,是指能与某职业岗位相匹配的能力特质。胜任力的内涵更多受到西方文化语境的影响。在西方,competence 被阐释为"能够做好某件事情的能力",如牛津词典描述为"the ability to do something well",意为能够以令人满意或最优方式做某件事情的能力。随着胜任力在人力资源管理领域的广泛应用,competence 不仅仅是一般做事的能力,而更多指向于具体职业岗位工作的先决条件或资格。胜任力最有代表性的定义是美国学者(David McClelland)提出的,他将胜任力定义为"与工作或工作绩效直接相关的知识、技能、能力、特质或动机等,能够较准确地预测个体的实际工作绩效"。发展的今天,胜任力是一种与特定职业岗位紧密相关的综合技能,已成为人们的共识。美国管理协会把胜任力定义为:"在特定工作中所需的相关知识、技能、动机、特质、形象和社会角色,以实现卓越绩效。"[1]国际培训、绩效和指导标准委员会发布了胜任力的权威定义,认为胜任力是"由相关知识、

---

[1] 郑旭东. 面向我国中小学教师的数字胜任力模型构建及应用研究[D]. 华东师范大学,2019.

技能和态度构成的综合集合,使个人能够有效地执行特定职业或职能的活动,并达到或超越特定专业或工作环境的预期标准"。胜任力和素养本质上的区别在于,如果我们将素养(literacy)理解为一种普遍或基本能力的特征,那么胜任力(competence)则涉及到与特定职业或领域紧密相关的、关键的、核心的以及高级的能力特征,是能把某岗位中表现优异者和表现一般者区别开来的个体深层稳定持久的能力特质,而且这种能力特征是可以被预测和测量的。著名美国学者斯宾塞(Spencer)指出,胜任力是"能可靠测量并能把高绩效员工区分出来的潜在的深层次特征"。此外,胜任力是一系列综合能力和特质的总和,它与特定职位的要求紧密相连。胜任力的目标是在职业岗位上应对并解决相对复杂的难题,实现卓越目标或取得优秀工作绩效。因此,胜任力也具有竞争力的含义。可见,从"技能"到"素养",再到"胜任力",胜任力是对素养的进一步发展,表明人们在现代科学技术不断发展的社会不断发展的适应力与竞争力。为了更好地研究组织所需的胜任力,挪威学者诺德豪格进一步进行细化研究,分别从通用胜任力、可迁移胜任力和专业胜任力展开:通用胜任力是组织内所有成员应具备的能力,它体现了组织的核心价值观和文化特质;可迁移胜任力是指适用于特定性质和层级职位的能力,这类能力在不同岗位间具有可转移性,如管理能力和领导能力;专业胜任力则是依据具体专业岗位划分的专门能力,它具有独特性。

二、能力素质模型

能力素质模型(Competence Model)是胜任力理论的核心,又称为胜任力模型。在美国学者麦克利兰看来,胜任力模型包括了一系列相关的知识、态度和技能要素,这些要素是决定个人工作表现的关键因素。这些胜任力可以通过有效的评估标准来衡量,并且可以通过培训和个人发展过程不断地进行提升。而根据吉尔福德的观点,胜任力模型不仅是那些能够把表现卓越者与表现普通者区分开来的动机、特质和能力,还是符合特定工作岗位需要的一组行为特征。换句话说,胜任力模型是指在特定岗位上表现出色的个人所应具备的胜任特征结构,它包括了完成特定任务所需的胜任特征或能力要素的综合体。目前构成胜任力模型的技能组合普遍认为是，知识、技能、动机、特质和自我概念五个方面。知识是指个人在特定领域或职位上所需的专业信息，而技能则是指在特定领域或职位上完成任务的能力，是个人综合运用知识做好某项具体工作的能力。动机是个体持续渴望并付诸行动的内在驱动力，它是激发人们思考和产生想法的动力，驱使人朝着特定目标行动。特质是人们对情境和信息的习惯反应，其背后是个人人生态度和价值观在行为方式的体现。自我概念作为一个更高级别，包括个体的态度、价值观以及对自身形象的认知。组成胜任力模型的这五个要素，彼此相互关联，共同构成了个体在特定工作中取得优异绩效所需的能力特征。

当前，具有代表性的能力素质模型主要有冰山模型、洋葱模型和胜任力金字塔模型，其中冰山模型和洋葱模型应用最为广泛。

（一）冰山模型

冰山模型是由美国知名心理学家麦克利兰（McClelland）创立的，他将人的素质模型形象地比喻为一座冰山，用于解释个体行为背后的动机和驱动力。麦克利兰将个体的行为分为可见的表层行为和不可见的潜在动机两个层次，类比为冰山的表面和潜藏在水下的部分。露出水面的冰山部分代表了表象层面，它包括人的知识与技能，容易被感知，如工作表现、沟通方式等可以直接观察到的行为。冰山水下的部分是我们所指的潜在的特征，如个体内部的心理需求、动机和价值观，它们驱动着个体的行为，但通常不容易被外界观察到。冰山从上到下的深度差异表示被感知的难易程度不同，向下越深越不容易被挖掘与感知。由此麦克利兰主张潜在动机是个体行为的核心，它们对个体的行为产生了深远的影响。这些潜在动机包括三个基本需求：成就需求、权力需求和友谊需求。成就需求是个体内在的动机，驱使人们追求成功、面对挑战并实现成就感。权力需求是指个体追求影响他人、掌握资源和控制情境的内在驱动力。友谊需求是指个体追求与他人建立亲密关系、获得认同和归属感的内在驱动力。

麦克利兰的冰山模型理论为人们提供了一种深入理解个体行为背后动机的框架，通过将行为分为表层和潜在层次，该模型强调了潜在动机对行为的重要性,使我们能够更全面地理解个体的行为模式和动机驱动力。这一模型的不足在于一是潜藏在冰山下的潜在动机是不可见的,往往很难直接观察和测量,因此在实际应用中可能存在一定的主观性和不确定性。二是该模型将个体的动机归纳为三个基本需求,可能无法完全涵盖所有个体的动机多样性和复杂性。此外,该模型并未考虑到外部环境对个体行为的影响,而行为往往是由个体内部动机和外部环境因素共同作用的结果。可见麦克利兰的冰山模型理论虽然为我们理解个体行为背后的动机提供了一个有用的框架,但在实际应用中需要结合其他理论和方法,以更全面地解释和理解个体行为。

(二)洋葱模型

理查德·博亚特兹(Richard Boyatzis)则把人的素质模型生动地比喻为剥开洋葱的过程,由此提出了洋葱模型理论。他主张认识一个人就像是剥一颗洋葱,外层是相对很容易,越往内里剥,越难以知道,通过洋葱的层层剥开的过程,可以定位到胜任力的核心要素。知识、技能、自我形象、社会角色、态度、价值观、个性和动机等因素按照从外到内的方式分布,里面最核心的是动机,如层层包裹的洋葱一样,形成紧密的结构。对比冰山模型,洋葱模型将特质与自我概念进一步分解,分为自我形象、社会角色、态度、价值观、个性。自我形象是指对人自身具备知识和技能的自我表达;社会角色是指个人在所属团体或组织中被接受和认可的一系列行为准则,这些准则反映了个人在特定社会环境中所扮演的角色和责任。态度是个体在自我认知、价值观以及所承担社会角色等多重因素交织影响下,通过外在行为、言语及选择所展现出的一种综合性心理倾向。不同的人对同一事物认知不同反应也不同,个性是指个体在面对外部环境和接收各类信息时,所展现出的一种独特且一贯的行为反应模式、心理倾向及显著特征。知识和技能构成了个人能力的表层,如同冰山露出水面的部分,显而易见且易于被外界所观察和评价。相比之下,自我形象和所扮演的社会角色则位于更深的层次,类似于洋葱的中间层或冰山水下较浅的区域,它们虽不如知识和技能那样直接显露,但在塑造个人身份和行为模式上扮演着重要角色。而位于最内层、最为核心的部分,则是动机与个性,这相当于冰山深藏于水下、最为隐秘且难以触及的底层。动机驱动着个人的行为选择,是个体行动的内在力量;而个性则是个人独特的心理特征和行为倾向的总和,它深刻影响着个体如何感知世界、如何与他人互动以及如何在各种情境下做出反应。这一层次的内容,往往需要深入的了解和自我探索才能被揭示。这两种模型对比来看,洋葱模型凸显了个人的核心素质或基本素质,这一特征与冰山模型一样。不同于洋葱模型理论,冰山模型分类的层次更多,更能详细阐释素质之间的相互联系,同时也更加强调了显性素质与隐性素质之间的联系。两个模型都提供了不同的视角和理解个体行为的框架,可以相互补充和丰富我们对个体行为的理解。

三、胜任力理论与医务人员数字素养之间的契合性

基于胜任力理论探讨医务人员数字素养研究具有较好的适切性,体现在以下几方面:

第一,不少学者尝试将胜任力理论运用于素养教育领域,探讨信息胜任力、数字胜任力、数智胜任力等评价指标、框架研究和模型构建等,可见胜任力理论对分析数字素养问题具有适切性,也为医务人员数字素养培育提供了较为适合的理论和分析视角。考虑到胜任力主要用于评估个体在特定环境中与岗位需求的匹配程度,以衡量其自身能力,运用胜任力理论有助于我们探索医务人员数字胜任力的关键要素和结构维度,从而为数字素养培训提供较为精准的培育目标。确保培训的实效性需要科学而准确地了解医务人员的真实培训需求,以及需要培训的关键领域和问题。通过运用胜任力模型理论,构建医务人员数字素养评价指标可以有效地弥补传统培训调查不能充分挖掘员工需求和想法的不足之处,可以有效评价接受培训的医务人员的数字技能,针对其数字素养不足之处,拟定培训内容及所需目标。

第二,胜任力理论与数字素养二者的目标趋于一致。胜任力作为个体在特定领域或工作环境中成功完成任务所需的知识、技能和能力,强调了在特定职业领域中实现成功所必需的技能和素养。数字素养正是众多技能和素养中的一类,是数字时代对医务人员提出的新素养。医务人员数字素养是指医务人员在数字化医疗环境中有效地应用信息技术、数字工具和数据管理技

能,以提高医疗服务质量和安全性。运用胜任力理论分析数字素养,能更好地结合医疗领域数字化转型对不同医疗岗位提出的新挑战,阐释不同目标群体的数字素养具体要求。伴随数字技术应用医疗服务的广度和深度的发展,线上挂号、电子就诊、医疗影像、智慧病案、远程医疗等运用推广和越来越多的医疗大数据深度融入健康管理、科研数据、医院管理等方面,这些都对医务人员的数字素养提出了新挑战,医务人员需要掌握数字技术,以有效地处理患者数据、医疗记录和医学图像等信息,从而提供更好的医疗护理。基于工作范畴的变化、工作要求的不同,医务人员数字素养要不断随着数字技术的加速发展适应外部环境的变化,更加注重数字素养的培养提升,这是医院数字化转型不断向前发展的关键要素。培训和发展是提高胜任力的一种途径,探讨如何通过胜任力培训来提高医务人员的数字素养水平以满足现代医疗环境的需求,是当前研究的热点。

第三,胜任力理论与数字素养二者的研究内容和要素是相通的,二者都侧重从知识、技能和态度几个层次讨论岗位胜任力和数字素养。知识层面,胜任力理论强调知识的重要性,数字素养研究也注重医务人员对数字技术的了解和运用能力。医务人员需要具备相关的数字知识,包括医院信息系统、远程医疗等方面的知识。胜任力理论和数字素养研究都关注医务人员在数字领域的知识水平,因此二者在知识层面上是相通的。技能层面,胜任力理论认为技能是胜任力的重要组成部分,数字素养研究也强调医务人员在数字技术方面的技能。医务人员需要具备操作医疗信息系统、运用数字工具进行诊断和治疗等技能。胜任力理论和数字素养研究都关注医务人员在数字技术方面的技能发展,二者在技能层面上存在相通之处。态度层面,胜任力理论强调个体的态度对于胜任力的发展和表现具有重要影响,数字素养研究也关注医务人员对数字技术的态度。医务人员需要积极主动地接受数字技术的应用,并持续学习和适应数字化医疗环境。胜任力理论和数字素养研究都强调医务人员在态度层面上的积极性和适应性,因此二者在态度层面上是相通的。可见,胜任力理论与数字素养研究在知识、技能和态度几个层次上都存在相通之处,胜任力理论提供了一个框架来理解医务人员在数字素养方面的发展和表现,可以为数字素养研究提供理论支持和指导。此外,胜任力理论和医务人员数字素养之间具有共同的研究元素,包括技能,如沟通、协作、问题解决、决策能力和信息管理。这些共同元素在胜任力理论中被认为是成功的关键要素,在医务人员数字素养中也是至关重要的。

总之,胜任力理论与医务人员数字素养研究之间具有较好的契合性。在数字化医疗领域中,医务人员需要具备特定的胜任力来成功应对挑战。基于胜任力理论研究医务人员数字素养,有助于深化对医务人员数字素养培训和发展的理解,以提高医疗服务的质量和效率。

第二节 医务人员数字素养胜任力模型设计

一、智能时代对不同医疗群体数字素养总体要求

《提升全民数字素养与技能行动纲要》明确指出,在未来的数字化时代,全民数字素养与技能的提升是提高社会公民竞争力的核心要素。根据纲要,到 2025 年,我们将显著提升全民的数字化适应能力、胜任能力和创造力,使全民的数字素养与技能达到发达国家水平。而到 2035 年,我们将基本建成数字人才强国,全民的数字素养与技能等能力将达到更高水平,高端数字人才将发挥引领作用,数字创新创业将蓬勃发展,为建设网络强国、数字中国和智慧社会提供有力支持。这些无不凸显了数字素养对未来社会公民竞争力的重要性。另一方面,医疗领域更是高度数智化的行业,具备一定水平的数字素养是适应未来智能化医疗工作环境的关键,这表现在几个方面:从技术应用的普及看,医疗领域的数字技术应用日益普及。例如,医疗信息系统、电子病历、远程医疗等数字工具和技术已经成为医疗工作中不可或缺的一部分。医务人员需要具备数字素养,才能熟练地操作这些技术工具,提高工作效率和质量。从数据驱动的医疗决策看,在数字化医疗环境下,大量的医疗数据被收集和存储。医务人员需要具备数字素养,才能有效地分析和利用这些数据,进行准确的医疗决策。数字素养使医务人员能够理解和解读数据,从中

获取有价值的信息,为患者提供更好的医疗服务。从智能化医疗工具的应用看,人工智能和机器学习等技术在医疗行业的应用正变得越来越普遍。例如,智能诊断系统、辅助决策系统等工具可以帮助医务人员进行疾病诊断和治疗方案选择。医务人员需要具备数字素养,才能与这些智能化工具进行有效的交互,确保其正确使用并理解其结果的可靠性。从持续学习和适应能力看,医疗领域的数字技术和工具不断更新和演进,医务人员需要具备数字素养,以便持续学习和适应新的技术和工具。数字素养使医务人员具备了快速学习和适应的能力,能够跟上医疗领域的发展和变化,为患者提供最新的医疗服务。可见,医疗行业作为一个高度数智化的行业,对医务人员的数字素养提出了更高要求与挑战,良好的数字素养保障医务人员能够熟练操作数字技术工具,分析和利用医疗数据,应用智能化医疗工具,并具备持续学习和适应能力,这些都是医务人员在未来医疗工作中不可或缺的能力,也是提供高质量医疗服务的基础。

智能时代对不同医疗群体的数字素养有着总体要求。第一,医务人员群体。医务人员是医疗领域中最重要的群体之一,他们需要具备较高的数字素养。首先,医务人员需要熟练掌握医疗信息系统、电子病历等数字工具的操作,以提高工作效率和准确性。其次,医务人员需要具备数据分析和利用的能力,能够从大量的医疗数据中提取有价值的信息,为患者提供更好的医疗服务。此外,医务人员还需要了解和应用人工智能、机器学习等技术,与智能化医疗工具进行交互,进行疾病诊断和治疗方案选择。总体而言,医务人员需要具备数字素养,以适应智能时代医疗工作的要求。第二,患者群体。智能时代的医疗环境给患者带来了更多的数字化工具和信息。因此,患者也需要具备一定的数字素养。首先,患者需要了解和使用医疗信息系统、电子病历等工具,以便更好地管理自己的健康信息。其次,患者需要具备基本的数据分析和利用能力,能够理解和解读医疗数据,更好地参与医疗决策。此外,患者还需要了解和应用智能化医疗工具,如远程医疗、智能健康监测设备等,以提高自身的医疗体验和效果。总体而言,患者需要具备数字素养,以更好地参与和管理自己的医疗健康。第三,医疗管理群体。医疗管理者在智能时代也需要具备一定的数字素养。他们需要了解和应用医疗信息系统、电子病历等工具，以提高医疗机构的管理效率和质量。此外，医疗管理者还需要具备数据分析和利用的能力，能够从大量的医疗数据中获取有价值的信息，为医疗决策提供支持。同时，医疗管理者还需要了解和应用智能化医疗工具，如远程医疗平台、智能诊断辅助系统等，更高效地分析数据、优化资源配置、拓展医疗服务、促进医患沟通和协作，从而提升整体医疗管理水平。总体而言，医疗管理者需要具备数字素养，以适应智能时代医疗管理的要求。这些数字素养的要求将有助于不同医疗群体适应智能时代医疗工作的挑战和机遇。需要说明的是，本书所探讨的主要是针对医务人员与医疗管理者，从他们的工作岗位来探讨不同医疗群体数字素养的要求。不同的医疗岗位对医务人员提出了不同的数字素养要求。作为医疗团队的核心成员，医生需要具备较高的数字素养，不仅需要熟练掌握医疗信息系统和电子病历的操作，而且需要具备数据分析和利用的能力，能够从大量的医疗数据中提取有价值的信息，辅助诊断和制定治疗方案。此外，医生还需要了解和应用人工智能、机器学习等技术，与智能化医疗工具进行交互，提高诊断和治疗的准确性和效率。护士在医疗团队中扮演着重要的角色，他们也需要具备一定的数字素养，他们不仅需要熟练记录和管理患者的健康信息，而且还需要能够理解和解读医疗数据，为医生提供支持和协助。护士还需要了解和应用智能化医疗工具，如智能监护设备、智能药物管理系统等，以提高护理质量和效率。检验人员负责医学检验工作，数字化的医疗环境下要求检验人员熟练掌握实验室信息管理系统和仪器设备的操作，以提高检验的准确性和效率。此外，检验人员还需要具备数据分析和利用的能力，能够从大量的检验数据中提取有价值的信息，为医生提供诊断和治疗方案的依据。行政管理人员负责医院的管理工作，他们也需要具备一定的数字素养。行政管理人员需要熟练掌握医院信息管理系统和电子档案管理系统的使用，以提高管理效率和质量。此外，行政管理人员还需要具备数据分析和利用的能力，能够从大量的医疗数据中获取有价值的信息，为医院的决策提供支持。作为负责医院信息系统的维护和管理的医院信息管理人员，更需要熟练掌握医院信息系统的操作和维护，以确保系统的正常运行和安全性；能够从大量的医疗数据中提取有价值的信息，为医院的决策提供支持。综上所述，智能时代对不同医疗群体的数字素养皆提出了新的要求与挑战,医生、护士、检验人员、行政管理人员、医院信息管理人员和医学科研人员都需要具备一定的数字技能和能力,以适应智能时代医疗工作的要求,并为患者提供更好的医疗服务。

二、医务人员数字素养胜任力的主要内容

医务人员的数字素养胜任力是指他们在数字化医疗环境中所需具备的能力和技能,以有效地应对和利用数字技术和信息系统来提供高质量的医疗服务。我们参考了欧盟公民数字素养框架 2.2 版,从信息域、交流域、内容创建域、隐私安全域和问题解决域五个维度,详细介绍了医务人员数字素养胜任力的主要内容。这些维度涵盖了医务人员在数字化环境中所需的信息获取、交流能力、内容创作能力、隐私安全意识以及问题解决能力。通过全面掌握和应用这些内容,医务人员可以更好地适应和应对数字化医疗环境的挑战,提升工作效率和质量,为患者提供更优质的医疗服务。

(一)信息域

医务人员需要具备信息获取、评估和利用的能力。他们应该能够有效地搜索和筛选医学信息,了解最新的医学研究成果和临床指南。同时,他们还应该能够评估信息的可靠性和准确性,以便做出科学的临床决策。医务人员需要具备数据分析和利用的能力,能够理解和解读医疗数据,从中提取有价值的信息。在数据分析和利用能力方面,他们应该能够运用统计学和数据分析方法,对大量的医疗数据进行分析,以辅助诊断和制定治疗方案。在信息系统操作方面,医务人员需要熟练掌握医疗信息系统和电子病历的操作,包括患者信息的录入、查询和更新等。他们应该能够高效地使用信息系统,以提高工作效率和准确性。

1.1 浏览、检索以及过滤信息

浏览和检索网络资料;精确阐述信息查询需求;定位相关数据;甄选值得信赖的资料来源;熟练在不同网络资源之间进行定位和导航;并能够制定个人的信息策略。

1.2 评价信息

收集、处理、理解和批判性的评价信息。

1.3 存储和检索信息

合理处理和存储信息或内容的能力，以便于检索；有效地组织和存储信息与数据。

（二）交流域

医务人员需要具备有效的数字交流和协作能力，能够与团队成员和患者有效地进行信息交流和合作。他们应该能够利用信息系统和数字工具，实现多方面的沟通和协作，提高医疗团队的协同效率。例如他们应该能够利用电子邮件、即时通讯工具和在线会议平台等与患者、医疗团队和其他相关人员进行沟通。此外，他们还应该能够合理运用社交媒体和在线社区，与专业同行进行交流和知识分享。

2.1 通过技术进行互动

能够使用多种数字设备和软件沟通交流；掌握数字化通讯的基本原理；了解不同数字化手段交流方式；可以根据情况选择各类交流模式和交流策略。

2.2 信息与内容共享

与他人分享信息，包括知识、信息内容、来源与资源；有意识地主动地传播各类信息；知道如何引用内容；有能力把新信息融入原有的知识体系中。

2.3 网民身份

可以在网络开展社会活动；在数字技术环境中发现提升自我能力的机会；理解技术对人的潜在影响。

2.4 通过数字化渠道进行协作

利用技术和媒介进行团队协作，实现共同合作，并共同创造与构建资源、知识和内容。

2.5 网上行为规范

熟悉常规的网络行为规范和文化差异，具备自我保护和保护他人的能力，对不当行为能采取恰当的应对措施。掌握与网络或虚拟互动相关的规范行为知识与技能；具有对文化多样性的认识；能够确保自己和他人不受网络风险的侵害。

2.6 数字身份的管理

建立、使用和管理一个或多个数字身份；能够维护个人的网络声誉；能够通过不同的账户和应用程序管理个人数据。

（三）内容创建域

医务人员需要具备数字内容的创建和编辑能力。他们应该能够使用专业的医学软件和工具，创建和编辑电子病历、医学报告和研究论文等。此外，他们还应该能够运用多媒体技术，制作教育培训材料和健康宣教资料，以提高患者的健康素养。

3.1 创建内容

制作多样化形式的内容（包括多媒体内容）；对他人创作的内容进行编辑和改进，利用数字媒体和技术进行创造性的表达。

3.2 整合与重新阐述

通过修改、提炼和重组现有资源，生成新的内容和知识。

3.3 版权和许可

掌握有关信息内容版权和授权的相关知识和流程。

3.4 编程

能够操作应用程序的设置和修改程序；能够运用程序、软件和设备；掌握程序设计的基础知识；理解程序运作的基本原理。

（四）隐私安全域

医务人员需要具备保护患者隐私和信息安全的意识和能力。他们应该了解相关的法律法规和伦理准则，妥善处理和保护患者的个人健康信息。此外，他们还应该能够使用加密技术和访问控制措施，确保医疗信息系统的安全运行和数据的保密性。

4.1 保护设备

确保个人设备的安全性，认识到网络带来的安全风险和威胁，知晓并采取相应的安全防护措施。

4.2 保护个人数据

掌握个人数据保护的相关服务和措施；具备隐私保护意识，能够采取措施防止网络侵害。

4.3 保护健康

预防技术使用可能带来的身体和心理健康风险。

4.4 保护环境

了解信息技术对环境的影响。

（五）问题解决域

医务人员需要具备数字技术问题解决的能力。他们应该能够识别和解决与数字技术相关的问题，如软件故障、网络连接问题等。他们还应该能够利用在线资源和社区支持，获取解决问题所需的技术支持和帮助。医务人员需要具备科研和创新能力，能够运用数字技术和信息系统开展医学研究和创新工作。他们应该能够利用科研信息管理系统和数据分析工具，收集、整理和分析科研数据，为医学科研提供支持。此外，医务人员需要了解和应用智能化医疗工具，如智能监护设备、智能药物管理系统等。他们应该能够与这些工具进行交互，准确地获取和解读相关数据，并根据数据做出相应的临床决策。

5.1 解决技术问题

使用数字化工具识别并处理可能出现的问题（范围从简单的故障排除到复杂问题的解决）。

5.2 确定需求和技术对策

判断自己在资源、工具和能力提升方面的需求；根据这些需求选择可行的解决策略和合适的工具，并能够对潜在的解决方案和数字工具进行评估。

5.3 创新和创造性的使用技术

运用技术进行创新实践，主动参与数字化合作与多媒体创作活动，利用数字媒体和技术进行创造性自我表达，在数字化工具的辅助下生成新知、解决抽象问题。

5.4 数字素养缺陷的识别

识别自己数字素养需要提升或更新的领域；能够协助他人提高数字素

养;保持对信息技术最新动态的持续关注和更新。

综上所述,构成医务人员的数字素养胜任力主要内容可以从信息域、交流域、内容创建域、隐私安全域和问题解决域五个方面进行具体阐述。他们需要具备信息获取和评估能力,有效进行数字交流和协作,掌握数字内容的创建和编辑技能,保护患者隐私和信息安全,以及解决与数字技术相关的问题。

三、医务人员数字素养能力的等级划分

医务人员的数字素养能力水平存在客观差异,这是一个被忽视的问题。在医务人员知识本位的时代,人们对数字素养的认识和研究被忽视了。然而,数字能力素质的等级是根据不同员工的行为特征差异进行层级分类的。这些行为特征反映了员工在数字化环境中的能力水平和表现,通过对这些特征的评估和归类,可以对员工的数字能力进行等级划分。因此,对医务人员的数字能力进行等级划分,构建医务人员数字素养胜任力的等级模型具有重要的现实意义和理论价值。通过设置医务人员数字素养能力水平等级,可以帮助他们更好地评估自己当前的数字胜任力,并为未来的数字能力发展指明方向。随着数字技术在医疗领域的深入应用和渗透,尤其是对医务人员数字能力的需求不断增加,这个问题变得尤为迫切。设置医务人员数字素养能力水平等级具有重要的现实意义。首先,它可以帮助医务工作者更好地知晓自己在数字领域的能力,从而有针对性地学习和提升。其次,等级划分可以为医务人员提供一个明确的发展路径,让他们知道如何在数字化医疗环境中不断提高自己的能力。通过对数字素养能力水平进行等级划分,医务人员可以更清晰地了解自己目前的数字能力水平,并为未来的发展制定明确的方向。另外,等级划分有助于帮助医疗机构更有效地评估和选拔医务人员,为其提供了客观标准和依据,确保数字素养与工作需求的匹配。可见,设置医务人员数字素养能力水平等级,构建医务人员数字素养胜任力的等级模型对于医务人员的个人发展和医疗行业的进步都具有重要意义。它不仅可以提高医务人员的数字胜任力,还可以推动医疗领域的数字化转型和创新。因此,我们迫切需要对医务人员的数字能力进行等级划分,并为其提供相应的培训和

支持,以适应数字化医疗的发展需求。

一般来讲,基于岗位进行能力划分时,会根据层级的差别,分为初、中、高三个一级级别,每个级别下又可以设定能力层级,逐步形成从入门、了解、熟悉、融合、精通、专家六个不同的级别,对应不同的要求,分别对应分数 1、2、3、4、5、6。我们构建的医务人员数字素养 ABC 层级能力模型作为一种渐进化协同发展的模型,将医务人员的数字素养能力分为 A 基础层、B 中间层和 C 高级层,各个层下又可以分为两个层面,由低到高划分为 A1 学习级、A2 熟练级、B1 应用级、B2 融入级、C1 指导级、C2 专家级,共 6 个阶段。该模型的目的是更好地将数字素养适应力、胜任力和创造力内容通过层级序列的方式外显化,让医务人员以此为基准,持续推动个人专业成长。在使用数字胜任力模型进行人岗匹配打分时,被评估人的得分应在模型分数的 90% 至 110% 之间,以表明其胜任该数字化岗位的能力。如果得分低于 90%,则意味着该被评估人在数字工作方面需要进一步培训或者考虑更换任职者。而如果得分高于110%,则说明该被评估人已经展现出了出色的数字能力水平,可以考虑给予更高级别的数字工作挑战或者升职机会。通过这种基于数字胜任力的评估和匹配方式,可以更加精确地确定人员与数字化岗位的匹配度,为组织的数字化转型和发展提供有力的人才支持。数字胜任力模型为人力资源管理提供了科学的指导,帮助组织更好地发掘和培养数字化人才,推动数字化战略的成功实施。这个层级模型为医务人员提供了一个清晰的数字能力发展路径,有助于他们逐步提升数字素养,适应数字化医疗的需求。构建医务人员数字素养能力层次模型,有助于医务人员可以更好地评估自己在数字素养方面的水平,并明确自己在数字化医疗领域的发展方向。同时,医疗机构可以根据这个模型制定培训计划和人才选拔标准,促进医务人员的数字能力提升,推动医疗行业的数字化转型。

(一) A1:学习级

在 A 基础层,医务人员处于学习级(A1)阶段,他们开始接触数字技术,并了解基本的数字工具和应用。此时医务人员认识到应用数字技术提供数字化医疗服务和促进专业成长的价值,但他们的应用还仅限于使用基础的数字技术进行信息搜索、获取、存储、制作、呈现并交换信息等，他们往往需要专业人员进行指导。他们掌握并学习与自身职位相关的数字知识和技能，具有初步的、较为基本的数字技能。

（二）A2：熟练级

随着学习的深入，他们逐渐进入熟练级（A2），能够熟练操作常见的数字工具和软件，具备基本的信息检索和处理能力。如果说前一个阶段是新手的话，这一个阶段的医务人员基本能熟练操作电子病历系统、远程医疗技术等，像一个探索者一样有兴趣探索医疗领域使用数字技术的新方法。他们具有独立完成数字医疗工作所需的知识和技能，也开始发展医疗相关领域的数字技能，尽管还没有广泛和持续地使用数字技术的方法，但是他们已经在某些方面具备了数字胜任力。

（三）B1：应用级

进入 B 中间层后，医务人员进一步提升数字素养。在应用级（B1）阶段，他们能够灵活运用数字技术解决实际问题，例如利用电子病历系统进行病例管理和数据分析；医务人员拥有向他人提供专业帮助的能力，并且持续关注并跟进自己专业领域和岗位的最新发展。他们熟练掌握相关的数字知识和技能，能够灵活运用这些知识和技能来应对不断变化的工作需求。

（四）B2：融入级

随着经验的积累，他们逐渐进入融入级（B2），具备扎实的专业知识和宽泛的交叉技术领域，能够将数字技术与医疗实践相结合，这种综合能力保证了为患者提供更个性化医疗服务，也使医务人员能够为团队和同行提供有价值的支持，并在数字化环境中展现出卓越的表现。他们积极地、创造性地在不同领域尝试使用各种数字技术，并将这些技术整合到自己的专业成长中。

（五）C1：指导级

C 高级层是医务人员数字素养的最高水平。在指导级（C1）阶段，他们具备了较高的数字胜任力,具有深度和广度相结合的数字知识和技能,能够指导他人正确使用数字工具和技术,促进团队的数字化协作,其往往已成为医疗机构中的中间骨干力量。

(六) C2:专家级

而在专家级(C2)阶段,他们成为数字化医疗领域的专家,能够独立开展数字化医疗项目,并为医疗机构提供数字化转型的战略指导。专家能够自信、有创造力、批判性地使用不同的数字技术来提升自身的专业实践,其专业水准为同行认可;能根据不同的场合选择不同的数字技术和数字策略解决问题,能够不断地自我反思,保持一种开放和包容的态度,激励其他医务人员培养数字胜任力,推动专业水平的发展。

四、医务人员数字素养胜任力的等级模型构建

依据欧盟公民数字素养框架,我们可以确定医务人员数字素养胜任力的等级模型分为信息域、交流域、内容创建域、隐私安全域和问题解决域五个维度,把这五个维度下的分层作为各自的数字素养内容架构;医务人员数字素养能力水平的等级,由低到高划分为 A1 学习级、A2 熟练级、B1 应用级、B2 融入级、C1 指导级、C2 专家级,共 6 个阶段,展现出分层化、递进式和成长性的特点。从信息检索技巧到沟通协作技能,再到与专业相关的批判性思维与反思能力,以及解决问题与创造能力,从探索到整合到规范化再到优化,整个能力体系呈现出逐步提升的螺旋形态。这种螺旋上升的特性意味着医务人员在数字素养的各个方面都能够不断进步和成长,从而更好地适应和应对日益复杂的数字化工作环境。如图 5-1 所示。

医务人员数字素养胜任力的等级模型构建是一个多维度、层次化的发展框架,旨在评估和提升医务人员在数字化医疗环境中的综合能力。因此每个维度下又细分为不同的能力层级,从 A1 学习级到 C2 专家级,共六个阶段,形成了一个螺旋上升的能力发展路径,如表 5-1 所示。

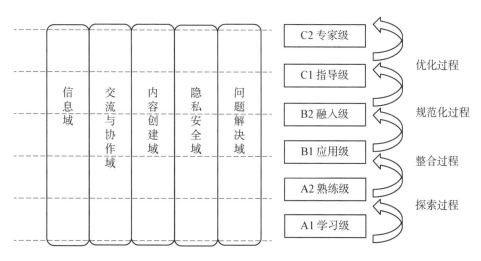

图 5 - 1　医务人员数字素养胜任力的等级模型构建

表 5 - 1　医务人员数字素养五维六段能力阶段表

维度	能力等级	数字素养能力描述
信息域	A1 学习级	医务人员能够基本使用数字工具获取和处理信息
	A2 熟练级	能够高效地检索、评估和利用信息资源
	B1 应用级	能够在临床实践中应用信息资源，支持决策
	B2 融入级	能够整合多源信息，形成综合的医疗知识体系
	C1 指导级	能够指导他人有效利用信息资源，提升团队信息素养
	C2 专家级	在信息管理领域具有创新能力，能够推动信息资源的优化和新应用的开发
交流协作域	A1 学习级	能够使用基本的数字通信工具进行交流
	A2 熟练级	能够在团队中有效沟通，利用数字工具协作
	B1 应用级	能够在跨学科团队中进行复杂信息的交流和协作
	B2 融入级	能够在多元化环境中促进信息共享和团队协作
	C1 指导级	能够引导团队成员提升沟通效率，优化协作流程
	C2 专家级	在医疗沟通和协作领域具有领导力，能够推动沟通模式的创新

维度	能力等级	数字素养能力描述
内容创建域	A1 学习级	能够创建基本的数字内容,如电子病历
	A2 熟练级	能够制作高质量的医疗教育材料和报告
	B1 应用级	能够利用多媒体工具创作复杂的医疗内容
	B2 融入级	能够在专业领域内创作有影响力的数字内容
	C1 指导级	能够指导他人创作高质量的医疗内容,提升内容的传播效果
	C2 专家级	在内容创作领域具有创新能力,能够引领医疗内容的发展趋势
隐私安全域	A1 学习级	了解基本的数据保护和隐私政策
	A2 熟练级	能够在日常工作中遵守数据保护法规
	B1 应用级	能够识别和应对潜在的数据安全风险
	B2 融入级	能够在团队中推广数据安全意识,提高整体安全水平
	C1 指导级	能够制定和实施数据安全策略,提升组织的数据保护能力
	C2 专家级	在数据安全领域具有深入研究,能够为行业制定标准和指导方针
问题解决域	A1 学习级	能够使用数字工具解决简单的临床问题
	A2 熟练级	能够应用信息技术解决复杂的医疗问题
	B1 应用级	能够在团队中运用信息技术优化工作流程
	B2 融入级	能够在跨学科团队中运用信息技术解决综合性问题
	C1 指导级	能够指导他人运用信息技术进行创新性问题解决
	C2 专家级	在信息技术应用领域具有专家级能力,能够引领医疗问题的创新解决方案

第三节　目标群体基于胜任力的数字素养分析

在当今这个信息化飞速发展的时代,数字技术已经成为推动社会进步和经济发展的重要力量。医疗行业作为人类健康保障的关键领域,其数字化转型不仅极大地提升了医疗服务的效率和质量,也为医疗工作者提出了新的挑战和要求。在这一背景下，探讨医务人员的数字素养，特别是基于胜任力的数字素养分析，显得尤为重要。2022 年 3 月全球知名的信息分析机构爱思唯尔(Elsevier)发布了《未来医生白皮书》，该报告明确阐述了未来十年内，数字技术与医疗领域的深度融合趋势。随着数字医疗技术的不断进步与革新，也为医护人员提出了新的技能要求，特别是在数据分析能力和技术素养方面。这表明，数字素养作为医护人员必备的核心能力之一，将在未来医疗实践中占据举足轻重的地位。自《"健康中国 2030"规划纲要》提出发展基于创新技术的智慧医疗以来，我国医疗领域已陆续颁布多项政策，旨在推动人工智能、健康医疗大数据、互联网＋、远程医疗等领域的发展。这些政策包括《关于加强全民健康信息标准化体系建设的意见》《关于促进"互联网＋医疗健康"发展的意见》《关于进一步完善预约诊疗制度加强智慧医院建设的通知》以及《互联网诊疗管理办法(试行)》等。这些政策的出台标志着我国医疗行业正积极迈向数字化转型，进一步凸显了数字素养在提升医务人员职业胜任力方面的关键作用。数字胜任力根据胜任力理论，综合考虑了员工在特定岗位上对数字工作的态度、所需的数字工作技能以及相关领域的数字知识储备。数字胜任力较好地说明了员工在数字化工作环境中所需要的综合能力和满足该职位的职责，为更好地评估和培养员工在数字工作方面的胜任力提供了一个全面的框架。本章节通过分析医务人员不同岗位的目标群体，即深入分析医学执业医师、护理人员、医院行政管理人员以及医学检验人员在数字化医疗环境中的数字素养要求，明确他们在各自岗位上所需的数字能力，以满足数字化医疗发展的需求。我们认为，数字素养不仅仅是技术操作层面的技能，更包括了对数据的敏感性、批判性思维、创新能力以及在伦理道德框架内合理使用数字技术的能力。在接下来的章节中，我们将分别对这四个目标群体进行深入探讨，首先从岗位分析入手，明确他们在数字化医疗环境中的角色和职责，然后详细阐述他们所需的数字能力要求，并结合具体应用情境，讨论这些能力在实际工作中的表现。通过对这四个目标群体的细致分析，我们期望能够帮助医务人员全面提升自己在数字化环境中的能力，适应快速变化的数字工作需求，助力于医疗工作者个人职业发展，为医疗机构的数字化转型和发展作出积极贡献。

一、医学执业医师

（一）岗位分析

医学执业医师在数字化医疗环境中扮演着至关重要的角色。随着医疗信息化的深入发展，医师的工作不再局限于传统的临床诊断和治疗，而是需要与电子病历系统、远程医疗平台、医学影像处理软件等数字工具紧密合作。这些工具的应用不仅提高了医疗服务的效率，也为患者提供了更加个性化和精准的治疗方案。因此，医学执业医师需要具备与数字化医疗环境相匹配的数字能力，以确保能够高效地利用这些工具进行临床决策和患者管理。在具体应用情境中，医学执业医师的数字胜任力表现有：在急诊室，医师能够迅速通过电子病历系统获取患者过往病史，结合实时监测数据，快速做出诊断决策；在多学科会诊中，医师能够利用远程医疗平台，与不同科室的专家共享病历资料，共同讨论治疗方案；在患者教育中，医师能够利用互动式健康教育软件，为患者提供个性化的健康指导和康复建议；在研究工作中，医师能够运用数据分析工具，对临床数据进行统计分析，为医学研究提供支持；在处理患者数据时，医师能够严格遵守数据保护法规，确保患者信息的安全和隐私。医学执业医师在数字化医疗环境中的数字胜任力对于提高医疗服务质量和效率至关重要。因此，医疗机构和教育部门应重视医师的数字能力培养，确保他们能够适应数字化医疗的发展趋势。

（二）数字能力要求

电子病历管理：医师应能够熟练操作电子病历系统，包括记录患者的病史、诊断、治疗方案以及随访信息，确保数据的准确性和完整性。在记录、评估与规划领域，医师的数字能力集中于电子健康记录（EHR）系统的高效运用。这涵盖了对结构化与非结构化数据的精准检索，以及通过语音识别技术和医疗设备等现代手段获取数据的能力。此外，医师还需掌握如何设计或优化 EHR 系统以提升患者护理质量，以及如何通过这些系统促进医疗流程的持续改进。在所有专业领域，与 EHR 系统的操作和数据采集相关的技能被视为各职级医师必备的核心能力。

医学影像分析和临床决策支持系统等应用：在数字化医疗环境中，医师需要能够解读和分析医学影像，如 X 光、CT、MRI 等，这要求他们具备基本的图像处理和分析能力。医师应能够利用临床决策支持系统辅助诊断，分析患者的临床数据，提供基于循证医学的治疗建议。在临床推理与决策支持领域，医师需具备运用集成于电子病历系统或移动医疗应用的智能辅助工具的能力。这些工具通过机器学习和人工智能技术，为医疗决策提供科学建议，旨在提升诊疗效率和质量。医师应深入了解这些系统的工作原理，包括其基于数据的算法逻辑，以及在开发过程中可能存在的偏差风险，确保在实际应用中能够准确评估和利用这些建议。作为最大的领域，"数字治疗"涵盖了广泛的数字工具，这些工具被整合到临床实践中，为正常治疗和护理提供支持。它包括临床医生在对病人进行干预时使用的工具和系统，包括使用在线预约系统进行日程安排、识别和共享临床上有保证的在线健康和护理信息，以及与所提供的护理相关的特定工具。

远程医疗协作：在远程医疗日益普及的背景下，医师需要能够通过视频会议、在线平台等方式与患者和同行进行有效沟通和协作。本领域亦涵盖远程护理路径的构建，包括远程医疗、远程保健和虚拟护理服务。数字化工具如移动医疗应用和可穿戴设备用于数据收集，以及通过电话和视频技术实现的远程护理预约的开发、执行与评估，均属于这一范畴。

（三）各项数字能力具体要求表

表 5－2 医学执业医师数字能力要求表

领域	数字能力要求描述
电子病历管理	掌握和了解区分电子健康记录（EHR）中结构化和非结构化病人数据的知识，能够区分不同类型的数据，并认识到数据类型对临床实践的影响
	有能力在电子病历系统中获取结构化和非结构化病人数据，作为评估、护理计划、临床笔记和其他病人记录的一部分
	熟悉并了解临床编码术语及在电子病历中使用编码来记录病人关键信息（如诊断、过敏、手术、药物不良反应）

领域	数字能力要求描述
	能够使用数字工具(如语音识别听写、触摸屏界面或无线医疗设备)记录电子病历数据(如临床笔记、信函往来等)
	熟悉并理解在构建电子健康记录和其他数字系统时提高临床效用和减轻认知负担的设计原则
	熟悉和了解数据质量、数据记录如何影响系统的效用,以及如何遵循正确的程序确保数据的高质量
	了解和掌握如何确定适当的数据指标来衡量医疗保健系统的绩效
	有能力评估电子健康记录系统的结构和性能,并提供反馈以促进其持续发展
	有能力在自己的组织内进行沟通,根据自己和他人的需要,配置电子病历中患者数据的权限和访问权限
	有能力支持和/或指导他人(包括患者)了解和浏览数字医疗系统(如电子病历患者平台)
临床推理与决策支持	有能力在不妨碍以人为本的护理、公开透明的交流和共同决策的情况下,将数字平台作为一种灵活的工具来记录病人的治疗过程
	熟悉并了解当前系统中的数字工具或第三方供应商提供的辅助工具,通过循证指南指导患者的治疗路径并为实践提供建议
	熟悉并了解用于提醒工作人员注意以下事项的算法:病人危重程度、风险、临床需求、资源分配(能力和需求)
	熟悉并了解医疗保健数字系统(如电子病历、移动医疗应用程序)中临床决策支持系统工具所依赖的机器学习和人工智能算法
	熟悉和了解利用机器学习和人工智能开发和/或评估临床决策支持系统的情况
	熟悉并了解与临床决策支持系统相关的基础治理和监管框架
	认识和了解决策支持技术作为辅助手段的地位,它可以协助(但不能取代)作为自主专业人员的自我决策
	认识和了解与决策支持技术相关的风险和偏差,特别是对准确数据、公平和审慎的程序设计以及结果的适当实施的依赖性
	了解并理解与在实践中使用决策支持技术相关的专业临床责任
	了解并掌握病人在线预约系统,自己(或教导他人)使用在线病人预约系统重新安排、预约或取消预约的能力

领域	数字能力要求描述
	了解和掌握如何识别有临床保证的在线健康和护理信息内容,有能力引导病人获取有临床保证的在线健康和护理信息
	能够识别无临床保证/不准确的在线健康和护理信息
	能够推荐或开具经批准的移动医疗应用程序(mHealth APP),推荐或开具国民保健服务应用程序的能力
	在护理点查看和/或捕获患者数据的能力(例如,通过手持设备查看和/或捕获患者数据):用于患者报告结果测量和/或患者体验数据的手持设备、用于追踪个人健康和运动数据的移动医疗可穿戴技术、用于测量患者身体参数的互联医疗设备(医疗物联网)、便于在电子健康记录中捕捉和记录医疗图像的数码相机技术、远程监控患者电子健康记录数据(临床笔记、测试结果)、图像交换门户网站的使用
远程医疗协作	认识和了解虚拟诊所(如远程医疗)的作用和益处,利用安全平台提供咨询,历史上这些咨询都是在实体诊所面对面提供的:通过电话、纯文本信息(电子邮件、即时消息)、在线视频平台、虚拟现实/增强现实平台
	有能力开发、使用和评估虚拟诊所,通过数字媒体形式直接为病人提供护理,以替代面对面的咨询。考虑病人群体的可接受性和偏好、与服务成本和临床效果相关的益处、与虚拟诊所相关的劳动力成本、当地环境和更广泛的组织环境(视情况而定)
	对多专业远程医疗服务(提供临床和/或社会评估、诊断、建议和支持)的认识和了解
	了解和理解远程医疗的局限性和常见问题。包括病人的适宜性、控制环境以防止数据质量下降、硬件能力、通过远程通信保持专业精神
	有能力使用移动医疗应用程序策划和推荐平台,为如何实际使用医疗保健应用程序提供指导
	能够评估当前和过去的保健和护理系统,并开发新的实践模式,明智地使用远程护理,使服务、员工和患者受益
	有能力使用在线交流平台(如视频会议、电子学习网络研讨会)为在社区工作的专业人员提供临床教学
	有能力采用面向患者的综合技术,支持正常治疗和护理[例如,通过数字设备共享信息、数字治疗干预措施(如虚拟现实或增强现实、移动医疗应用程序)]。包括如何将数字技术融入个人和团体干预中、共同设计面向患者的技术、评估此类技术

二、护理人员

（一）岗位分析

在数字化医疗环境中,护理人员的角色已经从传统的临床护理扩展到了远程护理、患者教育、健康监测和数据分析等多个领域。随着电子健康记录(EHR)、移动医疗应用、远程监测设备等技术的广泛应用,护理人员需要具备与这些技术相匹配的数字能力,以提供更加高效、个性化的护理服务。护理人员不仅要熟练掌握基础的信息技术操作技能,还需要能够利用数据分析工具来优化护理流程,提高患者护理质量。在具体应用情境中,护理人员的数字胜任力体现:在病房管理中,护理人员能够利用 EHR 系统实时更新患者信息,确保医疗团队能够获取最新的护理记录,从而提供连续性的护理服务;在患者教育中,护理人员通过移动应用向患者提供健康信息和自我管理指导,帮助患者更好地理解疾病状况和治疗方案;在慢性病管理中,护理人员利用远程监测设备收集患者数据,通过数据分析工具评估患者的健康状况,及时调整护理计划;在紧急情况下,护理人员能够迅速通过电子通讯系统与医疗团队沟通,确保患者得到及时的医疗干预。通过这些数字能力的运用,护理人员能够更有效地参与到患者的全周期护理中,提升护理质量和患者满意度。

（二）数字能力要求

电子健康记录管理:护理人员应能熟练操作 EHR 系统,准确记录和更新患者护理信息,确保数据的完整性和安全性。

远程护理技能:在远程护理服务中,护理人员需要通过视频通话、移动应用等工具与患者进行有效沟通,提供护理指导和健康教育。

数据分析与决策支持:护理人员应能够理解和分析患者健康数据,利用数据分析工具支持临床决策,如评估患者风险、制定个性化护理计划。

信息技术应用:护理人员应掌握基本的计算机操作技能,包括使用电子邮件、办公软件、在线学习平台等,以支持日常工作和持续教育。

（三）各项数字能力具体要求表

表 5‑3　护理人员数字能力要求表

领域	数字能力要求描述
电子病历管理	熟悉并了解支持在转诊、入院、交接或出院时在医疗和护理专业人员之间传输病人信息的数字工具（如电子病历到电子病历；安全电子邮件；图像共享平台；社会护理和医疗信息交换系统）
	有能力将数据记录到数字系统（如电子病历）中，以协助构建电子护理转移文件
	熟悉并了解电子病历文档模板/系统如何通过引导自动填充将数据直接传输到传输文档中
	熟悉并了解支持护理信息转移的结构和内容标准化的专业标准
	熟悉并了解共享护理平台（如地方健康与护理记录范例）
数据分析与决策支持	了解和掌握与护理转移文件相关的风险。包括审查和维护转诊拒绝列表的能力；意识到文件传输中的常见错误以及如何解决问题的程序
	了解和理解第三方数据共享协议。包括了解国家医疗服务系统信息共享政策和数据共享模板，了解国家医疗服务系统数字远程数字签名服务、数字签名块和其他加强加密数据传输的方法
信息技术应用	熟悉并了解数字系统和工具如何协助实现个性化护理的目标
远程护理技能	有能力进行交流，以促进用户对自己和他人的数据共享权限的配置，从而帮助安全及时地转移护理服务

三、医院行政管理人员

（一）岗位分析

医院行政管理人员在数字化医疗环境中扮演着协调、规划和决策的关键角色。他们负责管理医院的信息系统，确保数据的流畅流通和资源的有效分配。随着医院管理信息化的不断深入，行政管理人员需要具备高级的数字技能，以便在医院运营、财务管理、人力资源管理等方面实现数据驱动的决策。此外，他们还需要了解医疗信息技术的最新发展，以便更好地支持临床工作和提升医院整体效率。其中实现资产和资源优化是核心岗位能力。在具体应用情境中,医院行政管理人员的数字胜任力体现有:在医院资源规划中,行政管理人员能够利用数据分析结果,优化资源分配,提高运营效率,降低成本;在财务报告和预算管理中,通过自动化工具和软件,快速准确地完成财务分析和报告,支持财务决策;在人力资源管理中,利用电子人力资源管理系统(eHRM)进行员工信息管理、招聘、培训和绩效评估,提高人事管理的效率和透明度;在应对突发事件时,如疫情暴发,行政管理人员能够迅速调整信息系统,确保信息流通无阻,支持医院的应急响应。通过这些数字能力的运用,医院行政管理人员能够确保医院在数字化转型过程中保持高效运作,同时为医院的长期发展提供坚实的数据支持。

(二)数字能力要求

信息系统管理:行政管理人员应熟悉医院信息系统(HIS)、电子病历系统(EMR)等关键系统的运作,能够进行系统维护和升级,确保数据的准确性和系统的稳定性。

数据分析与报告:具备使用数据分析工具(如 BI 工具)的能力,能够从大量医疗数据中提取有价值的信息,为医院的战略规划和日常运营提供数据支持。

项目管理:在数字化项目实施过程中,行政管理人员需要具备项目管理的知识和技能,确保项目按时按预算完成,同时符合医疗行业标准和法规要求。

电子通信与协作:熟练使用电子邮件、即时通讯工具和项目管理软件,以支持团队间的高效沟通和协作。

(三)各项数字能力具体要求表

表 5-4　医院行政管理人员数字能力要求表

领域	数字能力要求描述
信息系统管理	熟悉并了解本组织内使用的病人管理系统
	熟悉并了解本机构使用的病床管理系统
	熟悉并了解本地机构的商业智能系统

领域	数字能力要求描述
数据分析与报告	能够使用商业智能数据分析仪表板功能,收集、整合、分析或展示当地医疗保健系统的适当生产力和效率数据
	熟悉并了解本地组织的绩效衡量系统
	能够使用绩效衡量系统仪表板,为自己、个人、小组、部门或组织收集、分析或报告绩效数据
项目管理	熟悉并了解当地用于货物和服务采购及供应链管理的数字工具
	有能力使用数字业务规划系统,制作标准报告以规划能力和需求,并优化服务资源的使用
	熟悉了解并能够使用本地数字化业务支持系统。例如,诊所管理软件、在线会计平台、在线纳税评估平台
	能够使用本地数字系统记录个人发展审查、绩效审查和绩效管理会议

四、医学检验人员

(一)岗位分析

医学检验人群在数字化医疗环境中扮演着至关重要的角色,他们的工作涉及样本处理、实验分析、数据解读以及结果报告等多个环节。随着医疗信息化的不断深入,主要负责实验室检测、医学影像检测的医学检验人员需要具备相应的数字素养,以适应数字化实验室的需求,提高工作效率和质量。医学检验人员的工作已经从传统的手工操作转变为高度自动化和信息化的过程。他们需要操作复杂的实验室设备,如自动分析仪、质谱仪等,这些设备通常配备有先进的软件系统,用于数据收集、处理和分析。此外,医学检验人员还需要能够解读和报告实验结果,这要求他们具备良好的数据分析能力。在数字化医疗环境中,医学检验人员还需要能够与电子病历系统(EMR)和实验室信息管理系统(LIMS)等信息系统进行交互,确保数据的准确性和安全性。其数字技能包括存储、共享、生成和查看与医疗检测相关的患者数据。在具体应用情境中,医学检验人员的数字胜任力体现有:在样本处理阶段,能够利用自动化设备高效地完成样本的前期处理工作,减少人为误差;在实验分析阶段,能够运用数据分析工具对实验数据进行深入分析,为临床诊断提供科学依据;在结果报告阶段,能够准确无误地将分析结果录入信息系统,并生成详细的报告,供医生参考;在数据管理方面,能够确保数据的准确性和安全性,防止数据丢失或泄露;在新技术应用方面,能够迅速学习并运用新兴的检测技术与设备,以此提升检测工作的精准度和效率。通过提升这些数字能力,医学检验人员能够更好地适应数字化医疗环境,为临床医疗提供更精确、更高效的检测服务。

(二) 数字能力要求

自动化设备操作:熟练掌握各种自动化检验设备的使用方法,能够进行设备的日常维护和故障排除。

数据分析与解读:具备使用数据分析软件(如 SPSS、R 语言等)的能力,能够对实验数据进行统计分析,准确解读实验结果。

信息系统应用:能够熟练使用 LIMS 系统,进行样本管理、数据录入、结果报告等操作,确保数据的完整性和可追溯性。

持续学习与适应新技术:随着检验技术的不断进步,医学检验人员需要不断学习新的检验方法和技术,适应新的检验设备。

(三) 各项数字能力具体要求表

表 5-5　医学检验人员数字能力要求表

领域	数字能力要求描述
自动化设备操作	熟悉并了解支持相关医疗检测的可视性、申请和结果的数字工具:诊断检测、筛查监测,并通过各种方法进行。如病理学和实验室检测、医学成像技术(如放射学、放射治疗成像)
	能够使用数字系统确保对所有与医学检验单有关的操作(包括在提出申请的医生不在的情况下)进行适当的管理。例如:接收结果请求并采取相应行动(包括升级治疗,如放疗);管理检验请求/拒绝工作流程;区分历史结果与新结果(待采取行动)
数据分析与解读	能够记录、存储、共享与医学检验相关的病人数据并得出结论(符合执业范围)
	能够查看与医学检验相关的病人数据

领域	数字能力要求描述
	具备参与医学检验数字化功能的开发、部署和优化的知识和理解能力
	能够执行和理解实时临床检验的结果(根据个人执业范围),并将病人的检验结果记录在电子病历系统中(自动数据传输或手工操作)。如血栓弹力图(TEG)、动脉血气(ABG)、心电图(ECG)、血糖测量等
	认识和了解数字化下单和结果管理(包括远程审查和处理结果的能力)对临床、风险和患者安全的益处
信息系统应用	熟悉并了解医学检验数字化系统中的机器学习(ML)和人工智能(AI)创新(如放射学中的临床决策支持和图像识别算法)。包括(用最简单的话说)了解常见人工智能/ML算法技术类型的名称(如深度学习/神经网络与传统ML);有监督和无监督机器学习方法之间的区别;医疗保健中使用ML的目标(如图像识别、自然语言处理、大数据模式识别、决策支持);哪些ML方法通常用于哪些特定目标;人工智能/ML系统通常在哪些方面存在问题。
持续学习与适应新技术	了解并理解自己和其他专业人员的需要,以便适当获取诊断检测的要求和记录结果(同时保持个人的执业范围)
	能够在自己的环境中进行内部沟通,以配置申请和记录诊断检测结果的权利和权限(包括根据需要进行上报)

另外,在医疗领域中,除了医师、护理人员、行政管理人员和医学检验人员之外,还有许多其他专业角色,如医学研究人员、医疗设备维护人员、医疗信息分析师等。这些工作者在数字化医疗环境中同样面临着对数字技能的需求,他们的工作往往涉及数据收集、处理、分析和应用,以及与医疗信息技术系统的互动。这些技能对于提高医疗研究的效率、确保实验数据的准确性、维护医疗设备的高效运行以及优化医疗流程至关重要。例如,在医学研究中,研究人员能够利用数据库和文献检索工具高效地获取最新的科研资料,使用数据分析软件处理实验数据,提高研究效率。在医疗设备维护中,维护人员能够利用诊断工具快速定位设备问题,通过远程监控系统实时跟踪设备状态,提高维护效率。在医疗信息分析中,分析师能够利用大数据分析技术,为医院提供患者流量、服务效率等关键指标的分析报告,支持管理层的决策。通过这些数字能力的运用,其他医疗领域工作者能够更好地支持医疗团队,提升医疗服务的整体质量和效率,同时也为医疗领域的创新发展作出贡献。

第六章
基于数据生态的医务人员数字素养理论框架

医院数字化转型是当前医疗领域的重要议题，而提升医务人员的数字素养并培养出优秀的数字化人才是实现这一转型的核心。然而，数字化人才的培养需要一个明确的指导框架，这就是数字素养理论框架。通过构建医务人员的数字素养理论框架，我们可以明确需要培养哪些数字素养，从而为培养计划提供指导。数字素养理论框架不仅仅是一个培养计划的指南，它还是医务人员数字化转型的重要抓手。基于数字素养理论框架，我们可以开发相应的课程，并选择适合的培训模式和教学方法。这样，医务人员可以系统地学习和掌握数字化医疗所需的知识和技能。数字素养理论框架还有助于对医务人员的数字素养进行科学评价，以确保培养计划的有效性和医疗数字化人才培养的成效。现有研究表明，针对医务人员的数字素养理论框架目前还只有《英国联合医疗专业人员数字能力框架的开发》，这是面向英国国民医疗体系 NHS 的专职医疗专业人员开发的，并不完全适用于我国。国内虽然有针对教师、图书馆员等群体的框架，但针对医务人员的数字素养理论框架尚未形成。要构建一个真正有效的医务人员数字素养框架，必须需要考虑医疗领域的特殊性和医疗行业数字化转型的需求。本章基于数据生态理论构建医务人员数字素养理论框架，数据生态是指医疗领域中各种数据源、数据流动和数据应用的综合体系。基于数据生态的数字素养理论框架将医务人员的数字素养与医疗数据的生命周期相结合，从而更好地适应医疗数字化转型的需求。在基于数据生态的医务人员数字素养理论框架中，我们将关注医务人员在数字化医疗领域所需的核心知识和技能，涵括采集、存储、处理和分析医疗数据各类技能，以及对数字化工具和技术的应用能力。通过培养医务人员在这些方面的数字素养，我们可以确保他们在数字化医疗领域具备必要的能力，为数字化转型提供有力支持。

第一节　生态系统理论与数据生态

一、数据生态与相关理论

（一）数据生态

数据生态的内涵包括数据的生命周期、数据的来源和去向，以及数据在不同组成部分之间的流动和相互影响。这类似于自然生态系统中的生物种群、食物链和能量流动。数据生态理论起源于生态学中的生态系统理论，生态系统理论是指用于描述和解释自然生态系统中的各种生物和非生物因素之间的相互作用和关系的理论。这个理论试图解释生态系统中各个组成部分之间如何相互依赖、互动以及如何共同维持系统的平衡和稳定。将生态系统理论应用于数据生态，可以帮助我们更好地理解数据的产生、传播和利用，以及数据生态系统中不同要素之间的关系。将生态系统理论应用于数据领域，我们可以理解数据的产生、传播和利用与自然生态系统中不同生物种类之间的相互作用类似，用于描述数据的生命周期和流动。数据生态是一个有机系统，由人员、实践、价值和技术等要素在特定环境中相互作用而形成，核心要素包括信息、信息人和信息环境，主要研究的是人如何创造、交换、使用数据以及数据如何得到有效的利用。数据生态理论是一种综合性的理论框架，旨在描述和解释数据在特定领域中的生成、流动和应用过程。它强调数据作为一种资源的重要性，并关注数据的生命周期、数据的价值链以及数据的相互关系和相互作用。这种数据生态的构建和运行，旨在实现信息的有效流动和利用，以支持组织和社会的发展和创新。

将生态系统理论应用于数据生态有助于理解数据生命周期。生态系统理论帮助我们理解数据从产生到存储、传输和最终应用的整个过程,这有助于优化数据管理和利用。将生态系统理论应用于数据生态有助于描述数据流动。类似于自然生态系统中物质和能量的流动,数据也在不同环境中流动。通过生态系统理论,我们可以揭示数据如何在不同组成部分之间传递和相互作用。将生态系统理论应用于数据生态有助于考虑生态平衡。自然生态系统追求生态平衡,而数据生态系统也可以受到平衡和稳定的影响。数据的过度积累或不合理利用可能会破坏数据生态的平衡,导致问题和挑战。将生态系统理论应用于数据生态有助于聚焦相互依赖性,生态系统理论强调各组成部分之间的相互依赖性。在数据生态系统中,各要素如医疗大数据、大数据技术和大数据环境之间也存在相互依赖,这需要维持平衡和协作。将生态系统理论应用于数据生态有助于预测和干预。通过生态系统理论,我们可以更好地预测数据生态系统的发展趋势,识别潜在问题并采取干预措施,以确保数据生态的健康和可持续性。可见,将生态系统理论应用于数据生态有助于我们更好地理解和管理复杂的数据环境。这有助于优化数据的价值提取,确保数据的安全性和隐私,并提高数据生态系统运行的效率和可持续性。通过深入研究数据生态的内涵,我们可以更好地应对数字时代的挑战和机遇。

(二) 基于数据生态阐释医务人员数字素养理论框架的契合性

在医务人员数字素养的理论框架中,基于数据生态的观点可以提供深入的洞察力和指导。首先,数据生态理论强调医疗领域中各种数据源的重要性。医疗数据可以来自于医院信息系统、医疗设备、患者健康记录等多个来源。了解和利用这些数据源的特点和优势,可以为医务人员提供更全面和准确的数字化医疗支持。其次,数据生态理论关注数据的流动和交互。在医疗领域中,数据的流动涉及到医院内部不同部门之间的数据共享和协作,以及医院与外部合作伙伴之间的数据交换。医务人员需要了解数据流动的过程和机制,以便更好地利用数据资源,提升数字化医疗的效果和效率。此外,数据生态理论还强调数据的应用和创新。医务人员需要掌握数据处理和分析的技能,以从海量的医疗数据中提取有价值的信息和洞见。通过应用数据科学和人工智能技术,医务人员可以实现更精准的诊断、更有效的治疗方案和更智能化的医疗决策支持。基于数据生态的医务人员数字素养理论框架将数据视为医疗数字化转型的核心要素,强调医务人员在数据生成、流动和应用过程中的角色和能力。通过培养医务人员在数据管理、数据分析和数据应用方面的数字素养,可以提高医务人员在数字化医疗领域的竞争力和创新能力。可见,基于数据生态的医务人员数字素养理论框架为医务人员提供了一个全面理解和应用数据的视角。它强调数据在医疗领域中的重要性,并提供了指导医务人员数字化转型的思路和方法。通过深入理解和应用数据生态理论,医务人员可以更好地适应和推动医疗数字化转型的发展。

二、大数据时代数据生态生成

随着信息技术与数据的加速发展,全新的数据生态初见生成。第一,海量数据的产生与汇集是大数据时代数据生态生成的基础。随着科技的进步和互联网的普及,人们在日常生活中产生了大量的数据,包括个人信息、社交媒体数据、传感器数据等。同时,随着以物联网、大数据、人工智能、云计算为代表的信息技术深入各行各业,各行各业也积累了大量的业务数据,如金融数据、医疗数据、交通数据等。这些数据通过互联网和其他通信技术进行收集、存储和传输,形成了庞大的数据集合。近年来,全球范围内的政府均展现出对国家信息化进程的积极推动姿态,特别是在物联网与传感网技术的蓬勃兴起与政府的大力支持背景下,这一趋势显著加速了各行各业数据量的爆炸式增长。各行业正以前所未有的速度积累着海量数据,为数字化转型、智能决策及创新服务的发展奠定了坚实基础。此外,数据的生成还受到政府政策、法律法规、技术创新等因素的影响。第二,数据的采集、存储和处理是数据生态生成的核心。数据采集是指通过各种手段和技术收集数据,如传感器、摄像头、问卷调查等。数据存储涉及将收集到的数据进行保存与管理,以供后续分析和使用。数据处理是指对存储的数据进行清洗、整理、分析和挖掘,以提取有价值的信息和知识。这些过程需要借助各种技术和工具,如云计算、大数据分析、人工智能等,以应对数据规模庞大、多样性和复杂性的挑战。第三，数据的共享和开放是数据生态发展的动力。在大数据时代，数据的价值在于其被广泛应用和共享。数据的共享可以促进跨领域的合作和创新，加速科学研究和商业发展。同时，数据的开放也可以激发创新和创业的活力，推动社会进步和经济增长。在开放科学、开放数据等大环境影响下，大数据时代数据生成正在迈向以开放、共享、协同等为核心理念的新模式，因此，政府、企业和个人都应积极参与数据的共享和开放，建立开放的数据生态系统，促进数据的流动和交换。第四，数据的安全和隐私保护是数据生态健康发展的保障。数据生态的生成需要关注数据的安全和隐私保护。随着数据规模的增长和数据的广泛应用，数据的安全和隐私问题日益凸显。保护数据的安全和隐私是保障数据生态健康发展的重要前提。政府和企业应加强数据安全管理和技术防护，确保数据不被非法获取和滥用。同时，个人也应增强对个人数据的保护意识，合理使用和共享个人数据。综上所述，大数据时代的数据生态是由多个因素共同作用而形成的，只有在这些方面做好协调和平衡，才能推动数据生态的健康发展，实现数据的最大价值和潜力。

本研究构建的医疗大数据生态链是指整合了医疗数据的生成、管理、分发、使用、处理和监管等多个环节，形成一个互联互通的数据网络。这个生态系统的核心在于促进医疗数据在各个环节之间的流通和内部转化，旨在通过优化数据资源的开放与共享流程，实现数据在各环节的高效流通、共享、整合、持续优化以及创新应用，从而提升数据的价值和效率。在医疗大数据生态链中，各个参与主体扮演着关键角色，共同推动数据的流通与价值实现。数据生产者是生态链的起点，数据生产者负责生成原始医疗数据。这些主体包括患者、医生、护士、医疗技术人员以及医疗设备，他们的活动直接产生临床数据、诊断结果、治疗记录等。数据组织管理者负责收集、整理和处理原始数据，将其转化为有价值的信息。医疗机构的信息技术部门、数据分析公司和医疗信息平台等都属于这一类别，他们通过数据清洗、标准化和分析，为后续的数据应用打下基础。数据传播者确保数据和分析结果能够在生态链中流动。这包括医疗信息系统提供商、电子健康记录（EHR）平台，以及负责数据交换的网络服务提供商，他们使得数据能够安全、高效地在不同的系统和组织间传递。数据使用者利用数据来推动医疗研究、改进临床实践、开发新产品和服务。科研机构、制药公司、医疗设备制造商以及政策制定者等都是数据的积极使用者,他们通过分析数据来指导决策和创新。在数据流转过程中,可能会产生一些不完整或不准确的数据。数据分解者,如数据质量控制团队和算法优化专家,负责识别和处理这些数据,确保数据的质量和可靠性,从而使其能够重新进入生态链,继续创造价值。为了确保数据的安全、隐私和合规性,数据监管者在生态链中起着至关重要的作用。这包括政府监管机构、行业标准组织以及专门负责数据安全和合规的第三方机构,他们制定规则、监督执行,确保数据生态链的健康运行。通过这些主体的协同工作,医疗大数据生态链能够实现数据的高效利用,推动医疗行业的持续进步和创新。

三、医疗全环节数据技术支持

(一) 基础:完善医疗数据基础设施

在构建医疗全环节数据技术支持的框架中,完善医疗数据基础设施是至关重要的第一步。这一部分的核心目标是确保医疗数据的收集、存储、处理和传输能够在一个高效、安全和可扩展的环境中进行,为后续的数据应用和分析打下坚实的基础。这一环节包括建立统一的医疗数据标准和规范,以确保不同医疗机构和系统之间的数据能够互通互联。还需要建立安全可靠的数据存储和管理系统,以确保医疗数据的安全性和隐私保护。首先,需要建立一套标准化的数据收集流程,确保从临床实践到实验室检测,再到患者健康记录,所有数据都能以统一的格式和标准被记录。这包括采用国际通用的医疗术语和编码系统,如 ICD－10(国际疾病分类第十版)和 SNOMED CT(医学系统化命名),以便于数据的互操作性和后续的分析工作。其次,随着医疗数据量的激增,传统的数据存储解决方案已经难以满足需求。因此,需要采用先进的数据存储技术,如分布式数据库和云存储,以实现数据的高容量存储和快速检索。同时,数据管理平台应具备数据备份、灾难恢复和数据生命周期管理等功能,确保数据的持久性和安全性。第三,在数据基础设施中,数据安全和隐私保护是不可忽视的环节。应实施严格的数据访问控制、加密技术和审计跟踪,以防止数据泄露和未经授权的访问。此外,遵守相关的数据保护法规,如欧盟的 GDPR(通用数据保护条例),也是构建信任和合规性的关键。第四,为了实现医疗数据在不同系统和平台之间的无缝对接,需要开发和采用数据集成工具和 API(应用程序编程接口),这些工具能够促进数据在不同医疗信息系统之间的流通,支持跨机构的数据共享和协作。此外,完善的医疗数据基础设施还需要持续的技术支持和维护。这包括定期的系统升级、性能优化和故障排除,以及对医疗信息技术人员的培训,确保他们能够熟练地管理和操作这些复杂的系统。通过上述措施,医疗数据基础设施将为医疗全环节的数据技术支持提供坚实的基础,为医疗决策、患者护理和研究创新提供可靠的数据支撑。

(二) 使能:提供医疗开展所需数据

医疗全环节数据技术支持需要提供医疗开展所需的数据。这包括患者的个人健康数据、医疗机构的临床数据、医疗设备的监测数据等。通过收集和整合这些数据,可以为医疗决策提供科学依据和参考,帮助医生做出准确的诊断和治疗方案。同时,还可以通过数据分析和挖掘,发现潜在的疾病风险和趋势,提前进行干预和预防。通过提供医疗开展所需的数据,可以提高医疗服务的精准性和个性化水平。在医疗全环节数据技术支持的框架中,使能环节专注于确保医疗实践能够获取到所需的高质量数据,以支持临床决策、患者管理和医疗服务的优化。这一环节的核心在于数据的可用性、可访问性和实用性,确保医疗专业人员能够基于准确的数据做出有效的医疗决策。第一,实现数据集成与共享是关键。为了提供全面的医疗数据,需要建立一个集成的医疗信息系统,该系统能够将来自不同来源的数据(如电子病历、实验室结果、影像数据、患者监测设备等)汇集在一起。通过数据集成,医疗专业人员可以获取到患者的完整医疗历史和实时健康信息,从而提供个性化的治疗方案。第二,高质量的数据是医疗决策的基础。因此,必须实施严格的数据治理策略,包括数据质量控制、数据清洗和验证流程,确保数据的准确性、完整性和一致性。此外,还需要建立数据质量指标和监控机制,持续评估和改进数据质量。第三,在紧急医疗情况下,实时数据处理和分析能力至关重要。通过采用先进的数据处理技术和分析工具,如流处理和实时分析平台,医疗团队可以快速响应患者的健康变化，及时调整治疗方案。第四，AI技术赋能医务人员的数据决策。利用人工智能和机器学习技术，可以开发出智能决策支持系统，这些系统能够分析大量医疗数据，为医生提供诊断建议、治疗路径和患者管理策略。这些系统有助于提高诊断的准确性和治疗的有效性，同时减轻医疗人员的工作压力。第五，为了使医疗专业人员能够更直观地理解和利用数据，需要开发数据可视化工具和报告系统。这些工具可以将复杂的数据集转化为易于理解的图表、图形和报告，帮助医疗团队快速识别趋势、模式和异常，从而做出更明智的决策。第六，确保医疗专业人员能够轻松地访问和使用数据是至关重要的。这包括设计直观的用户界面、提供移动访问能力和简化的数据检索流程，以便医疗人员在任何时间、任何地点都能够获取所需的信息。通过这些使能措施，医疗全环节数据技术支持不仅能够提供必要的数据资源，还能够提升医疗实践的效率和质量，最终实现更好的患者护理和医疗服务。

（三）动力：激励数据驱动医疗实践

医疗全环节数据技术支持需要激励数据驱动医疗实践，如通过数据评价和反馈，对医疗实践进行质量评估和改进。又例如通过数据分析和挖掘，发现医疗实践中的优秀经验和模式，为医生和医疗机构提供参考和借鉴。研究发现通过激励数据驱动医疗实践，可以促进医疗服务的标准化和规范化，提高医疗质量和安全性。在医疗全环节数据技术支持的框架中，激励数据驱动医疗实践是推动医疗行业创新和进步的关键动力。这一环节的目标是通过激励机制和文化变革，促进医疗专业人员和机构积极利用数据来优化医疗服务，提高患者治疗效果，降低成本，并推动医疗研究的发展。其一，政府和监管机构可以通过制定政策和提供资金支持，激励医疗机构和专业人员采用数据驱动的医疗实践。例如，通过提供数据基础设施建设补贴、数据共享激励计划以及对采用创新医疗信息技术的奖励，可以降低实施数据驱动医疗实践的门槛。其二，为了使医疗专业人员能够有效地利用数据，需要提供持续的教育和培训。这包括数据分析技能的培训、数据驱动决策的案例研究以及如何利用数据改进临床实践的研讨会。通过这些教育活动，医疗人员能够更好地理解数据的价值，并学会如何将其应用于实际工作中。其三，通过举办数据驱动医疗实践的竞赛、研讨会和展览,展示成功的案例和创新成果,可以激发医疗行业内部的创新精神。同时,对那些在数据驱动医疗实践中取得显著成效的个人和团队给予认可和奖励,可以进一步激励行业内的积极参与。其四,在医疗机构内部建立一种以数据为核心的文化,鼓励开放沟通、跨学科合作和持续学习。这种文化可以帮助医疗专业人员认识到数据在医疗决策中的重要性,并鼓励他们主动寻求数据支持的解决方案。其五,鼓励患者参与到数据驱动的医疗实践中来,通过提供患者教育、增强患者对数据驱动医疗决策的理解,以及确保患者数据的安全和隐私,可以增加患者对医疗过程的信任,从而促进医疗实践的改进。其六,建立一个持续改进的机制,鼓励医疗专业人员基于数据分析结果不断优化医疗流程和服务。同时,支持医疗技术创新,如开发新的数据分析工具和智能医疗设备,以进一步提高医疗服务的效率和质量。通过这些激励措施,医疗全环节数据技术支持不仅能够促进医疗实践的现代化,还能够推动整个医疗行业的可持续发展,为患者带来更好的健康结果。

综上所述,医疗全环节数据技术支持需要从基础、使能和动力三个方面展开。完善医疗数据基础设施可以实现医疗数据的共享和流动;提供医疗开展所需的数据可以提高医疗服务的精准性和个性化水平;激励数据驱动医疗实践可以促进医疗质量和安全性的提升。通过这些方面的努力,可以实现医疗全环节数据技术支持的有效应用,为人们的健康提供更好的保障和服务。

第二节　医疗数据生态系统构成要素及其互动关系

一、医疗数据生态系统构成要素

(一) 医疗大数据

医疗大数据指的是医疗健康领域产生的庞大、多样化、迅速增长的数据集。这些数据来源于多个方面,包括但不限于患者的电子病历、临床试验结果、医疗设备监测数据、公共卫生记录、患者健康监测数据以及医疗研究等。医疗大数据的核心价值在于其能够为医疗决策提供深入的洞察,推动个性化医疗的发展,优化资源分配,提高医疗服务质量,以及促进医学研究的创新。由于医疗领域的专业性,医疗大数据具有自身的独特性。一是多样性,数据种类繁多,主要有结构化数据(如患者的基本信息、诊断记录)和非结构化数据(如医学影像、医生的笔记、患者的社交媒体活动)。二是体量巨大,随着医疗设备和信息技术的发展,医疗数据的产生速度和存储量都在快速增长。三是实时性,医疗数据往往需要实时或近实时的处理和分析,以便快速响应患者的医疗需求。四是复杂性,医疗数据涉及复杂的医疗知识和临床实践,数据的解读和应用需要专业知识。五是隐私性,医疗数据包含敏感的个人健康信息,对数据的保护和合规性要求极高。医疗大数据的应用范围广泛,从疾病预防、诊断治疗到患者管理、医疗研究,再到公共卫生政策制定,都离不开大数据的支持。通过大数据分析,医疗行业能够实现更精准的疾病预测、更有效的治疗方案设计、更优化的资源配置,以及更全面的健康管理。

(二)大数据技术

大数据技术是一系列用于处理、分析和存储大规模数据集的方法和工具,如 Hadoop、Spark、NoSQL 数据库等,它们使得从海量数据中提取有价值信息成为可能。在医疗领域,这些技术对于理解和利用医疗大数据至关重要,它们支持医疗数据的收集、存储、管理和分析,从而推动医疗决策的科学化和精准化。如 Hadoop 分布式文件系统(HDFS)和 Apache Cassandra,这些系统能够存储和管理 PB 级别的数据,为医疗数据提供了可靠的存储解决方案。Apache Spark 和 Apache Flink 这些框架提供了快速的数据处理能力,支持实时分析和批处理,适用于医疗数据的实时监控和历史数据分析。利用算法从大量数据中发现模式和关联,机器学习技术如随机森林、支持向量机(SVM)和深度学习模型可以帮助预测疾病风险、诊断疾病以及个性化治疗方案。在医疗领域,NLP 技术用于解析医疗文本数据,如电子病历、临床笔记和医学文献,提取关键信息,支持临床决策支持系统和知识发现。通过图表、图形和交互式仪表板,数据可视化技术帮助医疗专业人员直观地理解复杂的数据集,如患者的健康趋势、疾病分布和治疗效果。技术如加密、访问控制和匿名化处理确保医疗数据在收集、存储和传输过程中的安全性,同时遵守相关的数据保护法规。云服务提供商如 Amazon Web Services（AWS）和 Microsoft Azure 提供了强大的计算资源和灵活的存储解决方案，支持医疗数据的弹性扩展和按需付费，降低了医疗机构的 IT 成本。通过连接医疗设备和可穿戴设备，IoT（Internet of Things，物联网）技术能够实时收集患者的生理数据，为远程监控和健康管理提供支持。这些技术的综合应用不仅提高了医疗数据的处理效率，还增强了医疗决策的科学性和个性化水平，为医疗领域引发了根本性的变革。在不久的将来，大数据技术在医疗领域的应用将更加深入和广泛。

（三）医疗大数据环境

医疗大数据环境是一个复杂的生态系统，它包含了支持医疗数据生成、处理、分析和应用的各种技术、政策、标准和组织结构。这个环境的核心目的是确保医疗数据能够在保护隐私和安全的前提下，被有效地利用来提升医疗服务质量、促进医疗研究和创新。构成医疗大数据环境的关键要素主要有几个方面：第一，数据治理。数据治理是确保医疗数据质量和合规性的基础。它涉及数据的标准化、质量控制、数据生命周期管理以及数据安全和隐私保护策略的制定和执行。第二，法律法规遵从。医疗大数据环境必须遵守相关的法律法规，如欧盟的通用数据保护条例（GDPR）和美国的健康保险可携带性和责任法案（HIPAA）。这些法规为数据的收集、存储、处理和共享设定了严格的标准。第三，数据安全技术。在医疗大数据环境中，数据安全是至关重要的。这涵盖了数据加密技术、访问权限控制、入侵检测机制以及安全审计等安全措施，以防止数据泄露和未经授权的访问。第四，数据共享平台。为了促进医疗数据的流通和协作，需要建立安全的数据共享平台。这些平台允许不同医疗机构、研究人员和公共卫生部门在遵守隐私和安全规定的前提下，共享和访问数据。第五，数据分析工具。医疗大数据环境需要强大的数据分析工具，如统计软件、机器学习框架和可视化工具，以支持复杂的数据分析任务，如疾病趋势分析、患者风险评估和临床试验设计。第六，云计算基础设施。云计算为医疗大数据提供了弹性的计算资源和存储能力，使得医疗机构能够按需扩展其数据处理能力，同时降低了维护成本。第七，人才培养。

医疗大数据环境的发展离不开专业人才的支持。这包括数据科学家、数据分析师、IT专家以及具备数据意识的医疗专业人员,他们需要具备处理和分析医疗数据的技能。第八,跨学科合作。医疗大数据环境鼓励跨学科的合作,将医疗知识与信息技术、数据分析和人工智能等领域相结合,以推动医疗创新和研究。第九,患者参与。患者作为医疗数据的主体,他们的参与对于医疗大数据环境至关重要。通过患者教育和参与,可以提高数据的质量和完整性,同时确保患者对数据使用的透明度和控制权。通过这些要素的相互作用,医疗大数据环境为医疗行业提供了一个强大的支持平台,使得医疗数据能够被安全、高效地利用,从而推动医疗健康领域的持续进步。

(四)大数据主体

在医疗大数据生态系统中,大数据主体指的是那些直接参与数据生成、管理和利用的个体和组织。这些主体在医疗大数据的生命周期中扮演着关键角色,共同推动医疗数据的价值实现和医疗实践的创新。医疗数据的使用者,也可称为医疗数据的利用者、消费者,是指对医疗数据具有需求并有一定数据能力获取医疗数据的组织或个人,涉及政府医疗卫生管理机构、医院、医药公司、科研所、医务人员等各类数据用户。医疗大数据环境中的主要主体有:一是患者。作为医疗数据的直接来源,患者通过接受医疗服务产生大量的个人健康数据。他们的参与对于数据的真实性和完整性至关重要。患者还通过健康监测设备和移动应用等方式主动贡献数据,参与到自我健康管理和数据共享中。二是医疗专业人员和医疗机构。包括医生、护士、医疗技术人员等,他们在临床实践中产生和处理大量医疗数据。医疗专业人员是数据的直接使用者,他们的决策和行为直接影响数据的应用效果。医院、诊所、实验室等医疗机构是医疗数据的主要收集和处理场所。它们负责维护电子病历系统、实验室信息系统等,确保数据的质量和安全。三是提供医疗数据与技术服务的企业,如医疗信息技术提供商,这些公司提供医疗信息系统(HIS)、电子病历(EHR)系统、医疗影像存储和传输系统(PACS)等关键技术,支持医疗数据的存储、管理和分析。数据分析和咨询公司专注于医疗数据分析,提供数据挖掘、预测模型开发、临床决策支持等服务,帮助医疗机构和研究人员从数据中提取有价值的洞察。四是科研机构和学术界。大学、研究所等科研机构在医疗大数据的研究和应用中发挥着重要作用。他们通过研究推动医疗知识的创新,开发新的数据分析方法和医疗技术。这些主体通过各自的角色和互动,共同构建了一个动态的医疗大数据环境,推动医疗数据的创新应用,提升医疗服务的质量和效率。

本文要研究的大数据主体主要是医务人员,因为医务人员作为医疗服务的核心,无论是在整个医疗数据生态的运行还是在医院的数字化转型过程中都具有关键作用。首先,医务人员作为医疗数据的使用者,是数字化医疗技术的直接使用者,其对新技术的接受程度和应用能力直接影响数字化转型的推进,他们对数据的利用直接影响着医疗数据价值的开发。其次,医务人员在工作实践中不断积累和产生的医疗数据,形成医疗科研和创新的重要资源。再次,医务人员对医疗流程和患者需求的深入了解,有助于推动医疗数据的流动,也有助于优化数字化医疗服务的布局和设计。此外,医务人员作为整个医疗数据生态主体的核心,其对团队协作和医疗资源整合的推动,有助于提高医疗服务的质量和效率。

二、医疗数据生态系统构成要素之间的关系

在医疗数据生态系统中,医疗大数据、大数据技术、医疗大数据环境以及医疗大数据主体这四个要素之间存在着密切的相互作用和依赖关系,共同塑造了一个复杂而高效的系统。

(一)医疗大数据与大数据技术

医疗大数据是生态系统的基础,是通过收集、整理和分析医疗领域的各种数据而形成的,包括患者的健康信息、临床试验数据、医疗操作记录、医学影像、基因组数据等。这些数据的积累和分析可以为医疗决策、疾病预防和治疗方案提供重要支持。但这些数据的规模和复杂性要求使用先进的大数据技术来处理和分析。大数据技术作为数据采集、存储、处理和分析等方面的技术手段和工具,它们能够对大规模医疗数据进行处理与分析,挖掘出有

价值的信息和知识,为医务人员和研究人员提供决策支持和科学依据。以分布式计算、机器学习和自然语言处理等大数据技术为例,它们可以使得医疗大数据能够被有效地存储、检索和分析,从而提取出有价值的信息,支持临床决策和研究。

(二)医疗大数据与医疗大数据环境

医疗大数据环境是支撑医疗数据生态系统运行的基础设施和环境,涵盖了数据采集与传输的网络架构、数据存储与管理的系统平台,以及数据安全与隐私保护的措施。具体来说,医疗大数据环境可以为医疗大数据提供必要的支持和约束,例如医疗大数据环境包括了数据治理、法律法规遵从、数据安全和隐私保护等要素,这样医疗大数据在这个环境中被管理和保护,确保其在符合伦理和法律标准的前提下被合理利用。同时,医疗大数据环境也促进了数据的标准化和互操作性,使得数据能够在不同的系统和平台之间无缝流通。一个健全的医疗大数据环境能够确保医疗数据的安全性、可靠性和可访问性,为医疗数据的有效利用提供保障。

(三)大数据技术与医疗大数据环境

大数据技术与医疗大数据环境之间存在着紧密的相互关系。一方面,大数据技术的发展和创新受到医疗大数据环境的激励和挑战。环境的变化,如新的法规出台或技术标准的更新,会要求大数据技术进行相应的调整和升级。同时,大数据技术的进步也为医疗大数据环境提供了新的解决方案,如更高效的数据处理方法和更智能的决策支持系统。另一方面,大数据技术的发展和应用受到医疗大数据环境的影响。技术的选择和实施需要考虑数据治理的要求、法律法规的限制以及数据安全的需求。例如,数据加密和访问控制技术必须符合特定的法规标准,而数据分析工具则需要能够处理符合数据治理规范的数据。从数据治理看,数据治理涉及数据的收集、存储、处理和共享等方面的规范和标准。在选择和应用大数据技术时,必须考虑数据治理的要求,确保数据的质量、一致性和可靠性。例如,数据采集和存储的技术必须能够满足数据治理的规范,确保数据的准确性和完整性。其次,法律法规对于大数据技术的选择和实施也具有重要的限制作用。医疗领域涉及的数据具有敏感性和隐私性，因此必须遵守相关的法律法规，保护患者和医务人员的隐私权和数据安全。例如，数据加密和访问控制技术必须符合特定的法规标准，以确保数据的安全性和隐私保护。此外，数据安全是医疗大数据环境中的一个重要需求。医疗数据的泄露和滥用可能对患者和医务人员造成严重的损害，因此必须采取相应的数据安全措施。在选择和应用大数据技术时，必须考虑数据安全的需求，包括数据的加密、访问控制、身份认证等方面的技术手段。只有确保数据的安全性，才能有效地推动医疗大数据的应用和发展。由此观之，只有在合适的医疗大数据环境下，大数据技术才能发挥其最大的作用，为医疗领域的创新和发展提供有力支持。

（四）医疗大数据主体与大数据技术

医疗大数据主体是医疗数据生态系统中的各个参与方，包括医务人员、患者、研究人员、医疗机构和数据分析公司等，它们是医疗大数据的直接参与者和受益者。为了改善医疗服务、提高研究效率和创新医疗产品，他们利用大数据技术采集、共享和应用数据，共同推动医疗数据生态系统的发展和创新。这些主体的需求和反馈又推动了大数据技术的进一步发展和优化。医疗大数据主体的积极参与和合作是医疗数据生态系统能够实现高效运行和持续发展的关键因素。

（五）医疗大数据主体与医疗大数据环境

医疗大数据主体在医疗大数据环境中扮演着关键角色。他们的行为和决策直接影响数据的生成、收集和使用。例如，医疗机构的数据管理实践、患者的数据共享意愿以及医疗专业人员对新技术的接受程度，都会对医疗大数据环境产生影响。在医疗大数据环境中，医疗机构、患者和医疗专业人员等主体的参与和作用至关重要。首先，医疗机构是医疗大数据环境中的重要主体。医疗机构负责收集、存储和管理大量的医疗数据，包括患者的病历、检查报告、药物处方等。医疗机构的数据管理实践对于医疗大数据的质量和可靠性具有重要影响。他们需要建立健全的数据采集和存储机制，确保数据的准确性、完整性和一致性。同时，医疗机构还需要制定相应的数据共享政策，促进医疗大数据的跨机构共享和合作，以推动医疗领域的创新和发展。其次，患者也是医疗大数据环境中不可或缺的主体。患者的数据共享意愿和参与程度直接影响着医疗大数据的丰富程度和质量。患者可以通过授权医疗机构访问其个人健康数据，为医疗研究和临床决策提供有价值的信息。患者的数据共享意愿和参与程度受到多种因素的影响，包括数据隐私保护、数据安全性、个人利益等。因此，医疗大数据环境中需要建立透明、安全和可信的数据共享机制，以增强患者对数据共享的信任和参与度。此外，医疗专业人员也是医疗大数据环境中的重要主体。他们的接受程度和应用新技术的能力直接影响着医疗大数据的应用和发展。医疗专业人员需要具备数据分析和数据挖掘的能力，以从海量的医疗数据中提取有价值的信息。他们还需要不断更新自己的知识和技能，以适应医疗大数据技术的快速发展和变化。医疗大数据环境中需要提供相应的培训和支持，以提高医疗专业人员对新技术的接受程度和应用能力。只有在各主体的积极参与和合作下，医疗大数据才能发挥其最大的潜力，为医疗领域的改进和创新提供有力支持。

综上所述，医疗数据生态系统的构成要素相互依存，共同推动了医疗数据的价值实现和医疗实践的创新。医疗大数据是生态系统的核心，大数据技术是实现这一价值的工具，医疗大数据环境为数据的管理和使用提供了框架，而医疗大数据主体则是生态系统的活跃参与者。这四个要素的协同作用，使得医疗数据生态系统能够持续进化，为医疗健康领域带来深远的影响。

三、大数据主体与各要素之间的互动

（一）人与医疗大数据

在医疗数据生态系统中，人与医疗大数据之间的互动关系是多维度的，涉及数据的生成、使用、管理和价值实现。从数据生成看，患者和医疗专业人员是医疗大数据的主要生成者。患者的健康信息、生活习惯、治疗反应等数据通过各种医疗活动被记录和收集。医疗专业人员在诊断、治疗和研究过程中产生的临床数据、实验结果和观察记录，进一步丰富了医疗大数据的内涵。

这种互动体现了人类活动与数据生成的直接联系。从数据使用看,医疗大数据的使用同样依赖于人。医生和护士利用患者的医疗记录来制定个性化的治疗方案,研究人员通过分析大数据来发现新的疾病模式和治疗方法。又如公共卫生官员利用流行病学数据来制定预防策略和资源分配。这些应用展示了人类如何利用医疗大数据来提升医疗服务和公共健康水平。从数据管理看,医疗数据的管理和维护需要专业人员的参与。数据分析师、信息技术专家和数据治理团队负责确保数据的质量、安全和合规性。他们通过实施数据清洗、标准化和安全措施,使得医疗大数据能够被可靠地存储和共享。这种互动关系强调了人类在维护数据生态系统健康中的关键角色。从数据价值实现看,医疗大数据的价值实现是通过人的创新和应用来实现的。医疗设备制造商、软件开发者、数据分析公司等通过开发新的工具和服务,将医疗大数据转化为实际的医疗解决方案。这些解决方案不仅改善了患者的生活质量,也为医疗行业带来了经济效益。从数据反馈与改进看,人与医疗大数据之间的互动还包括反馈和改进的过程。医疗实践的结果和患者的反馈可以用于优化数据收集和分析的方法,从而提高数据的质量和应用效果。这种持续的反馈循环促进了医疗大数据生态系统的持续发展和完善。总之,人与医疗大数据之间的互动关系是动态的、双向的。人类活动产生数据,数据又反过来指导和改进人类的医疗实践。这种互动不仅推动了医疗健康领域的进步,也为个人和社会带来了深远的影响。

(二) 人与大数据技术

人与大数据技术之间的互动关系是医疗数据生态系统中创新和进步的关键驱动力。这种关系体现在技术的开发、应用、优化和普及过程中,涉及多个层面的互动和反馈循环。在技术开发方面,数据科学家、软件工程师和研究人员是大数据技术的创造者。他们根据医疗行业的需求,开发出新的算法、工具和平台,如机器学习模型、数据可视化工具和大数据处理框架。这些技术的开发过程需要对医疗领域的深入理解,以及对现有技术挑战的创新解决方案。在技术应用方面,医疗专业人员和数据分析师是大数据技术的主要应用者。他们利用这些技术来分析医疗数据,提供临床决策支持,进行疾病预测,以及优化患者护理流程。这种应用过程不仅提高了医疗服务的效率,也为患者带来了更好的治疗结果。在技术优化方面,随着大数据技术在医疗领域的广泛应用,用户反馈成为技术优化的重要来源。医疗专业人员和患者通过实际使用体验,提出改进建议,如提高数据处理速度、增强用户界面友好性等。这些反馈促使技术开发者不断调整和完善技术,以更好地适应医疗实践的需求。在技术普及方面,教育和培训在大数据技术的普及中起着至关重要的作用。医疗教育机构和在线课程为医疗专业人员提供大数据技能培训,帮助他们理解和掌握这些技术。同时,政府和行业组织通过政策和标准推动大数据技术的标准化和规范化,促进技术的广泛接受和应用。在技术伦理与责任方面,随着大数据技术在医疗领域的深入应用,人们对于技术伦理和责任的关注日益增加。医疗专业人员和技术开发者需要共同面对数据隐私、算法偏见和决策透明度等问题,确保技术的发展和应用符合伦理标准,保护患者权益。在技术与创新方面,大数据技术激发了医疗领域的创新。通过跨学科合作,医疗专业人员与数据科学家、工程师共同探索新的医疗模式,如远程监控、个性化医疗和精准医疗。这种创新不仅提高了医疗服务质量,也为医疗行业带来了新的增长点。由此可见,人与大数据技术之间的互动关系是相互促进的。技术的发展依赖于人的需求和反馈,而人则通过技术的应用来提升工作效率和生活质量。这种互动推动了医疗数据生态系统的持续进化,为医疗健康领域带来了革命性的变化。

(三) 人与大数据环境

在医疗大数据环境中,人与环境之间的互动关系是构建和维护整个生态系统的基础。这种关系体现在人们如何适应、塑造和利用这个环境,以及环境如何影响人们的行为和决策。第一,医疗专业人员、研究人员和政策制定者需要适应大数据环境带来的变化。他们必须了解数据治理原则、隐私法规和安全标准,以确保在遵守规定的同时,有效地利用大数据资源。这种适应过程要求持续的教育和培训,以保持对最新技术和法规的了解。第二,人们通过实践和反馈来塑造大数据环境。医疗实践的创新、政策的制定和法规的修订都是基于人们在实际应用中的经验。例如,新的数据共享协议可能源于医疗机构之间的合作需求,而数据安全措施的加强可能是对数据泄露事件的回应。第三,大数据环境提供了丰富的资源和工具,人们利用这些资源来提升医疗服务质量、加速医学研究和优化资源分配。例如,通过分析大数据环境提供的流行病学数据,公共卫生官员可以更有效地规划疫苗接种策略。第四,人们在使用大数据环境时产生的反馈对于环境的持续改进至关重要。用户的体验、成功案例和失败教训都为环境的优化提供了宝贵的信息。这种反馈循环促进了环境的动态调整,确保其能够更好地服务于医疗行业的需求。第五,在大数据环境中,人们对于数据伦理和社会责任有着更高的要求。医疗专业人员在处理敏感数据时必须考虑到患者的隐私权和数据的合法使用。同时,政策制定者和监管机构需要确保环境的伦理标准得到遵守,保护公众利益。第六,大数据环境鼓励创新思维和实践。人们在环境中探索新的数据分析方法、医疗模型和健康技术,推动医疗行业的技术进步。这种创新精神不仅提升了医疗服务的效率,也为整个社会带来了福祉。总之,人与大数据环境之间的互动关系是双向的、动态的。人们通过适应、塑造和利用大数据环境来实现个人和组织的目标,而环境则通过提供资源、反馈和挑战来促进人们的成长和创新。这种互动关系是医疗大数据生态系统健康发展的关键。

第三节　医务人员数字素养理论框架构建

在数字时代迅猛发展的今天,数字素养对于推动社会的数字化转型和构建智慧社会具有作用。在我国积极推进数字中国战略和加快建设网络强国的关键时刻,提升公众的数字素养显得尤为迫切和重要。尤其是在医疗行业,随着人工智能、大数据、云计算等尖端技术的不断深入应用,其影响日益显著,提升医务人员的数字素养是数字时代赋予我们的当务之急。只有当医务人员具备了足够的数字素养,才能在数字化浪潮中把握机遇,为人们提供高效高质的医疗服务。数字素养框架旨在为医务人员提供获取、评估、应用和传播数字信息及技术的指导,然而,构建一个专门针对医务人员的数字素养理论框架的重要性尚未得到充分认识。尽管目前对数字素养的研究逐渐增多,但是,这些研究主要集中在其他职业群体,如图书馆员、教师和大学生等。虽然国际卫生组织和其他医疗机构已经制定了数字化医疗的相关标准和指南,医务人员的数字素养要求在这些文献中也有所体现,但是,这些资料并不足以构成一个完整的理论框架。因此,医务人员在数字素养方面的具体能力和培训成效缺乏客观的评估标准。鉴于此,迫切需要开发一套专门针对医务人员的数字素养理论框架。鉴于此,本文在综合国内外数字素养理论框架基础上,主要借鉴欧盟公民数字素养框架和数据生态理论,构建了数据生态视角下医务人员数字素养理论框架。

一、框架构建

在构建医务人员数字素养理论框架的过程中,我们首先需要明确框架的目标和范围。这一框架不仅要涵盖医务人员在日常工作中所需的基本数字技能,如电子病历的录入与管理、医疗信息系统的操作,采用各类数字工具进行交流协作,还要关注他们在面对复杂医疗数据时的高级分析能力和决策支持系统的运用。此外,框架还应包括对医疗数据隐私保护和网络安全的意识,以及在紧急情况下利用数字技术进行快速响应与解决问题的能力。为此,本文构建的医务人员的数字素养理论框架(见图 6-1)主要依托欧盟公民数字素养框架和数据生态理论,既要从医疗大数据生态的全局视角思考医务人员数字素养的生成与培育,又要从欧盟公民数字素养框架的数据、交流、内容创建、安全意识和问题解决五个素养领域分析医务人员数字素养培育落地的现实基础。

在模型构建过程中,三个连接数字素养要素的子系统,需作为基础前提进行讨论:第一,医务人员与数据生态之间构成的子系统,包括医务人员与医疗大数据、医务人员与大数据技术和医务人员与大数据环境之间的互动关系。要重点考虑医务人员主体在获取医疗数据资源客体过程中,如何与医学数据平台产生互动,以及医疗数据平台作为主体与客体的中介符号,如何对医务人员数字素养产生影响等。另外,随着医疗信息技术的快速发展,新的工具和平台不断涌现,医务人员的数字素养要求也在不断变化。因此,框架应具备灵活性,能够适应这些变化,确保医务人员能够跟上技术的步伐。鉴于此,本文基于数据生态视角构建医务人员数字素养,以确保医务人员数字素养的持续更新,以适应日益数字化的医疗环境。第二,医疗大数据、大数据技术和大数据环境与人互动下各自生成的子系统,分别强调数据意识、数据知识、数据技能和数据伦理四个方面考察人与数据的关系;强调数据价值的发现、挖掘、创造和数据安全保障四个方面分析人与技术的互动;强调从法律、组织、经济和资源方面处理人与环境的关系。构建这样一个框架并非易事,它需要跨学科的合作,包括信息技术专家、医疗教育者、政策制定者以及一线医务人员的共同参与。这样的合作可以确保框架既符合技术发展的趋势,又能适应医疗大数据生态发展的需要,更要满足医疗实践的实际需求。第三,医务人员数字素养五个域之间构成的子系统,包括数据域、交流与协作域、内容创建域、数据安全域和医疗问题解决域。这一层次框架的构建应基于实证研究,通过调查和分析医务人员在实际工作中这五个数字素养域遇到的挑战和需求,确保框架的实用性和针对性。

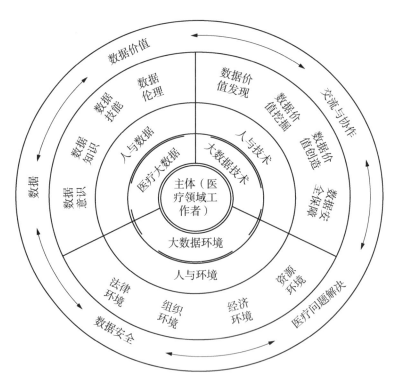

图6-1 基于数据生态的医务人员数字素养理论框架模型

二、要素分析

（一）医务人员与数据生态之间构成的子系统

在探讨医务人员与数据生态之间的互动关系时，我们首先需要分析构成这一子系统的三个关键要素：医务人员、医疗大数据以及大数据技术。这些要素相互依存，共同构成了一个复杂的互动网络，影响着医务人员的数字素养和医疗服务质量。第一，医务人员与医疗大数据的互动。医务人员是医疗大数据的直接使用者和贡献者。他们通过临床实践产生数据，如患者的诊断记录、治疗过程和疗效评估。同时，医务人员也是数据的解读者，他们利用这些数据来指导诊断、制定治疗方案和进行医学研究。在这个过程中，医务人员的数字素养直接影响到数据的有效利用和医疗决策的质量。第二，医务人员与大数据技术的互动。大数据技术为医务人员提供了强大的工具，使他们能够处理和分析海量的医疗数据。这些技术包括电子病历系统、临床决策支持系统（CDSS）和数据分析平台。医务人员通过这些技术获取洞察，优化诊疗流程，提高工作效率。然而，技术的复杂性也对医务人员的数字素养提出了更高的要求，他们需要不断学习和适应新技术，以充分发挥其潜力。此外，医疗数据平台作为医务人员与医疗大数据之间的中介，扮演着至关重要的角色。这些平台不仅存储和管理数据，还提供了数据共享、分析和可视化的功能。医疗数据平台的设计和功能直接影响医务人员获取和处理数据的方式，从而影响他们的数字素养。一个用户友好、功能全面的医疗数据平台可以降低技术门槛，促进医务人员的数字素养提升。第三，医务人员与医疗大数据环境的互动。医疗大数据环境包括了政策、法规、标准、文化以及技术基础设施等多个层面，这些因素共同塑造了医务人员在数字世界中的工作方式和行为模式。政策和法规为医疗大数据环境设定了基本框架，规定了数据的收集、存储、处理和共享的规则。医务人员必须遵守这些规定，确保在保护患者隐私和数据安全的前提下，合法合规地使用医疗数据。医疗大数据环境的技术基础设施，如高速网络、云计算平台和数据中心，为医务人员提供了强大的技术支持。这些基础设施的完善程度直接影响到医务人员获取和处理数据的效率。一个稳定、高效的技术环境能够促进医务人员更好地利用数字工具，提高医疗服务质量。数据文化是医疗大数据环境中的一个重要的组织环境，它影响着医务人员对数据的态度和行为。一个鼓励数据驱动决策和创新的文化环境，可以激发医务人员的积极性，促使他们主动探索和应用新的数据分析方法，从而提升整体的数字素养。需要注意的是，在这一子系统中，医务人员的主体地位尤为突出。他们不仅是数据的生成者和使用者，还是推动医疗数据生态发展的关键力量。医务人员的数字素养不仅决定了他们如何与医疗大数据和大数据技术互动，还影响着整个医疗数据生态的健康和效率。因此，提升医务人员的数字素养，优化医疗数据平台的功能，是构建高效医疗数据生态的关键。

（二）医疗大数据、大数据技术和大数据环境与人互动下各自生成的子系统

在医疗大数据、大数据技术和大数据环境与人的互动中，形成了三个相互关联的子系统，每个子系统都强调了人与数据、技术和环境之间特定的互动关系。第一，医疗大数据与人的互动子系统，包括数据意识、数据知识、数据技能和数据伦理四个方面。在这个子系统中，医务人员对数据的认识和重视程度是核心。他们需要意识到数据在医疗决策、患者护理和研究中的重要性，以及数据驱动的医疗实践对于提升医疗服务质量的潜力。其次，医务人员需要具备足够的知识来理解医疗数据的结构、类型和来源，以及如何将这些数据转化为有用的信息。这包括对医疗术语、统计方法和数据分析工具的理解。然后，医务人员需要掌握操作医疗信息系统、解读数据报告和应用数据分析工具的技能。这些技能使他们能够有效地处理和分析医疗数据，支持临床决策。在处理敏感的医疗数据时，医务人员必须遵循数据伦理原则，确保患者的隐私和数据的安全性。这包括了解和遵守相关的法律法规，以及在实践中体现对患者隐私的尊重。于是，数据意识、数据知识、数据技能和数据伦理形成一个完整的闭环系统。第二，大数据技术与人的互动子系统，包括数据价值的发现、挖掘、创造和数据安全保障四个方面。数据价值发现是指大数据技术使医务人员能够从海量数据中发现模式和趋势，从而为医疗实践

提供新的见解。这要求他们具备数据挖掘和分析的能力,以识别有价值的信息。数据挖掘与创造是利用先进的数据分析工具,医务人员可以创造新的医疗知识,如通过机器学习模型预测疾病风险或优化治疗方案。这要求他们具备创新思维和实践能力。数据安全保障则是在利用大数据技术时,确保数据的安全性是至关重要的。这不仅包括技术层面的安全措施,如加密和访问控制,还包括对数据泄露风险的意识和预防。第三,大数据环境与人的互动子系统,包括从法律、组织、经济和资源方面处理人与环境的关系。具体来说,表现在:一是法律遵从,在大数据环境中,医务人员必须遵守相关的法律法规,如数据保护法和医疗隐私法。这要求他们了解法律框架,并在实践中确保合规。二是组织支持,医疗机构和政策制定者在大数据环境中扮演着支持者的角色。他们需要提供必要的资源、培训和政策支持,以促进医务人员的数字素养提升。三是经济激励,经济因素影响着大数据环境的建设和维护。合理的经济激励机制可以鼓励医疗机构投资于大数据技术,同时也激励医务人员提升自身的数字技能。四是资源配置,在大数据环境中,资源的有效配置对于支持医务人员的数字实践至关重要。这包括硬件设施、软件工具和人力资源的合理分配。这三个子系统相互交织,共同构成了一个复杂的互动网络,影响着医务人员在数字时代的工作方式和医疗服务的提供。通过优化这些子系统,可以有效地提升医务人员的数字素养,推动医疗行业的数字化转型。

(三)医务人员数字素养五个域之间构成的子系统

医务人员的数字素养是一个多维度的概念,涉及五个关键领域:数据域、交流与协作域、内容创建域、数据安全域和医疗问题解决域。这些领域相互关联,共同构成了一个全面的数字素养框架,支持医务人员在数字化医疗环境中的有效工作。第一,数据域是医务人员数字素养的基础,涉及对医疗数据的理解、管理和分析。在这个领域,医务人员需要具备数据收集、处理、存储和解释的能力,以便从数据中提取有价值的信息。数据域的能力直接影响到医务人员在其他领域的应用,如在交流与协作中分享数据,在内容创建中使用数据支持决策,在问题解决中应用数据分析。第二,交流与协作域强调医务人员在数字环境中的沟通技能和团队合作能力。这包括使用电子通信工具进行有效沟通、在多学科团队中共享数据和知识，以及在远程医疗中与患者和同行协作。这一领域的能力促进了医疗信息的流通，提高了医疗服务的连贯性和效率。第三，内容创建域涉及医务人员在数字环境中生成、编辑和发布医疗信息的能力。这不仅包括撰写电子病历和报告，还包括创建教育材料、参与在线研讨会和社交媒体互动。内容创建能力使医务人员能够传播知识，提升公众健康意识，同时也有助于个人职业发展。第四，数据安全域是确保医疗数据保护和隐私的关键领域。医务人员需要了解数据加密、访问控制和网络安全的基本知识，以及如何在日常工作中实施这些安全措施。这一领域的素养对于防止数据泄露和维护患者信任至关重要。第五，医疗问题解决域要求医务人员能够运用数字工具和数据分析来解决临床和行政问题。这包括使用决策支持系统、进行循证医学研究和优化工作流程。在这个领域，数字素养支持医务人员做出基于数据的决策，提高医疗服务质量和患者满意度。这五个领域相互支持，共同构成了医务人员数字素养的完整框架。在实际工作中，医务人员需要在这些领域之间灵活切换，综合运用各种技能来应对不同的医疗挑战。通过系统地提升这五个领域的素养，医务人员能够更好地适应数字化医疗环境，为患者提供更高质量的医疗服务。

三、医务人员数字素养生态系统的框架模型

（一）医务人员数字素养生态系统的内循环

医务人员数字素养生态系统的内循环是指医务人员在数据域、交流与协作域、内容创建域、数据安全域和医疗问题解决域之间通过需求对接、良性互动形成的医疗数据价值实现网络。实现医务人员数字素养生态系统的内循环，关键在于构建一个高效运行的子系统，使得数据域、交流与协作域、内容创建域、数据安全域和医疗问题解决域之间的互动能够无缝对接，形成正向的反馈循环。首先，需要明确医务人员在各个领域的需求。通过调研和分析，了解医务人员在数据分析、沟通协作、内容创作、数据安全和问题解决方面遇到的具体挑战。这些需求将成为内循环的起点，指导后续的资源配置和

能力提升。之后,针对识别出的需求,提供针对性的培训和教育。这包括数据分析技能的培训、沟通协作工具的使用、内容创作的最佳实践以及数据安全和隐私保护的意识提升。通过提升医务人员的能力,增强他们在各个领域的实践能力。三是建立一个集成的数字平台,该平台能够支持数据的收集、存储、分析和共享。这个平台应该具备用户友好的界面,确保医务人员能够轻松地访问和使用数据,同时提供安全的通信和协作工具,促进团队间的有效合作。四是设立激励机制,鼓励医务人员积极参与内循环。这可以通过表彰优秀实践、提供职业发展机会或者实施绩效奖励等方式实现。激励机制有助于提高医务人员的积极性,促进他们主动参与到内循环中。五是在内循环的过程中,建立一个持续的反馈机制,收集医务人员的使用体验和改进建议。这些反馈将用于优化平台功能、调整培训内容和改进管理策略,确保内循环不断适应医务人员的实际需求。最后,在医疗机构内部培养一种以数据为中心的文化,鼓励医务人员认识到数字素养的重要性,并将其视为提升医疗服务质量的关键。这种文化将促进内循环的持续发展,使医务人员更加主动地参与到数字素养的提升中。通过这些步骤,医务人员数字素养生态系统的内循环将不断加强,形成一个自我强化的网络,在这个网络中,医务人员能够更好地利用数据资源,提升工作效率,增强医疗服务的品质,同时也为医疗行业的数字化转型作出贡献。

(二)医务人员数字素养生态系统的外循环

在医务人员数字素养生态系统的运作中,数据环境扮演着至关重要的角色,它不仅为生态系统的构建和成长提供了坚实的基础,还推动了医务人员数字素养的持续提升,从而实现医务人员数字素养数据生态系统的外循环。一方面,法律、经济、资源和组织文化环境从规范性、资金支持、资源配置和文化氛围等多个层面,共同促进了这一生态系统的完善。这些环境因素相互依存,共同作用,例如,一个繁荣的经济环境能够吸引更多的投资,进而促进技术创新和资源的优化配置,这不仅改善了数据环境,也对医疗机构的组织文化产生了积极影响。另一方面,数据环境是支持医务人员更好创建、参与、发展数字医疗服务的催化剂。数据环境作为生态系统的核心,激励医务人员在创建、分享和发展数字医疗服务方面发挥更大的作用。法律环境的优化减少了数据安全和隐私泄露的风险,经济环境的健全吸引了更多的数据提供者和传播者,资源环境的改善则提升了医疗数据资源的管理和服务质量。同时,一个积极的组织文化环境鼓励医疗机构和教育机构提供持续的培训,帮助医务人员掌握最新的信息技术和数据分析技能,以应对医疗实践的快速变化。简而言之,一个良好的数据环境是医务人员敢于大胆地构建、传播和应用数据的关键。这种外部循环不仅激发了内部循环,还促进了医务人员数字素养的全面提升,形成了一个内外联动、动态发展的医疗数据生态系统,见本章图6-2。

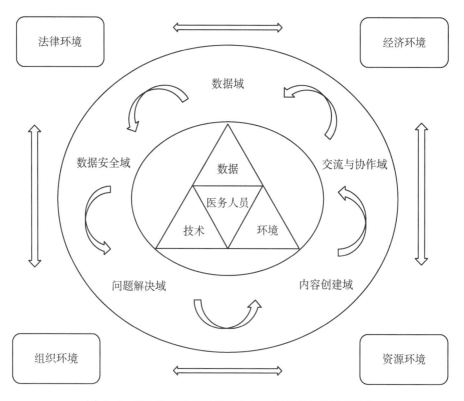

图6-2　基于数据生态的医务人员数字素养内外循环模型

(三) 医务人员数字素养生态系统的运行机制

第一,统筹协调机制。当前,提升医务人员数字素养的工作主要局限于个别医疗机构,缺乏整体性和系统性的规划。正是这种在组织协调、资源配置和整体规划方面存在不足,限制了在医疗领域内培养广泛数字素养意识和文化的能力,从而影响了医疗生态系统整体布局和建设的全局性发展。为了突破这一局限,需要从国家层面建立统筹管理机制,通过顶层设计来协调和指导医务人员数字素养的提升。这包括成立专门的学术委员会,整合国内外资源,建立共享的学习资源目录,树立示范单位,并制定长远的发展路线图和评价标准,以科学和系统的方式推动医务人员数字素养的整体提升。

第二,协同合作机制。在构建医疗生态系统的过程中,提升医务人员的数字素养需要多方力量的联合与协作,以促进需求的对接、资源的优化配置以及知识的互补。然而,目前医务人员数字素养的培育工作往往呈现出各自为战和资源封闭的趋势。一方面,医疗机构、教育机构、企业和培训机构等在合作时往往局限于特定领域,缺乏跨学科和跨领域的深入交流,这在激发医疗数据潜力方面存在弱势。另一方面,由于不同数据库采用的技术标准不一,缺乏有效的数据互操作性,使得数据整合和共享变得困难,限制了医务人员在数据资源上的合作。尽管统筹协调机制在宏观层面提供了组织指导,但在实际操作中,仍需建立更加细致和具体的协同合作机制来确保有效实施。提升医务人员数字素养的协同合作机制,其主要内容涉及两个方面。首先,需要建立一个跨机构、跨学科的合作平台,促进医疗机构、高校、科研院所、企业和培训机构之间的信息共享与资源整合。这个平台应支持不同领域专家的知识交流,鼓励创新思维和实践的融合,以实现医疗数据的最大化利用。其次,应制定统一的数据标准和互操作性协议,确保不同数据库之间的数据能够无缝对接,便于医务人员获取和分析。通过这些措施,可以打破信息孤岛,提高数据的可用性和效率,从而在实践中有效提升医务人员的数字素养。

第三,质量控制机制。确保医务人员数字素养培训的质量对于提升其数字技能至关重要。陈旧、粗糙、缺乏针对性或内容重复的培训课程可能会削弱医务人员参与学习的积极性。相反,那些具有明确主题、遵循标准规范且内容精良的数字素养课程更能够吸引医务人员的兴趣。为了保障培训质量,必须建立一套完善的质量控制体系和严格的审查流程,以确保培训内容的时效性、专业性和实用性。医务人员数字素养培育的质量控制机制主要是指一系列旨在确保培训内容、方法和效果符合高标准的流程和标准。首先,在课程开发阶段,应由专家小组对培训内容进行严格审查,确保课程内容与当前医疗实践和数字技术发展同步,同时满足医务人员的实际需求。课程应涵盖数据管理、信息安全、数据分析等关键领域,并注重实践技能的培养。其次,在鼓励采用多样化的教学方法,如案例研究、模拟实践和互动讨论,以提高学习效果基础上,定期评估教学方法的有效性,并根据反馈进行调整,以确保培训过程既有趣又富有成效。第三,建立持续教育体系,使医务人员能够跟上数字技术的快速发展。定期更新课程内容,引入新的工具和技术,确保培训始终处于行业前沿。第四,通过定期的测试和实践评估来衡量培训效果。收集医务人员的反馈,了解培训的优缺点,以及他们在实际工作中应用所学知识的情况。这些信息将用于改进未来的培训计划。第五,实施认证与激励双重措施。为完成培训的医务人员提供认证,以证明他们的数字素养水平。同时,通过激励措施,如职业发展机会、奖励计划等,鼓励医务人员参与培训并提升自身能力。此外,确保有足够的资源投入到数字素养培训中,包括资金、技术设备和人力资源。为培训机构提供必要的支持,以维持高质量的培训标准。通过这些质量控制机制,可以确保医务人员数字素养培育的系统性和有效性,从而为医疗行业的数字化转型打下坚实的基础。

第七章

医务人员数字素养激励机制研究

第一节 医务人员数字素养激励问题的产生

一、问题的提出

随着数字经济的进步,数字技术已经成为推动现代经济发展的核心动力,各国对公民和各个行业劳动者的数字素养要求日益提上日程。提升全民数字素养可以增强人们在数字经济中的参与能力,引发更多的数字创新和创业,提升就业竞争力。数字素养是指个人在数字化时代中运用信息和通信技术(ICT)进行有效沟通、获取信息、解决问题和创造价值的能力。从 2010 年欧盟委员会启动"欧洲数字议程"到 2011 年美国发布"数字素养行动"再到2012 年墨西哥提出"数字议程",各国政府把数字素养提升到国家战略高度,葡萄牙的"国家数字能力行动 2030"、西班牙的"国家数字技能计划"、荷兰的"数字化战略 2.0"等纷纷出台,再到我国《"十四五"数字经济发展规划》《提升全民数字素养与技能行动纲要》等政策文件的发布,这些都表明全球各国政府高度重视提高全民数字素养的重要性,这已经在各个方面得到了体现,政府通过制定相关政策和措施,推广数字素养教育和培训,提高各行各业劳动者数字素养水平，以适应数字化时代的发展需求。

在数字时代的背景下，医务人员的数字素养提升已成为应对数字技术与医疗服务深度融合的核心议题。国内外的研究表明，在工作实践中，激励机制扮演着至关重要的角色。根据《行为管理学》一书中威廉·詹姆士教授的观点，仅仅按时计酬的员工只能发挥出其能力的20—30%；然而，如果给予充分的激励，他们的能力可以提升至80—90%。激励是行为的钥匙，是行为的组织按钮，是管理学关注的重点，因此，探索有效的激励机制对于推动医务人员数字素养的发展至关重要，也是提升智慧医疗服务内涵建设和深化医院数字化转型的重要举措之一。然而，激励成为一种有效的驱策力的前提是，科学合理的激励，用得正确才能产生好的效果，反之则会人才流失危及组织。采用科学有效的激励机制，才能激发医务人员的热情和内在驱动力，使他们将自己的能力、智慧和需求与医院的总体发展目标有效结合，从而不断提高医疗实践水平，促进医院的高质量发展。医务人员数字素养的提升效果以及整体数字素质的优秀程度很大程度上取决于相关激励机制的设计。因此，如何加强医务人员数字素养的激励机制，以及如何提高医务人员的数字素质，直接关系到医务人员自身专业能力的发展和实现"三位一体"智慧医院目标的成效。

然而，医务人员临床工作任务多也重，在工作中扮演多种角色，承担着治病救人的重担，还需要不断"充电"，为了与专业发展的当前状况保持同步，医务人员往往需要不断更新知识，他们对专业投入意味着需要更多时间和精力投入。而医疗服务的日益数字化要求医务人员既要积极学习和思考如何利用新技术解决临床诊疗，又要思考医院如何将新技术解决管理与服务上的现实问题，这进一步加剧了医务人员的学习的负担，导致医务人员对提升自身数字素养缺乏主动性，影响医院数字化人才队伍的建设。我们认为有许多医院出现了医务人员数字素养缺乏、发展缺乏内驱力等现象，最为突出的原因就在于政府相关部门、医院管理部门对医务人员数字素养的不重视而导致的数字素养激励机制的缺失，这对提升医务人员数字素养产生了巨大的阻力，于是提出完善医务人员数字素养激励机制有了现实的意义。那么，如何鼓励医务人员参与到数字素养提升计划中来，并且有效解决在工作实践中学习数字素养动力不足、热情不高等问题,即医务人员数字素养的激励机制是什么的问题,是一个值得我们深入研究和探索的问题。研究科学合理地提升医务人员数字素养激励机制是实现医疗服务价值和推动智慧医院建设的关键。推进医务人员数字素养的关键是引导医疗机构激励政策的调整与机制的构建,如果单纯开展数字素养培训而不对医务人员的薪酬制度等做出调整,并不能实现对医务人员行为的有效激励。另外,研究医务人员数字素养激励机制,有助于揭示影响数字素养要素作用的"黑箱",为政策制定者完善创新激励提升数字素养政策和措施提供理论依据。

二、激励的相关概念和分类

(一) 激励及医务人员激励的内涵

激励一词虽然起源心理学,现如今在经济学、管理学等各个领域应用广泛。激励的本义是指通过一系列措施或方法来激发和鼓励人们,以激发其内在驱动力,从而实现预期目标。在中文中,《辞海》对激励的解释包括两个方面:一是激动鼓励个体振作;二是激发个体动机的心理过程。从英文的词源看,"motivation"一词在拉丁文中是指动机、行为和动力。马克思认为激励是人们通过积极的活动获得外部物质旨在满足自身的需求的活动。激励的核心在于以个体的需求为基础,利用外部刺激来唤起个体的渴望,从而激发个体为实现组织目标而付出努力。从广义上讲,激励是激发人们的创造力和积极性的过程。而从狭义上讲,激励是一种将外部刺激内化为自主行为的刺激方式,它是满足个体内心心理需求的外部因素,以确保目标行为始终处于高度激活状态。如今,许多企业将激励视为一种管理手段,通过巧妙设计物质、精神和权利等方面的激励方式,悄无声息地激发员工的积极性,为推动企业实现高质量发展提供制度性支持。现代管理学界将激励定义为一种心理过程,它通过外部因素激发个人的创造力和积极性,唤起他们内在的驱动力,促使他们朝着既定的目标采取行动,是管理者通过激发个体的动机,改变个体的行为,提供相应的外部环境,并采取一系列奖惩措施,使组织成员朝着管理者制定的预期目标发展最终实现组织目标。在医疗领域,世界卫生组织认为激励是为了实现组织目标医院管理者为医务人员制定的奖惩体系。通过具体的奖惩措施，如奖励和惩罚，来引导医务人员的行为，以推动医院的整体发展。医务人员激励的目的是激发医务人员的积极性和动力，使他们更加投入工作，提高工作绩效，并与医院的目标保持一致。通过建立合理的激励体系，医务人员可以感受到他们的工作被认可和重视，从而增强他们的工作动力和满意度。这种激励体系应该与医务人员的个人需求和价值观相匹配，以实现双赢的局面，即医务人员的个人发展与医院整体发展相互促进。

（二）激励机制的内涵

根据《辞海》的定义，"机制"一词涵盖了有机体的结构、功能和相互作用。这个术语用来描述有机体内部的组织结构、生理功能以及它们之间的相互关系。"机制"一词的使用旨在解释和理解有机体的运作方式，包括其内部组成和相互作用的方式。从经济领域看，机制被解释为促使事物发展变化的规律，以及维护其健康发展的制度，它强调机制作为一种规则和制度如何塑造和影响经济系统中的行为和结果。从系统学看，机制表现为系统内外部各子系统、各要素之间的作用和关系。激励机制是指通过设定一系列的激励措施和规则，以促使个体或组织在特定目标下采取积极行动或改变行为。强调的是各个激励措施和规则之间的相互关系和相互作用。从组织管理层面分析，激励机制是一种基于组织目标的管理策略。它通过深入了解员工的需求和动机，合理分配和利用组织资源，改进管理方法，制定有效的引导和激励措施，以及可执行的规章制度。这些措施旨在长期激发员工的思想、动机和行为。以企业为例，为了激发员工的积极性，企业通常会建立一套全面的激励体系，涵盖企业文化、薪酬福利、员工培训、职业晋升及相关制度等方面。这些组成部分相互关联、相互支持，形成一个有机的综合整体，从而塑造企业文化，传递积极的价值观和行为准则，激发员工的归属感和自我激励。管理者往往依据当地法律法规、价值观念和文化背景等，综合从薪酬激励、荣誉激励以及工作激励等各个方面制定政策措施，把个人发展与组织愿望结合，将组织的宏大目标和理想转化为具体实践。换言之，激励机制是一种组织内部的运作方式,旨在通过合理的资源配置和管理方式来激发被管理者的积极性和动力,以实现组织的目标。这种机制的设计需要考虑被管理者的需求和动机,并制定相应的引导措施、强化手段和规章规则。这些规章规则和工作规范应该能够在较长时间内起到固化和规范的作用,以确保激励效果的持续性和稳定性。

医院作为知识密集型行业,人才是其核心力量,需要将重心放在医务人员上,通过制定有效的激励机制,提升医务人员数字素养的满意度和积极性,发挥医务人员提升数字素养的主观能动性,才能提升其数字技能,提供更高质量的医疗服务,增强智能医院的竞争力。数字素养激励机制是医院和政府建立一整套有机的激励制度和措施组合,医院文化激励体系通过塑造无处不在的数字文化,激发医务人员对数字医疗服务的归属感和认同感。薪酬福利体系通过合理的薪酬和福利安排,激励医务人员开展数字医疗服务的工作动力和满意度。人员培训体系通过提供培训和发展机会,激励医务人员对数字素养的学习和成长。员工晋升体系通过公平公正的晋升机制,激励数字素养优秀的医务工作者获得更多的职业发展和进步。所有这些体系和制度相互交织,共同构成了医院数字素养激励机制的重要组成部分,为医务人员提升数字素养技能提供了全面的激励支持。

(三) 激励的类型

第一,根据激励的内容,激励可分为物质激励和精神激励两大类。虽然它们追求的目标相似,但它们影响个体的不同方面。物质激励侧重于满足个体的基本生理需求,例如提供薪酬、福利等实质性的回报;而精神激励则主要是对个体的心理需求的满足,例如提供认可、成就感等非物质性的激励。这两种类型的激励相辅相成,共同促进个体的工作动力和满意度,从而提高工作绩效和个人发展。具体而言,物质激励包括工资奖金、实物奖励、目标设定、岗位安排和条件提供等方面;而精神激励主要有政策支持、荣誉给予、优秀示范、关怀关爱、信任赋予以及民主参与等方面。早年的福特汽车公司在激励方面就注重物质激励和精神激励结合,在提供慷慨的福利基础上,管理者主要在改善员工伙食、关爱家庭成员、丰富文娱活动、建立养老金和退休制度等方面调动人们的工作热情。实践表明,来自物质和精神的激励组合可以有效地驱动个体的积极性和动力,促使其更好地发挥潜力,实现个人和组织的共同目标。

第二,从激励的性质分析,又可以分为正激励和负激励。正激励是指当行为与社会需求保持一致时,通过奖励来鼓励和肯定这种行为。相反,负激励是指当行为与社会需求不一致时,采用惩罚或制裁手段来降低和遏制这种行为的做法。二者的区别在于它们对行为的强化方式不同。正激励是对符合社会需求的行为进行肯定性强化,例如给予奖励和表扬等;而负激励则是对不符合社会需求的行为进行否定性强化,例如给予惩罚和制裁等。这种激励机制的运作有助于塑造积极的行为模式,激发个体的自我激励和责任感,同时也有助于社会的和谐发展。通过正激励和负激励的结合运用,我们可以引导个体朝着积极的方向发展,同时减少不利于社会的行为。例如美国早期的管理学家泰罗(F. W. Talor)提出"胡萝卜加大棒"的方法,"胡萝卜"是正激励,"大棒"则是负激励,对符合操作标准的工人提高其工资待遇,对不符合操作标准的工人用恐吓和惩罚等手段。另外,零激励在激励手段中也具有重要作用。当移除对特定行为的正向或负向激励机制后,该行为会在一段时间内处于无强化的状态,旨在通过这种方式来降低或提升该行为发生的频率,这就是零激励。这在管理实践中也被经常使用。

第三,从激励的作用方式看,又可分为内激励和外激励。内在激励是一种源自个体内心深处的驱动力,它直接关联于工作任务本身所带来的成就感与满足感,就像俗话所说的"乐在其中"。当个体感到工作有趣、有意义、有挑战时,他们会从工作中获得满足感和成就感,这种感受可以激发他们的内在动力,持续地推动他们的工作表现和个人成长。内激励让人在工作活动中感受到自身得到锻炼,体验到自己的成长与成熟和带来的自信。外在激励是指与工作职责本身没有直接联系的激励,通过外部奖励来激发。这种激励可以是物质上的,例如工资、奖金、福利待遇,也可以是非物质上的,例如赞扬、认可、荣誉等。外在激励的作用在于提供一种外部动力,以补充个体内在激励的不足或增强其工作动力。通过外在激励的引导,个体可以获得额外的回报和认可,从而更好地投入工作并取得良好的绩效。外在激励与内在激励相辅相成,很多管理者往往同时使用这两种类型的激励共同促进员工的工作动力和满意度,进而推动个人和组织的发展。

第四,激励措施的形式分析,可以将激励分为显性激励和隐性激励。显性激励又称为显合同,是指将具体的工作要求,包括工作量大小、质量要求、进度目标等具体条款,这些应明确地写入合同,并作为计算员工薪酬的依据。与之相对的是隐性激励,它指的是很难通过相关条款写入合同或因成本过高而不写入,但实际上存在一些劳资双方都知道的因素来激励员工努力工作。这种激励不同于明合同,也被称为隐合同。职业观念属于典型的隐性激励,它在员工心中树立了一种自我要求和责任感,使其自愿地追求工作的高质量和高效率。隐性激励强调塑造员工的价值观和行为准则,激发他们的内在动力和自我激励,从而促进工作表现的提升,它在激励员工努力工作方面起到重要作用。

三、激励机制促进医务人员数字素养的优势分析

无论是实现医院的数字化转型,还是建设智慧医院,包括电子病历、智慧服务和智慧管理等方面的发展,具备良好数字素养的医务人员都是必要的。只有这样,我们才能确保这些智慧医疗系统的有效运行和应用。具有高超的技术的医疗数字素养的技能人才,参与到电子病历系统的建设和优化中,为智慧服务的提供和智慧管理的实施提供宝贵的支持和指导,不断推动医疗服务的网络化、数字化和智慧化。因此进一步加强具有数字素养的高素质技能医疗卫生人才队伍的建设,不仅是促进和带动医务人员队伍整体素质提高的需要,而且是适应数字时代医疗发展、增强医院竞争力的当务之急。

然而,我们要清醒地意识到,要真正发挥医务人员数字素养的作用,不仅要医务人员从行为上主动去学习了解相关知识与技能,还要引导医务人员在工作实践中热情地有创造性地运用数字技能改善或解决实际问题。著名的冰山理论告诉我们,人的工作表现是由态度、知识和技能这三个要素共同决定的。工作表现相当于冰山露出水面的部分,而态度作为个人意愿的体现,位于冰山的中间部位。知识和技能则是支撑行为表现的基础,位于冰山的最

底层。因此，在培养医务人员的数字素养时，我们不仅应关注他们外在的工作表现，更应重视提升那些潜在的、具有决定性作用的因素，即通过改变医务人员的工作态度和意愿，增强他们的工作能力和数字技能，从而改善工作表现。那么如何有效提升医务人员数字素养的态度和意愿，构建针对性的激励机制具有显著的推动作用。勒波夫博士在《怎样激励员工》一书中，认为奖励是世界上最伟大的原则。应该给予人们更多的奖励，以推动人们更好地完成任务，做得更出色。采用科学有效的激励机制，可以激发医务人员学习数字素养的热情和内在动力，使他们把自己的能力、智慧和需求与医院的总体发展目标有效地结合在一起，不断提高数字医疗的服务水平，促进医院高质量的发展。

激励机制促进医务人员数字素养的优势具体体现在以下几方面：

第一，研究医务人员数字素养激励机制对于推进各级医疗机构积极开展多样化的数字素养教育培训活动有直接的驱动作用。首先，通过激励机制，医务人员将更加积极主动地参与数字素养教育培训活动。激励措施可以包括提供奖励、晋升机会或者其他形式的认可，这将激发医务人员的学习兴趣和动力，促使他们主动参与培训活动。其次，激励机制可以提供资源支持，为医疗机构开展数字素养教育培训活动提供必要的条件。例如，通过激励机制，可以获得资金支持用于购买培训设备、开展培训课程或邀请专家进行指导。这将为医疗机构提供更多的资源，使其能够积极开展多样化的数字素养教育培训活动，提高医务人员的数字素养水平。然后，激励机制可以促进医疗机构建立完善的数字素养培训体系和机制。通过激励机制，医疗机构将更加重视数字素养教育培训，建立起一套科学有效的培训体系和机制，使医务人员能够系统地学习和提升数字素养。此外，数字素养激励机制通过对各医疗机构或具体的数字素养教育培训活动的一系列奖励优惠政策来予以鼓励与扶持，从而有助于提高各单位开展组织数字素养培训活动。最后，激励机制可以推动医疗机构之间的经验交流和合作。通过激励机制，医疗机构将更加积极主动地分享自身的数字素养教育培训经验和成果，与其他机构进行交流和合作。这将促进医疗机构之间的互相学习和借鉴，推动数字素养教育培训活动的不断创新和进步，从而推动医疗行业数字素养的提升和发展。

第二,研究医务人员数字素养激励机制对于医务人员是有极大益处的。激励就是通过满足个人的需求来驱动人的行为。重视以人为本管理理念的落实,紧紧抓住人的需要,开展充分的调查和探索分析,在一定的环境条件下尽最大可能满足人们的需要,这是人力资源管理运用激励机制保证组织成员完成组织目标的工作原理。需要是激励的根源,要建立有效的数字素养激励机制,我们需要深入了解医务人员的需求。只有这样,我们才能设计出切实可行的激励制度,从而激发医务人员更主动、更积极地工作。通过深入了解医务人员的需求,我们可以根据他们的动机和期望,制定相应的激励措施,不断强化医务人员的工作成就,发挥对数字素养的热情。首先,在制定激励机制时,通过广泛征求医务人员的意见以确保他们对激励制度的认可和支持。参与决策有助于产生主人翁精神和高度的责任心,员工被重视和尊重的感受更为强烈,从而增强他们的工作动力和投入。其次,医务人员的数字素养在现代医疗环境中变得越来越重要。通过激励机制,可以鼓励医务人员积极学习和提升数字技能,以适应快速发展的医疗技术和信息化需求。这不仅有助于提高医务人员的工作效率和质量,还能够提升他们在团队中的竞争力和专业声誉。此外,将激励制度与考核制度结合,可以激发医务人员内在的学习动机和自我提升意愿。通过设立奖励机制,如提供专业培训机会、学术交流机会或晋升机会,可以激励医务人员主动参与数字素养的培训和学习。通过合理的激励措施,可以提高医务人员的数字素养水平,增强他们的工作动力和竞争力,从而推动医疗行业的发展和进步。

第三,研究医务人员数字素养激励机制对于患者服务影响也是不容忽视的。数字素养是指个体在数字化环境中获取、评估、利用和交流信息的能力,对于医务人员来说,数字素养的提升将直接影响他们与患者之间的沟通和服务质量。首先,医务人员的数字素养水平与患者之间的沟通效果密切相关。通过数字技术,医务人员可以更加便捷地获取和整理患者的健康信息,提供个性化的医疗建议和治疗方案。数字素养高的医务人员能够更好地利用信息技术工具,与患者进行有效的沟通,提高患者对医疗信息的理解和接受程度,从而提升患者满意度和医疗效果。其次,数字素养激励机制可以促使医务人员更加关注患者需求和体验。通过数字技术,医务人员可以实现在线预约、在线咨询、远程诊疗等服务，提供更加便捷和个性化的医疗服务。数字素养高的医务人员能够更好地利用数字工具，提供更加便利和高效的服务，满足患者的需求，提升患者的就医体验。三是数字素养激励机制可以推动医务人员积极参与患者教育和健康管理。通过数字技术，医务人员可以开展在线健康教育、远程健康管理等活动，帮助患者更好地理解和管理自身健康。数字素养高的医务人员能够更好地利用数字工具，拟定私人定制式健康教育方案，切实帮助患者的健康素养。四是数字素养激励机制可以促进医务人员与患者之间的信任建立。通过数字技术，医务人员可以提供更加透明和可靠的医疗信息，加强与患者之间的沟通和互动。数字素养高的医务人员能够更好地保护患者隐私和信息安全，提升患者对医务人员的信任感。数字素养的提升将直接影响医务人员与患者之间的沟通效果、服务质量和医患关系的建立。通过数字技术，医务人员可以提供个性化的医疗服务、健康教育和管理，提高患者满意度和医疗效果，提升医务人员与患者在数字平台与服务中的沟通质量和效率。因此，研究医务人员数字素养激励机制对于患者服务具有重要的影响，促使更多的患者能从中受益。

第四，研究医务人员数字素养激励机制可以增加智慧医院和智慧医疗服务的预期收益。对于医务人员来说，数字素养的提升将直接影响他们在智慧医院和智慧医疗服务中的表现和效果。数字素养激励机制有利于充分发挥数字素养对其智慧医疗服务利益的正向激励作用，促进数字技术与医疗服务的深度融合。数字素养激励机制对智慧医疗服务预期收益的影响主要有两方面：一方面，医务人员的数字素养水平与智慧医院的运营效率密切相关。智慧医院依赖于信息技术的支持，通过数字化的管理和运营方式，提高医疗服务的效率和质量。医务人员的数字素养高，能够更好地利用信息技术工具，快速获取和处理患者的健康信息，提供个性化的医疗服务，从而提高医疗效率，减少医疗错误和重复工作，降低医疗成本。另一方面，数字素养激励机制可以推动医务人员参与智慧医院建设和创新。智慧医院需要医务人员积极参与信息系统的建设和优化，提供专业的意见和建议。医务人员的数字素养高，能够更好地理解和应用信息技术，参与智慧医院的决策和创新，提高智慧医院的运营效果和服务质量，增加预期收益。

第二节　医务人员数字素养及激励机制研究的文献回顾

一、关于数字素养的研究

从现有研究来看,国内外数字素养的研究主要涉及数字素养内涵探讨、框架构建、测评体系以及素养培育等几个方面。第一,数字素养的内涵探讨。在 1997 年,美国研究者 Paul Gilster 从数字时代生存和工作的基本技能出发提出了"数字素养"的概念,他认为数字素养是理解和运用各种数字资源和信息的能力。此外,2018 年联合国教科文组织制定《数字素养全球框架》,数字素养被界定为通过数字技术安全且适当地获取、管理、理解、整合、交流、评价和使用信息资源的综合能力。我国官方对数字素养内涵的界定文献见于 2021 年 11 月中央网络安全和信息化委员会印发的《行动纲要》,数字素养被视为数字社会公民系列素养能力的集合,其中包括数字获取、制作、使用、评价、交互、分享、创新、安全保障、伦理道德等方面。从这些研究中不难发现,与单一的技能不同,数字素养是一个综合性的概念,不仅涵盖了多个方面的能力和素质,而且伴随着数字技术的发展与应用其内涵的不断演变,是一个动态性的概念。第二,数字素养理论框架的构建。框架构建作为指南,对数字素养培育具有重要意义,受到各国政府和机构高度重视,国外各国政府及国际性组织纷纷制定了相应的数字素养框架,其中影响最大应用广泛的数字素养框架主要有三:一是欧盟制作了基于公民的数字素养框架,二是美国基于其教育传统和特色制定的三维数字素养框架,三是联合国教科文组织基于全球所有公民设计的数字素养全球框架。在数字素养理论框架方面,我国滞后于西方,比较具有代表性的是 2022 年教育部出台的《教师数字素养框架》,主张从数字化意识、数字技术知识与技能、数字化应用、数字社会责任、专业发展构建教师数字素养评价维度。除了官方发布之外,学术界也对数字素养框架构建进行了研究,并经历了从公民的数字素养框架到具体的教师、学生、农民、公务员等专门群体的框架研究发展阶段。目前关于医务人员数字素养的框架尚未有学者进行研究。第三,数字素养的测量评价。数字素养测评作为数字素养研究的核心议题之一,受到国内外不少学者关注。Hargittai (2005)结合前期互联网技能调查提出了一种基于网络导向的数字素养测评问卷,用于评估个体在网络环境中的技能和知识。VanDeursen(2009,2012,2014)聚焦于数字素养框架构建和测评研究,建立起从四维度框架迭代到五维度的综合性框架,并对成年公众与青少年群体开展了间接测评和直接测评的比较研究。Carretero则把数字素养测评分为基于调查问卷的自我评估、回答知识性题目的基于知识的评估和在现实场景中测量数字素养的绩效评估三种形式。欧盟开发了数字素养自我评估工具(Dig Comp Self-Assessment Tool,简称 Dig Comp SAT)进行评估,从中发现自身能力薄弱环节,识别数字素养差距以帮助其查漏补缺。联合国教科文组织 DLGF 主张数字素养评估以自我评估为主,基于知识的在线测量为辅的评估方式。国内关于数字素养测评主要集中在公民、教师和学生,如李晓静、胡柔嘉(2020)尝试构建了我国中小学生数字技能测评框架,并进行了实证研究。胡俊平、曹金和李红林 (2022)致力于面向全民的数字素养与技能评价指标体系研究,由此构建了一套较为完整的评价指标体系,用于评估全民的数字素养与技能水平。吴砥、李环和杨洒等(2023)探索了教育数字化转型背景下中小学生数字素养评价指标体系,用于评估中小学生的数字素养水平。可见,我国数字素养研究正致力于探索如何科学而有效地评估个体的数字素养水平,我国数字素养水平测评工作也需要拓展到不同目标群体。第四,数字素养教育方面的研究也是研究的重点,目前素养培育的研究对象主要聚焦于在数字素养的培养和提升方面扮演着重要角色的群体,如图书馆员、教师以及学生等群体,并依托于学校、政府和公共图书馆来培育和提升数字素养。在国际上,包括欧美、澳大利亚、日韩等国家和组织,已将数字素养课程纳入国民教育课程体系,通过课程融合的方式从儿童和青少年时期开始培养公民的数字素养。欧美国家已经建立了一个由政府发起、行业协同组织推进、图书馆具体实施的自上而下地开展数字素养教育的三级保障体系。国内学者们也从不同的角度对数字素养的培育和提升进行了研究。李春卉(2017)通过分析英国图书馆与多部门联合设立数字素养主题基金的做法,提出我国图书馆也应积极构建相应的数字素养培育体系。闫广芬(2022)通过比较欧盟的七个教师数字素养框架,得出了我国教师数字素养需要加强培育的方面。纵观国内外文献,发现提升数字素养的研究体现在对数字素养主要影响因素实证调查与教育培训方面,专门研究数字素养激励机制的文献比较缺乏。截止2023年底在中国知网、维普等数据库查询,现有文献主要研究的是教师、医务人员、图书馆员、公务员、农民、老年人,针对医务人员数字素养研究文献较少;关于激励机制的文献也主要是针对政府、企业、高校等部门和工作人员,专门针对医疗机构和医务人员的激励机制研究的文献也较多,但把医务人员数字素养提升的激励机制作为研究对象的文献还没有。

二、关于激励理论的研究

激励理论是研究人们行为动机和激励机制的学科领域。它关注的是人们为什么会做某些事情以及如何通过激励来影响他们的行为。随着经济贸易的发展和劳动分工的细化,越来越多的企业和机构正寻求理解业绩评价如何助力组织业绩增长,以及哪种评价机制能够切实促进业绩的提升。为了解决这些问题,需要对人的需求、动机、目标和行为之间的关系进行深入阐释,从而形成了激励理论。激励理论主要包括激励的类型、激励对行为的影响、激励的来源和激励的设计原则。激励理论受到管理学的高度重视,彼得·德鲁克的"管理的本质在于激励人们去做他们本来就想做的事情",一针见血地指出了激励在管理学的重要作用。马斯洛的需求层次理论实际上也是一种激励理论,该理论只有满足了更基本的需求,才能够激发更高层次的需求和动力。这就为管理者提供了一种有效的激发人做出最大成绩的激励方法。

激励理论的学术发展经历了多个阶段,早期的激励理论主要关注外部激励,即通过奖励和惩罚来影响人们的行为。这种理论是基于"经济人"的假设,认为人的物质需求是根本的、固有的需求,而人的经济需求则是驱动人行为的动因,故主张通过金钱刺激进行激励的观点。斯金纳强调了外在刺激变量的重要性,同时引入了人的主观因素作为中间变量。在激励手段中,除了考虑金钱外,还需要加入人的主观需求作为刺激因素,主张通过对人物质和精神需求的刺激和满足来激发人工作的积极性和创造力。随着研究的逐步深入,学者们开始关注内部激励,如关注内在动机对行为的影响。马斯洛的需求层次理论和洛克、休斯的目标设置理论等代表性观点,都是基于对"社会人"的假设进行的研究。这些理论探讨了人类的需求和目标设置对于个体行为和动机的影响。以马斯洛需求层次论为例,该理论认为人类的需求存在层次结构,包括生理需求、安全需求、社交需求、尊重需求和自我实现需求。这些需求是按照一个由基础到高级的顺序逐步发展的。一旦某个层次的需求得到满足,它作为激励因素的作用便会减弱。美国管理学家 E. A. 洛克(E. A. Locke)和 C. L. 休斯(C. L. Huse)提出的目标设置理论,通过对目标因素对于激发个体积极性的研究,进一步推动了激励理论的研究,他强调了激励中目标的难度、明确性和可接受性的重要性,认为通过设定具有适度难度、明确具体且可接受的目标,可以更好地激发人们的积极性和动力,促进个体和组织的发展。

自二十世纪二三十年代起,激励理论逐步分化为三大核心流派:行为主义、认知派以及综合型激励理论。其中,行为主义激励理论尤为突出,其核心观点在于,个体的行为受感知刺激与行为结果双重影响。具体而言,当行为结果对个体产生正面效应时,该行为倾向于被强化并频繁重复,从而激发积极动力;反之,若行为结果对个体不利,则该行为可能逐渐减弱乃至停止。基于此理论,教育领域巧妙地运用了正面强化手段,如肯定、表扬及奖励,以及负面弱化手段,包括否定、批评与适度惩罚,旨在精准调控并引导学习者的行为模式,促进其正向发展。二是认知派激励理论。如果说行为主义注重外部激励对行为的影响,认为人们的行为是对外部刺激的反应。认知学派更关注人们内部的认知过程和期望对行为的影响,强调人们对目标的感知和价值判断。弗洛姆(V. H. Vroom)提出期望理论,认为人们的行为取决于对行为结果的期望和价值评估。目标效价是指个体对实现特定目标的主观价值评估。当个体认为目标对其具有重要性、吸引力和意义时,他们更有动力去追求该目标。这种主观判断会直接影响个体的积极性和投入程度。期望值是指个人对于达成目标概率的主观评估。个体会根据自身的能力、资源和环境因素来评估实现目标的可能性。只有当个体认为实现目标的可能性较大时,他们才会投入更多的努力和资源,以实现目标。该理论强调了目标效价和期望值对个体激励的重要性,注重个体对目标的主观评估对激励的作用。随着时间的推移,洛克等又提出了目标设置理论,认知派激励理论得到了进一步的发展和丰富,为我们理解和引导个体行为提供了有益的指导。三是综合型激励理论。行为主义学派侧重于研究外部因素如何激励行为,而认知派则强调内在激励的重要性,二者各有偏向,综合型激励理论概括、融合和发展了这两种观点,为激发人们的积极性提供了更有效的方法。以心理学家勒温的场动力理论为例,该理论提出人的行为是个人与环境相互作用的结果。接着,在1968年,波特和劳勒推动了综合型激励理论的发展,将行为主义学派的外在激励和认知派的内在激励相结合。他们综合考虑了个体的特质和能力、感知、内在激励、外在激励和满足等因素,将激励看作是外部刺激、个体内部条件、行为表现和行为结果相互影响的过程。认为人们的行为是由多种激励因素共同作用的结果,已成为管理界的共识。综合型激励理论为解决激发人们的动力问题提供了更全面和综合的视角。

回顾激励理论的发展历程,我们可以观察到在管理领域激励思想和措施经历了一系列的演进和变革。最初,激励主要侧重于外部控制,以恐吓和惩罚为主要手段。然而,随着时间的推移,激励思想逐渐转向内部引导,关注满足雇员的内在需求。这种转变意味着采用软性管理方法,为员工营造自觉自发的自我激励工作环境。同时,激励策略也从原来单一的激励措施逐渐向多元整体配合的激励组合转变。这意味着通过协调各种激励手段,使其相互配合,以达到更好的激励效果。另外,激励思想也从仅关注短期激励效果发展到注重短期和长期激励效果的平衡。这包括建立企业文化等长期激励手段,以促进员工的长期发展和绩效提升。在激励思维方式也发生了转变,过去主要是以管理者激励下属为主,这是一种"他激励";现在主要是以鼓励员工自我激励为主,这是一种"自激励",这一思维方法的转变意味着对激发员工内在的动力和潜能的强调,鼓励他们更好地展现自主性和创造力。总的来说,激励思想的发展脉络呈现了从外部控制向内部引导的转变,从硬性管理过渡到软性管理,从单一的激励措施发展为多元整体配合的激励组合,以及从关注短期激励效果到同时重视短期和长期激励效果的变化。

三、关于医疗领域激励机制的研究

国内外对医疗领域激励机制的研究文献较为丰富,其中关于医务人员激励机制的研究主要从经济激励因素和非经济激励因素两个方面展开。第一,经济因素激励机制,包括提高医务人员的收入、津贴以及其他薪酬待遇等。例如,国外学者 Schien、Kanfer、Miller 以及 Giacomini 等人主张国家财政政策应当鼓励医生获得更高的收入,以此激发医疗工作者的积极性。此外,Bennet 针对医疗保险支付机制与医务人员行为激励之间的联系进行了研究,发现不同的支付方式和政策对医疗工作者的行为有着各自的激励效果。在国内,顾雪非等主张在努力、绩效、奖励、目标的多重激励关系中,通过医疗卫生机构创新工资调控方式,实现医保支付机制和薪酬分配机制的有效协同,而合理引导医生诊疗服务提供行为有赖于建立正向相关的激励关系。方洁指出单纯推进支付制度改革而不对医生薪酬制度做出调整,对医生的激励作用有限。第二,非经济激励机制。国外有学者指出鉴于公共部门的经济激励存在的负效应,需要考虑非经济激励因素以弥补经济因素激励的不足。Kotter、Fort 等学者的研究表明,管理环境、工作目标设定以及奖惩机制构成了医务人员非物质激励的关键要素。在管理环境的构建上,确立清晰的工作目标并实施有效的奖惩制度,对医疗工作者具有积极的激励效果。当医务人员的个人目标与医院的目标一致时,医院的目标能够有效激励医务人员的行为。在绩效管理制度和医务人员激励方面,Schut、Hunter 和 Grindle 的研究指出,医院管理者正日益重视实施绩效管理策略,以控制劳动成本,同时达到提升生产效率和医疗服务品质的目的。同时,Buchan 的研究指出,灵活的雇佣制度也可以视为医务人员激励的因素。这些研究展示了国外对非经济激励因素的研究发展情况,强调了管理环境、职位目标、奖惩体系、绩效管理制度以及雇佣制度等对医务人员的激励作用。其次,隐性激励如职业声誉、社会地位、未来前景、社会尊重等也对医务人员有着较好的激励作用。Aghion等学者的研究表明,当上级管理者对下属进行正式的授权,这能够激发并增进下属的参与感。同时，Yeatts 的研究表明，当医务人员感受到高度的授权时，他们的工作责任感会增强。此外，Miller 等学者提出，患者对医务人员的尊重同样能够激发他们的工作动力。

我国学者对医务人员激励机制进行了广泛研究，从不同角度探讨了激励因素和机制的设计。这些研究从人力资源管理、精神和物质激励、强化激励、医生和护士的需求、聘用制、薪酬福利、组织文化、个人职业发展等多个方面入手，旨在建立有效的激励机制，以提高医务人员的工作满意度和绩效，促进医院的发展。李国红等研究发现，医院的管理制度和提供的职业晋升机会、员工个人的年龄、性别和收入是影响医务人员工作满意度的主要因素。朱惠蓉研究发现，在医院工作中，知识型员工扮演着主导角色，因此激励因素的独特性和深刻性在这一群体中具有重要作用，不容忽视。为了有效激励医院的知识型员工，应采用多元化、差异化等综合激励因素，并建立有效的激励机制。根据刘雯靖等人的研究，医院管理中应该建立一个综合考虑精神和物质激励的机制，结合感情激励、信任激励、赏识激励等多种因素，以实现激励的目标。这种综合激励机制能够更好地激发医务人员的积极性和工作动力。田岩运用强化激励理论来实现医务人员工作的持续稳定，解决医务人员工作操作性消退、团队工作效率和满意度降低等问题。李秀云等的研究针对护士类医务人员，强调激励设置要满足专科护士的护理科研需求，主张因人而异地设置收入和奖金等激励因素。赵惠芬等学者的研究主要面向聘用制医务人员，基于双因素理论建立同工同酬制度等激励模式，以促进医务人员实现自我价值感和满意的工作状态。同时，通过合理配置人力资源和提供职业防护等外部环境，可以消除医务人员的不满因素。张士层和赵水长的研究从薪酬、福利、组织文化、管理制度和个人职业发展等方面分析了医务人员对物质激励和精神激励机制的满意情况。丁燕等的研究注重辩证思维的运用，主张构建激励机制需要遵循正面激励和负面激励相结合的原则。同时，研究提出应该从单纯重视正面激励的模式向正面激励和负面激励相结合的模式转变。根据郑剑峰等的研究，激励机制的设计应与医院运营机制的改革相结合，将医生的经济报酬、专业评价、社会认可、职业发展、规范性惩戒等方面与医疗服务的质量和水平紧密挂钩，这样的综合激励机制能够培育良好的引导和激励效应。通过综合国内外文献的研究,可以得出结论,医务人员的激励机制研究主要集中在构建公正的薪酬结构、确立合理的绩效评估机制、加强培训和发展机会、注重个人职业发展等方面。激励手段主要分为两类:一是经济激励,如制定合理的薪酬、有效的绩效方案、丰富的福利;二是非经济激励,注重医务人员精神上的激励,如尊重员工、促进自我价值实现、增强文化引领等。

以上这些研究为医务人员激励机制的优化和改进提供了理论和实践的指导,为构建良好的医疗服务环境和提升医疗质量作出了积极的贡献。然而,尽管目前学术界对人才激励问题的研究较为丰富,对数字素养的研究也较多,但对医务人员数字素养的激励问题的研究文献较为稀缺。而且令人遗憾的是,国内医务人员激励研究以定量与定性研究为主,停留于描述性的,对激励机制中深层次的问题探讨还不够,而且当前的数字素养研究偏重理论研究,特别重视数字素养框架构建与数字素养培育方面,对提升数字素养方面的研究还比较浅层,缺乏对深层次问题如数字素养的激励问题缺乏研究。研究成果与管理实践需求之间存在较大差距,这导致医院管理者在实际工作中难以有效地促进医务人员提升数字素养。因此专门研究数字时代医务人员数字素养激励机制成为必要。

第三节　医务人员数字素养激励机制的建立

一、构建医务人员数字素养激励机制的原则

(一) 人本原则

人本原则强调将人置于管理的核心地位,将员工视为组织最宝贵的资源。根据人本身的需求、能力、兴趣等,使用科学的管理方法,将组织目标、组织文化和员工成长和全面发展结合起来,围绕激发人的积极性、主动性和创造性为中心组织安排各项管理措施。医务人员是一个重要的人力资源,他们的需求和福祉应该得到充分的关注。在数字时代如何实现以人为本的数字素养有效激励问题成为研究的重点。为了确保激励措施的适应性和有效性,

在设计激励机制时,应充分考虑医务人员的个体差异和多样化需求。激励机制应该关注医务人员的个人成长和发展,提供个性化的激励措施,以激发他们提升数字素养的动力和热情。我们可以充分利用现代数字技术建立医务人员数字素养需求档案,及时记录医务人员对数字技术的需求和期望,定期调查和跟踪有助于精准的反映出医务人员的数字素养水平和需求变化,动态调整相应的激励措施和培训计划,提供真正能满足医务人员成长和发展需求的数字化培训服务。

(二) 科学原则

构建医务人员数字素养激励机制需要基于科学的理论和实践。激励机制应该建立在充分的研究和数据分析基础上,以确保其有效性和可持续性。科学原则还包括制定明确的目标和指标,建立科学的评估和反馈机制,以及不断优化和改进激励措施。首先,设置的目标要保证组织目标与个人目标的统一。目标设置在激励机制中具有重要作用。一方面,目标应该明确体现出组织目标的宗旨,以确保激励措施的方向与组织目标一致,避免给组织带来不良后果。另一方面,目标设置还应该结合个人需求,以最大化实现其目标效价,从而提高激励的强度和有效性。组织目标与医务人员的个人目标的一致性要求将医务人员的个人目标纳入医院数字化转型目标的实现中,才能实现良好的效果。医务人员的个人职业价值目标的实现离不开医院的组织目标,而医院的组织目标也需要依靠医务人员的个人目标的支持,二者相辅相成,共同推动医院的发展和进步。设置目标是非常关键的环节,目标必须清晰。最后,需有配套的指标体系以测试目标的达成度。

(三) 系统性原则

在数字化医疗服务的推广和应用过程中,医务人员的积极参与和投入是至关重要的。为了激励医务人员提升数字素养,建立一个系统性的激励机制是必要的。一方面,系统性原则必然要求整体性和全面性。在整个数字化医疗服务环节中,医务人员的数字素养不仅仅限于技术能力,还包括对数字化医疗服务的理解、应用和创新能力,以确保医务人员能够全面适应和有效运用数字化医疗服务的各个方面。通过系统性原则,可以将数字素养的培养纳入医务人员的整体职业发展规划中,从而形成一个全面的激励机制,促使医务人员在数字化医疗服务中全面提升自己的能力。另一方面,系统性原则强调持续性和循环性。数字化医疗服务的发展是一个不断演进的过程,医务人员的数字素养也需要不断更新和提升。通过系统性原则,可以建立起持续的培训和教育体系,为医务人员提供定期的数字化医疗服务培训,使其能够跟上技术的发展和应用的变化。同时,系统性原则还要求建立有效的反馈和评估机制,及时了解医务人员在数字化医疗服务中的表现和需求,从而循环地改进培训计划和工作流程,持续提高医务人员的数字素养水平。另外,系统性原则的应用还体现在数字化医疗人才生态的打造方面。为了实现这一目标,需要整个行业进行系统布局,并建立企业、院校、医疗机构、协会等多方之间的良性互动机制,共同努力打造数字人才培养生态系统。这样的系统化努力将为医疗行业的数字化转型提供坚实的基础。

在构建医务人员数字素养激励机制时,我们应遵循以下原则,以确保激励机制的人性化、科学性与系统性。通过遵循人本原则、科学原则和系统原则,我们可以构建出一个有效的医务人员数字素养激励机制,为医务人员提供持续的动力和支持,促使他们不断提升自身的数字素养水平。

二、医务人员数字素养激励指标的确定

激励因素的指标设计的核心,也直接构建了后面措施激励的内容。激励因素确定的科学性也是后面制定切合实际的激励政策的前提。我们从两个方面保证其科学性:一是选择合适的激励理论作为文件设计的思想指南。管理学领域存在很多种基于不同人性假设的激励理论,如马斯洛需求层次理论、赫茨伯格的双因素理论、美国心理学家弗洛姆的期望理论、亚当斯的公平理论等。哪一种或几种理论适合用于指导设计医务人员数字素养与激励调查问卷? 如何综合运用所有的激励理论设计指标? 是我们首先要考虑的问题。考虑到人不仅仅是经济人,还是一个物质与精神相结合的个体,同时也是社会的一员,我们采纳了一种综合激励理论,该理论融合了行为主义的外

在激励机制和认知派的内在激励观点。这种理论认为人的行为是多种内外部激励因素共同影响的产物,并视激励为一个包含外部刺激、个体内在状态、行为展现以及行为成果相互影响的复杂动态过程。通过综合考虑这些因素,我们可以更全面地理解和影响人的行为。医务人员是一种典型的知识型人才。知识型人才(Knowledge-oriented Talent)是美国学者彼得·德鲁克提出的,指的是那些精通符号与概念、运用知识与信息进行工作的人,有着较长时间的专业工作经验,能发挥所从事专业的特长,取得高级专业资格认证的人才。简而言之,知识型人才是指在企业组织中,那些通过智力劳动所创造的价值超过其体力劳动所创造价值的员工。分析医务人员的需要是一切激励措施制定的前提。

依据马斯洛的需求层次理论,医务人员作为知识型人才,其生理需求和安全需求较易得到满足,因此这些需求在激励他们时的效果可能不会特别显著,尊重需求、自我价值实现的需要更易激发起工作的热情。当知识型人才的尊重需求得到充分满足时,这会赋予他们自信,让他们感到自己在社会中具有价值、力量、能力和作用。自我实现则是指推动个人发挥其潜在能力,实现自我潜能的过程。医务人员所受教育程度普遍较高,也掌握较多的科学技术知识,这决定了他们更加注重那些能够推动自身发展和具有挑战性的工作,对知识、个人成长和事业发展持有持续的追求。他们对工作和生活环境有较高的期望,例如期望有支持自主创新的工作条件、和谐的人际关系以及优质的软硬件设施。他们期望组织能够赋予他们更多的自主权,使他们能够按照自己认为有效的方式进行工作。此外,他们希望获得与自己贡献相匹配的报酬,并能够分享自己创造的价值。因此,我们一方面综合运用马斯洛的需求层次理论、赫兹伯格的双因素理论以及麦克利兰的成就需要理论突出内在激励,又结合斯金纳的强化理论、海德的归因理论等重视外在激励,来确定调查问卷中的激励因素指标。另外,我们还参考了国内外较为成熟的医务人员激励问卷,并咨询专家意见和调查了解医务人员对各类激励因素重要性的看法,在此基础上构建医务人员数字素养激励因素指标表,以确保后面激励效果的最大化。我们构建的医务人员数字素养激励因素指标,包括环境激励、绩效激励、规章激励、人事激励的四个保健因素维度和内容激励、成长激励、尊重激励的三个激励因素维度,总共 7 个维度,每个维度设置 2—4 个指标,具体内容如表所示。

表 7-1 医务人员数字素养激励因素指标表

类别	维度	指　标
保健因素/外部因素	环境激励	医院数字基础设施的公平可及
		医院形成良好的数字医疗服务环境与氛围
		医院文化对共建共享数字化发展的宣传
	绩效激励	对医务人员数字素养绩效考核的合理性
		对医务人员数字技能提升的激励性,在评优时有所侧重
		对高端数字人才的引进与奖励
		鼓励医务人员开展在线咨询与健康教育、远程医疗与健康管理等活动,在绩效考核方面有所体现
	制度激励	医院管理规章制度对智慧医院建设、数字素养培训等的支持性
		医院管理规章制度对数据开放共享、隐私保护、信息安全等规定的明确性
	人事激励	通过数字技术医院同事之间形成良好的沟通人际关系
		通过数字技术医务人员与患者形成良好的沟通和互动关系
		在工作中对于上级或同事之间对数字医疗服务、医疗资源共享的互助和支持情况
激励因素/内部因素	内容激励	数字医疗服务对本职的工作职责和工作目标的清晰度
		数字医疗服务工作所带来的挑战性
		数字医疗服务工作中给予的权限
	成长激励	围绕数字生活、工作、学习、创新等需求,提供数字素养与技能教育培训资源,打造良好的员工个人发展空间
		参加学习数字医疗服务、数字素养教育培训或深造的机会
		有机会与同行分享数字医疗服务的经验成果
	尊重激励	获得医院领导或同事的认可:应用信息数字技术,参与智慧医院的决策和创新,提高智慧医院的运营效果和服务质量
		工作所获得的成就感:利用信息技术工具,快速获取和处理患者的健康信息,提供个性化的医疗服务,从而提高医疗效率,降低医疗成本

三、构建医务人员数字素养激励机制的途径

（一）政策导向，完善落实数字化人才培养政策

政策的制定和执行是构建激励机制的基础。近年来，我国密集出台了系列数字化转型、数字健康和智慧医院方面的纲要性文件，如 2021 年，《中华人民共和国国民经济和社会发展第十四个五年规划和 2035 年远景目标纲要》提出了加快数字化发展、建设数字中国、推进产业数字化转型的要求。2022 年，《"十四五"数字经济发展规划》明确提出，要加快数字健康服务的发展，推进医疗机构的数字化和智能化转型。同时，2022 年上海市发布了《上海市"便捷就医服务"数字化转型 2.0 工作方案》，其中包括七大应用场景、三项创新亮点和五方面举措，旨在以数字化转型、高质量发展和便捷化就医为主题，推进医疗服务的数字化转型。这些政策文件的出台表明国家层面对数字化发展的政策支持。我们应在此基础上进一步强化政策导向，营造和优化数字人才成长的政策环境，引导医务人员在数字化时代的浪潮中积极进取，勇于为智慧医院的建设、医院的数字化转型作出贡献。充分重视医疗数字化人才是医院数字化转型的关键，这样的人才，是推动智慧医院建设的不可或缺的力量。只有这样，才能引起整个社会对医务人员数字素养培育的广泛关注，把这项工作纳入卫生事业发展规划，强化政策支持。医院数字化转型的核心是提升医务人员的数字素养，培养复合型的医疗数字化人才。近些年来，我国数字经济发展迅速，数字中国、健康中国的建设也迎来了新的发展机遇，医疗行业在 5G、AI、物联网等信息技术的加持下，迈向了高质量发展的阶段。然而，医疗数字化人才短缺、医务人员数字素养整体水平不高等困境，也制约着智慧医院建设的水平。一方面，在整个社会数字化转型浪潮中，医院和医药企业的数字化程度较高，对医疗数字人才和医务工作者的数字素养都提出更高要求。当前医院系统建设融入了大量数字技术，这也使得医院对具备复合专业技能的信息化管理人才和医疗数字化人才的需求越来越大。这些人才能够整合患者病案、医院信息和市场信息等各类数据流，从而有效帮助医院提高运营效率、优化管理业务。他们能够充分利用这些信息资源，为医院提供决

策支持和战略规划,推动医疗机构向数字化转型迈进。另一方面,医疗行业岗位匹配度相关性的人才匮乏,在岗的医务人员数字素养无法胜任新出现的医疗数字化服务。医疗行业急需高级信息人才,这类人才不仅需要具备信息化技能,还需要具备洞察力、创新力和跨机构跨部门领导能力等多重素质。然而,这种高级复合型人才非常稀缺,匮乏情况比较严重。医疗数字化人才短缺、医务人员数字素养意识淡薄,核心问题在于人们的观念意识形态落后,没有认识到当前数字经济的发展、数字技术与医疗服务的融合对医疗行业带来的挑战,医疗信息化人才的培养和使用严重脱节,导致医务人员不能把医疗数字服务高效落地。

　　政策导向在完善和落实数字化人才培养政策方面起着至关重要的作用。首先,政策导向可以为数字化人才培养提供指导和支持。政策应该包括开展数字人才库建设工作、对医学院校培育医疗数字化人才政策的倾斜、制定数字素养培训标准以及激励措施的具体细则,确保政策的有效性和可操作性。政府可以制定相关政策,明确数字化人才培养的目标、方向和重点,为培养计划和课程提供指导。政策的制定还可以设立数字化人才专项基金,为数字化人才培养提供必要的资源和资金支持,确保培养计划的顺利实施。其次,政策导向可以促进数字化人才培养的合作与协调。政府可以促进不同机构、学校和企业之间的合作,建立跨部门、跨领域的合作机制,大力培养"数字化医生""医学工程师"等掌握数字技术能力、熟知医学知识的复合型、交叉创新型人才,共同推动数字化人才培养的发展。然后,政策导向可以推动数字化人才培养的创新和实践。政府可以鼓励和支持高校、科研机构和企业开展创新型的数字化人才培养项目,提供实践机会和实验平台,培养学生的实际操作能力和解决问题的能力。政策导向还可以推动数字化人才培养与产业需求的对接,确保培养出的人才符合市场需求,提高就业竞争力。另外,政策导向可以加强数字化人才培养的监管和评估。政府可以建立监管机制,确保数字化人才培养的质量和规范性。政策导向还可以推动对数字化人才培养的评估和监测,及时了解培养效果和问题,为政策的调整和优化提供依据。因此相关部门应制定明确的政策,明确数字素养的重要性,并提供培养复合型的医疗数字化人才相应的支持和资源,从而推动数字化人才培养的高质量发展。

（二）优化环境，打造良好的数字化内外部环境

工作环境的优化是构建医务人员数字素养激励机制中非常重要的一个方面。要营造有利于医疗数字化人才激励机制运行的内外部环境，就需要通过技术设备支持、信息系统支持、数据安全保障、工作流程优化和团队协作支持等方面的综合考虑和实施，可以为医务人员提供良好的工作环境和条件，全面促进医务人员的数字素养提升。在数字化医疗服务环境中，医务人员需要具备良好的工作环境和条件，才能更好地发挥数字素养的作用。因此，医疗机构应该提供先进的数字化医疗设备和工具，改善信息化系统的稳定性和易用性，以及提供良好的工作氛围和团队合作环境，以激发医务人员的学习和创新能力。环境优化应该从以下几个方面进行考虑和实施：一是技术设备支持。医务人员在数字化医疗服务中需要使用各种技术设备，如电脑、平板、智能手机等。因此，医院应该提供先进的技术设备，并保证设备的正常运行和维护，以便医务人员更好地开展数字化医疗服务工作。二是信息系统支持。医务人员在数字化医疗服务中需要使用电子病历系统、医学影像系统等多种医疗信息系统，因此，信息系统的先进性、稳定性是医院必须保障的，并保证系统的正常运行和维护，以便医务人员更好地开展数字化医疗服务工作。三是数据安全保障。医务人员在数字化医疗服务中需要处理大量的患者数据，因此，医院应该建立完善的数据安全保障机制，保护患者数据的安全和隐私，同时也保护医务人员的工作安全。四是工作流程优化。医务人员在数字化医疗服务中需要遵循一定的工作流程，以确保高效、准确地提供医疗服务。通过改进工作流程，可以提高医务人员的工作效率，降低错误和遗漏的风险，同时为患者带来更优质的医疗服务体验。这包括规范化的电子病历记录、数字化的医嘱管理、在线预约和排队系统等，以提供更便捷、快速的医疗服务流程。五是团队协作支持。医务人员在数字化医疗服务中需要与其他医务人员协作，如工作流程的优化也需要与相关部门和技术团队密切合作，不断改进和更新，以适应不断变化的医疗环境和需求。因此，医院应该构建高效的团队合作体系，增强团队协作的效率和成果质量，增强医务人员的团队合作精神。

良好的数字化内外部环境包括几个方面：一是医院良好的数字基础设施的打造，这是构建医务人员数字素养激励机制的前提与基础。医院需要建立完善的数字化基础设施。这包括建设稳定高效的网络系统，提供高速的互联网连接，以支持医务人员在数字化环境下的工作和学习。此外，医院还应配备先进的数字化设备和工具，如电子病历系统、医学影像设备等，以提供便捷高效的数字化医疗服务。无论是医院通过互联网等数字技术打造智慧医院，扩大医疗服务的覆盖面和深度，还是创建覆盖诊疗前、诊疗中、诊疗后的线上线下综合医疗服务模式，抑或是推动全民健康信息平台的互通互联，都需要进行数字基础设施的投资和建设。通过建立良好的数字基础设施，打造全方位全流程的数字化工作环境，为数字素养的培养和提升奠定基础。二是医院应优化数字化外部环境，提供良好的数字化学习和交流平台。医院可以通过建设数字化学习平台、组织数字化医疗服务交流活动等方式，为医务人员提供学习和交流的机会和平台。同时，医院还应加强数字化医疗服务的宣传和推广，提高医务人员对数字化医疗服务的认识和理解。通过优化数字化外部环境，医院可以提高医务人员的数字化素养和应用能力，促进数字化医疗服务的推广和普及。三是医院还可以进一步优化医院数字化内部环境，提供良好的数字化工作条件，加强数字化医疗服务的管理和监督，确保数字化医疗服务的质量和安全。通过优化数字化内部环境，医院可以提高医务人员的数字化工作效率和满意度，促进数字化医疗服务的应用和发展。四是医院应建立数字化医疗服务激励机制，鼓励医务人员积极参与数字化医疗服务的学习和应用。医院可以通过设立数字化医疗服务奖励制度、提供晋升机会等方式，激励医务人员积极参与数字化医疗服务的学习和应用。同时，医院还可以组织数字化医疗服务竞赛、评选优秀数字化医疗服务案例等活动，提高医务人员的数字化医疗服务意识和积极性。通过建立数字化医疗服务激励机制，医院可以提高医务人员的数字化素养和应用能力，促进数字化医疗服务的推广和普及。

（三）强化培训，提供数字化医疗服务培训支持

提供数字化医疗服务培训支持是构建医务人员数字素养激励机制中最

直接有效的途径。第一，数字化医疗服务培训支持可以提升医务人员的数字素养水平。随着医疗行业的数字化转型，医务人员需要掌握与数字技术相关的知识和技能，才能更好地应对数字化医疗服务的需求。通过提供培训支持，医务人员可以学习和掌握数字化医疗服务所需的技术和工具，提高其数字素养水平，从而更好地适应和应用数字化医疗服务。第二，数字化医疗服务培训支持可以增强医务人员的工作能力和竞争力。数字化医疗服务的应用需要医务人员具备相应的技术和操作能力，只有掌握了这些技能，医务人员才能更高效地进行诊断、治疗和管理工作。通过提供培训支持，医务人员可以不断提升自身的工作能力，增强自己在数字化医疗服务领域的竞争力，为患者提供更好的医疗服务。第三，数字化医疗服务培训支持可以激发医务人员的学习积极性和主动性。医务人员在数字化医疗服务领域的学习和应用需要一定的时间和精力投入，而培训支持可以为他们提供学习的机会和资源，激发他们的学习积极性和主动性。通过培训支持，医务人员可以获得专业的指导和辅导，提高学习效果，进而更加主动地学习和应用数字化医疗服务。第四，数字化医疗服务培训支持可以提高医务人员的职业发展机会和晋升空间。数字化医疗服务的快速发展为医务人员提供了更多的职业发展机会，而具备数字素养的医务人员更容易获得这些机会。通过提供培训支持，医务人员可以提升自身的竞争力，拓宽职业发展的道路，获得更多的晋升空间。因此，医院应建立完善的培训和教育体系，通过系统化的培训和教育，医务人员可以更好地理解数字化医疗的背景和要求，不断学习和更新数字素养，提高其在数字化医疗服务中的能力和水平，从而推动医务人员在数字化医疗服务领域的发展和应用。

那么，医院应如何为医务人员提供数字化医疗服务培训支持呢？首先，医院在原来的培训和教育体系基础上进行完善，制定全面的数字化医疗服务培训计划。为医务人员提供广泛的数字化医疗服务培训。这包括提供基础的数字技术知识培训，如数据分析、人工智能等，以及具体的数字化医疗服务应用培训，了解数字化医疗如远程医疗、智能诊断的最新发展、了解数字化医疗的法律和伦理要求等。这个计划应该包括培训的内容、培训的方式和培训的时间安排等方面。医院可以根据医务人员的实际需求和数字化医疗服务的发展趋势,确定培训的重点和内容,如数字技术培训、数据分析培训等,培训内容的针对性和实用性可以有效提升培训的获得感。同时,医院可以提供多样的培训方式供员工灵活选择,如线上培训、线下培训、专家讲座等。此外,医院还应合理安排培训的时间,避免影响医务人员的正常工作。其次,医院应提供专业的培训师资和资源支持。医院可以邀请专业的数字化医疗服务培训师资,包括医学专家、信息技术专家等,为医务人员提供专业的培训指导和辅导。同时,医院还应提供必要的培训资源,如培训材料、培训设备等,以支持医务人员的学习和实践。通过提供专业的师资和资源支持,医院可以提高培训的质量和效果,帮助医务人员更好地学习和应用数字化医疗服务。而且数字素养培训服务需要考虑个体差异,不同医务人员在数字素养方面的起点和需求可能存在差异,尽可能提供不同岗位需求的医务人员数字素养培训服务。此外,医院应鼓励医务人员参与数字化医疗服务培训,并提供相应的激励机制。医院可以设立奖励制度,如培训成绩优秀者给予奖励,参与培训的医务人员给予相应的学分或晋升机会等,以激励医务人员积极参与培训。同时,医院还可以组织一些培训交流活动,如学术讲座、研讨会等,为医务人员搭建专业交流平台,促进医务人员之间的经验分享和合作,促进他们的学习和成长。最后,医院应建立健全的培训评估和反馈机制。医院可以通过培训评估,了解医务人员的培训需求和培训效果,及时调整培训计划和内容,确保培训的针对性和有效性。同时,医院还应建立反馈机制,鼓励医务人员提出培训意见和建议,以不断改进培训的质量和效果。

(四) 科学考评,助推数字素养测评与绩效评估

建立科学的考评机制可以激励医务人员提升数字素养。第一,为了确保绩效评估的准确性和公正性,建立科学的绩效评估体系是前提。绩效评估应尽量剔除主观评价和随意零散的考核,建立严格的操作规程是科学评价的保障,才能保障绩效评估达到预期的效果。事实上,缺乏科学性的绩效评估有时甚至比没有评估更加可怕,因为它可能导致不公正的结果和误导性的决策。医务人员数字素养的考评应该基于明确的指标和标准,包括数字技术应用能力、信息管理能力、数据分析能力等方面。通过定期的考核和评估,医务

人员可以了解自己的数字素养水平,并为提升数字素养设定目标。并进行多维度评估,系统性的激励机制应该考虑医务人员数字素养的多个方面,包括技术能力、信息管理能力、数据分析能力、信息安全意识等。通过多维度评估,可以全面了解医务人员的数字素养水平,为激励措施的制定提供依据。第二,我们应加强对绩效评估结果的反馈。绩效评估的主要目的是通过评估发现问题,并促进工作的改进。因此,及时将评估结果反馈给相关人员和团队是至关重要的。通过明确指出问题和提供建议,我们可以帮助他们认识到自身的不足之处,并采取相应的改进措施。这种反馈机制有助于推动持续的绩效提升,促使个人和团队不断成长和发展。建立有效的反馈和评估机制,及时了解医务人员在数字化医疗服务中的表现和需求,并采取合适的方式及时有效地把数字素养绩效评估结果反馈给医务人员,让他们明确自己问题的症结所在和努力方向。医院可以通过定期的绩效评估和员工满意度调查等,收集整理数据,抓住大多数人的真实需求,提炼出优化数字化医疗服务的好建议。根据反馈结果,医院可以及时调整培训计划、改进工作流程,以更好地满足医务人员的需求,提高他们的数字素养。第三,还应注意绩效评估的公平性和透明度。评估标准和流程应明确且公开,确保每个被评估者都有平等的机会。如果评估行为变成一种"黑箱"运作,医务人员收不到反馈,自身表现良好与否,需要改进地方是什么都无从知道,那么他们就无法从评估中受益,导致评估工作流于形式,"为考评而考评"时,医务人员提升数字素养的积极性会大打折扣。此外,绩效评估应该是一个持续的过程,而不仅仅是一次性的活动。定期进行评估和跟踪,可以更好地了解绩效的变化和趋势,并及时采取相应的措施。建立起明确的绩效评估和激励机制,将数字素养作为绩效评估的重要指标之一。通过定期的绩效评估,可以客观地评估医务人员在数字化医疗服务中的表现,并给予相应的激励,如奖金、荣誉称号等,这样可以激励医务人员在数字化医疗服务中持续提升自身的数字素养水平。第四,奖惩分明。奖惩措施包括医务人员的经济收入、荣誉认可、晋升机遇等非金钱性的激励,这些奖励与惩罚是医务人员获得物质回报和荣誉认可的基石。奖惩的实施与医务人员的工作积极性有着直接的联系,对他们工作满意度和成就感有较大影响。因此,我们应高度重视奖惩措施在医务人员激励制度中的重要作用。通过设定医务人员在数字化医疗服务中达到一定水平的目标，如提高电子病历使用率、参与科研项目等，并给予相应的奖励，如奖金、晋升机会等。这样可以激励医务人员积极参与数字化医疗服务，提高其数字素养水平。通过奖励和惩罚的手段，我们可以激励医务人员不断提升自己的工作表现，从而推动整个医疗团队的发展和进步。在医务人员评价制度中，数字素养的培训和考核是至关重要的。为了确保考核结果的公正性，我们需要建立一个奖惩分明的制度，以激励医务人员提升他们的数字素养。这一制度不仅应该与医务人员的收入、荣誉和培训机会相关联，还应该与他们的职业发展和道德行为相一致。对于那些在数字素养考核中表现出色的医务人员，我们应该给予适当的奖励和认可。这可以包括奖金、荣誉称号以及更多的培训机会，以鼓励他们继续努力提升自己的数字技能。这样的激励措施将激发医务人员对数字素养的积极态度，并促使他们在日常工作中更好地运用数字技术。需要注意的是，当奖励的内容与个体自身需求不符时，以奖励为主的激励思想的效力会大大降低，因此奖惩分明的"奖"一定是"投其所好"，是根据医务人员本人真实的需求提供合适的奖励。另一方面，对于那些在数字素养考核中表现不佳的医务人员，我们需要采取相应的惩罚措施。这可能包括扣除奖金、减少培训和晋升机会等。这样的惩罚旨在提醒医务人员重视数字素养的重要性，并激励他们努力改进自己的技能水平。同时，对于那些违反数字伦理规则和医德的医务人员，我们应该给予严厉的批评，并采取更严厉的处罚措施，如扣除薪金、暂停晋升和培训机会等，以确保他们认识到自己的错误并从中吸取教训。建立一个奖惩分明的数字素养考核制度对于医务人员的职业发展和提升至关重要。通过激励和惩罚的手段，我们可以推动医务人员积极参与数字素养培训，提高他们在数字化医疗环境中的能力和责任感。这将有助于提升整个医疗行业的数字化水平，为患者提供更好的医疗服务。综上所述，建立科学的绩效评估体系、加强结果反馈、保证公平透明以及奖惩分明是建立科学考评机制的关键要素。通过这些措施，我们可以不断提高工作质量和效率，实现持续的个人和组织发展。

(五) 精神激励,成长与成就激励数字素养提升

除了物质激励外,精神激励也是激励医务人员提升数字素养的重要手段。精神激励是指单位组织给予员工充分尊重、荣誉和地位等激励其努力工作。过去几十年以来,我国长期以来以经济发展为中心,无论是组织还是员工都重视物质激励,这一点在医疗领域的表现就是很多医院对医务人员的激励只重视物质报酬对高级医疗技能人才的激励作用,对精神激励的使用有所忽视。大量管理实践证明,物质激励与精神激励都是医院管理的有效手段,特别是医院待遇福利、医院资源、医院声誉、文化等精神报酬都是医院吸引优秀医疗人才的无形资产。医院在加大对医务人员的物质激励的同时,也应该考虑到物质激励存在边际效用递减效应,有效控制医院用于物质激励的成本,避免拜金主义倾向。因为这不仅不利于医务人员救死扶伤职业价值理念的塑造,而且也使医院的无形资产的价值无法体现,不利于医院文化建设,不利于医院集体荣誉的培养,也不利于增进医院的凝聚力。更何况,精神激励的科学性在于人们需求的层次性。马斯洛的需求层次理论阐释了人们的需求是按从基础到高级的顺序逐步发展的,当生存需要和安全需求获得满足以后,这种需要的激励作用就会递减甚至消失,需要满足人对尊重、自我实现的高层次需求才能带来强烈的激励作用;当基本需求尚未完全得到满足时,则要求满足对上一层次及更高层次的需求以替代,这些都表明纯粹依靠物质经济激励作用是有限的,只有与更高层次的精神激励配合应用才能发挥更好激励的作用。综上所论,医院在激励医务人员提升数字素养时,应适当采用精神激励,如医疗机构可以通过表彰先进个人、组织学术交流和学术研究等方式,激励医务人员积极参与数字化医疗的学习和实践,提升其数字素养。

精神激励具体包括:一是荣誉奖励,这些荣誉有来自医院内部荣誉、医疗行业内部的荣誉,也有来自政府的荣誉。与物质奖励相比,荣誉不仅是一种称号,更是一个人能力的象征,对于高级别的荣誉,背后是身份和社会地位的体现。从精神激励作用大小看,荣誉奖励对于医务人员特别是自我成就愿望强烈的而言,具有更大效应。二是成就激励,是个人通过完成具有挑战性的目标或取得有意义的成就来获得动力和满足的一种内在的激励方式。成就激励理论认为,当人们满意其进步和成绩时,容易激发他们内在动机,不断追

求更高的目标和更好的表现。而成就激励的实施除了对个体的成就和努力要及时给予适当的认可外,给予个体一定的自主权也可以让他们在发挥自己的创造力等方面有更好的表现。其中,成就需要的激励主要表现形式有地位晋升和授权。地位提升意味着拥有更大的权力,能够影响和指导更多的人,代表了给予当事人充分的尊重,允许他们参与医院管理决策。研究表明,医务人员对地位格外看重,每一次的职称和职务的晋升都意味着他们拥有更多的指挥、驾驭更多医疗资源和人力的权力,同时获取更广阔的个人成长空间和自主权。作为一种高效的成就激励策略,授权的核心在于领导者在确信员工具备实现既定目标的能力时,主动下放权力。通过有效的权力委托,领导者赋予员工自主权和责任感,从而鼓励他们独立且创造性地完成任务。这一过程不仅促进了员工的个人成长与自我实现,也增强了团队的灵活性和整体效能。其本质上是一种"信任"激励,促使员工激发责任感与荣誉感,也让员工的才能获得更多的发展空间和权力空间。三是职业生涯规划,良好的职业生涯规划可以帮助个人更高效地实现其个人价值与社会价值。将提升医务人员数字素养与职业生涯规划结合起来,有助于他们更加认识和体会到数字素养对个人的意义,进一步理解数字素养在技能提升、业务能力提高等方面的优势,激发他们学习数字素养的积极性。基于当前数字技术发展对医疗行业所带来的机遇和挑战,我们需要分析数字素养对于不同医院岗位的胜任能力要求,并结合医务人员个人发展的需要,从整个职业发展的角度来规划人力资源的开发和分配计划。同时,我们将提供信息、咨询、轮岗和培训等条件,以支持个体实现其职业生涯规划,从而有效地激发医务人员为实现自己的生涯目标而努力提升数字素养的热情和激情。

(六) 自我激励,营造浓厚的学习型的组织环境

为了营造医院提升数字素养的学习型组织氛围,构建一种高度灵活、符合人性、可持续发展的扁平化组织结构是非常重要的。学习型组织的关键在于培养整个组织的学习文化,从文化氛围上鼓励员工创造性思维能力的发挥。这样的组织能够让成员在工作中更容易感受到工作的快乐与价值。为此,需要采取以下措施:一是建立学习型文化,通过倡导学习和知识分享的文

化，为员工的不断学习和持续成长营造良好的组织氛围。组织可以充分发挥学习资源、培训机会和知识分享平台，以激发员工的学习热情和创新能力。医院组织和医务人员应该培养自我激励的能力，主动提升数字素养，如医院给予医务人员一定的自主权，使他们能在数字化医疗服务过程中挑战自我，用适合自己的方式去实现目标，就可以让其自己激励自己。医务人员树立"学习为本、与时俱进"的理念，终身学习才能更好的适应数字信息技术不断迭代发展的状况。二是提供支持和资源，为员工提供必要的支持和资源，包括培训课程、学习工具和技术设备等，以帮助他们提升数字素养。同时，组织应积极倡导并支持员工参与外部培训项目与学术交流活动，以此作为拓宽其视野、深化专业知识与技能的重要途径。通过这些机会，员工能够接触到行业前沿动态，与业界专家及同行建立联系，进而丰富自己的知识体系，激发创新思维，为组织的发展注入新的活力与灵感。医务人员可以参加业务学习班、专题研讨会，有机会有选择地参加学术交流活动，阅读相关文献和书籍，以及利用在线学习资源等方式，不断学习和提升自己的数字素养。三是建立学习机制，设立学习目标和评估机制，确保员工的学习成果得到认可和回报。组织可以制定个人学习计划，定期评估和反馈员工的学习进展，并提供相应的奖励和晋升机会，激励他们持续学习和提升数字素养。医院应该提供职业发展与晋升机会，为医务人员提供多样化的数字化医疗服务岗位和发展通道。通过设立职业发展奖励和晋升机制，可以鼓励医务人员在数字化医疗服务领域不断学习和成长，实现个人职业目标。四是培养学习型领导力，培养具有学习型思维和领导力的管理者，他们能够引领团队不断学习和创新。学习型领导者应鼓励员工提出问题、探索解决方案，并提供支持和指导，以促进团队的学习和发展。通过以上措施，从各个层面系统营造一个积极向上、充满学习和创新氛围的医院组织。在这样的学习型组织中，员工和组织可以共同成长和进步，不断提升数字素养，适应医疗数字化转型的需求。

营造医院提升数字素养的学习型组织氛围其本质是对动力管理的运用，管理学中的动力管理原理强调以人为中心，首先考虑员工工作动力问题，这是管理激励理论中的重要一环。根据激励理论，员工的工作动力受到内在和外在因素的影响。通过提供持续的培训和发展机会，营造良好的组织氛围，帮助员工提升技能和知识，也能增强他们的工作动力。在现代管理领域，除了物质激励与精神鼓舞这两大基本动力源泉外，信息动力同样扮演着举足轻重的角色。随着信息化社会的深入发展，信息的快速流动与广泛传播不仅构成了环境的一部分，更成为了一种强大的驱动力，推动组织活动的发展。这种竞争动力对组织具有直接、整体和全面的促进作用。21世纪信息技术的迅速发展促使医疗行业正迎来一个重要的机遇期，这些数字技术与医疗服务的结合产生了一种信息动力，推动医务人员不断学习和提升自身的数字素养。应用动力管理原理，组织可以激发医务人员提升数字素养的积极性和主动性，为他们提供学习机会和资源，建立学习型文化，并提供反馈和认可，从而推动医务人员在数字化医疗服务中的发展和创新。激发积极性和主动性方面，通过提升医务人员的数字素养，他们将能够更好地理解和应用数字技术在医疗服务中的作用。这种理解将激发他们的积极性和主动性，使他们更愿意主动学习和掌握相关的数字技能，以提高工作效率和质量。提供学习机会和资源方面，为医务人员提供学习机会和资源，包括培训课程、学习工具和技术设备等，以帮助他们提升数字素养。这些资源的提供将为医务人员提供学习的动力和支持，使他们能够更好地适应数字化医疗服务的需求。建立学习型文化方面，通过倡导学习和知识分享的文化，鼓励医务人员不断学习和成长。组织可以提供学习资源、培训机会和知识分享平台，以激发医务人员的学习热情和创新能力。这种学习型文化将为医务人员提供持续学习的动力和环境。提供反馈和认可方面，建立医务人员数字素养的评估机制，定期评估和反馈医务人员的学习进展，并提供相应的奖励和认可。这种反馈和认可将激励医务人员持续学习和提升数字素养，因为他们知道他们的努力将得到认可和回报。这些措施产生的信息动力将推动整个医疗行业朝着数字化转型的目标前进，并提升医疗服务的质量和效率。

通过以上途径的综合应用，我们可以构建一个科学有效的医务人员数字素养激励机制，通过合理的激励机制来改变医务人员的工作态度，激发医务人员提升数字素养的热情和内在驱动力，通过不断的学习和培训来提高数字素养的知识和技能，这将有助于提高医务人员在数字化医疗中的能力和水平，为患者提供更好的医疗服务。

四、医务人员数字素养激励机制的综合应用

1. 外在物质激励与内在精神激励双重激励

科学有效地制定激励措施是准确分析把握医务人员群体特征与需要为前提的。医务人员往往接受过良好教育，普遍具备较高的学历，并且掌握着丰富的科学技术知识。因此医务人员是一种典型的知识型人才（Knowledge-oriented Talent），即主要通过知识和信息的掌握和运用来工作的人。能够从事这类型工作的对专业知识、技能和经验都要求较高，相对于体力劳动者，他们往往借助知识和智慧创造价值。这部分人群通常对知识的掌握和个人职业发展表现出不懈的追求；他们更容易主动接受那些具有挑战性、能更大发挥其能力的工作。当然，他们在生活和工作环境方面要求也比较高标准，如要求较为先进的软硬件设备支持、自主创新的工作条件、融洽的人际关系、灵活机动的工作时间等。他们渴望获得组织赋予的自主权，以便能够按照自己认为有效的、创新的方式工作。他们寻求与个人贡献相符的报酬，并乐于分享所创造的价值。从马斯洛需求层次理论分析，来自生理需要和安全需要满足的激励对知识型人群的驱动作用有限，尊重需求、自我价值实现的需要更易激发起工作的热情。例如对人才尊重需要的满足，比物质奖励更能够激发其医务人员工作的动力，实现自我价值更能驱使他们更积极、更自信的去创造更大的价值，能激发个人更大的潜力。医务人员作为高级技能人才，既有物质上的需求，也有精神层面的追求。因此，激励措施应当结合物质奖励和精神鼓励，同时涵盖外在激励和内在激励。如果医务人员数字素养激励机制仅重视物质为基础的奖励，必然难以充分地激发他们提升数字素养的积极性和创造性。作为低层次的需求，物质需要是基础需求，当然需要满足。然而，人的需求是多元的，也是多层次的，而且物质激励更多停留外在的、表层的激励方式，其激励作用有限。通过前面对医务人员群体特征的分析，对其激励的重点应放在内在的、高层次的精神激励方面，通过外在物质激励与内在精神激励双重激励使得医务人员提升数字素养。物质激励作为基础，而精神激励则是更为根本的因素，在激励医务人员提升数字素养方面，应遵循物质奖

励与精神鼓励相结合的原则,并兼顾外部激励和内在激励的平衡。另外,外在物质激励与内在精神激励双重激励的比例关系也是灵活的,可以根据不同地区、不同岗位、不同职称、不同技能的医务人员的具体情况,随着时间的变化而变化的,需要在具体管理实践中灵活处理激励组合的结构。在管理中,可以采取多种方式来激发员工的工作动力。一方面,管理者可以通过赋予员工具有挑战性的工作任务和发展机会,来激发他们的内在动力。这可能涉及赋予员工更大的自主权和参与决策的权利,让他们感到工作的重要性和意义。另一方面,管理者还可以采用外在激励手段来增强员工的工作动力。这可以包括提供具有竞争力的薪酬和福利制度,以及奖励和认可机制。通过公平和透明的激励体系,员工可以看到自己的努力和贡献得到了公正的回报,从而激发他们的工作动力。

2. 全过程激励与系统性激励相结合

激励工作作为一个全面性的系统工程,要求对个人行为的整个周期进行持续的激励,通过系统性原则的应用,可以在医务人员的入职、培训、工作和职业发展等各个阶段,建立起完善的激励机制,促使医务人员全面提升数字素养,推动医院的数字化转型和发展。首先,全过程的激励需要从医务人员的入职阶段开始。通过系统性原则,可以建立起完善的招聘和选拔机制,确保招聘到具备一定数字素养基础的医务人员。此外,还可以通过设立奖学金、奖助金等激励措施,吸引有潜力和兴趣的人才加入数字化医疗服务领域。其次,全过程的激励需要在医务人员的培训和发展阶段进行。通过系统性原则,可以建立起完善的培训和发展体系,包括定期的数字化医疗服务培训、技术交流会议、学术研讨会等。同时,还可以设立培训成果认定和奖励机制,鼓励医务人员积极参与培训并取得优异成绩。此外,全过程的激励需要在医务人员的实际工作中进行。通过系统性原则,可以建立起明确的绩效评估和激励机制,将数字素养作为绩效评估的重要指标之一。例如,可以设立数字化医疗服务质量奖,对在数字化医疗服务中表现出色的医务人员给予奖励和荣誉。此外,还可以设立创新激励机制,鼓励医务人员在数字化医疗服务中提出创新想法和解决方案,推动医院的数字化转型和发展。最后,全过程的激励需要在医务人员的职业发展中进行。通过系统性原则,可以建立起明确的职业发展路径和晋升机制,为医务人员提供多样化的数字化医疗服务岗位和发展通道。同时,还可以设立职业发展奖励和晋升机制,鼓励医务人员在数字化医疗服务领域不断学习和成长,实现个人职业目标。综上所述,通过医务人员成长发展全过程的行为过程激励,配合完善的培训和教育体系、明确的职业发展路径和晋升机制,以及有效的反馈和评估机制,医院可以激励医务人员积极参与数字化医疗服务,提升他们的数字素养水平,推动医院的数字化转型和发展。

3. 侧重工作兴趣激励与参与激励的内在组合

医务人员作为知识型高级技能型的群体,他们也是最容易摆脱对"物的依赖性",追求人的"自由个性"全面发展的群体,医疗工作更容易成为人们实现其个人价值与发展自我,追求个人价值与社会价值相统一的职业选择。因此采用工作兴趣激励与参与激励的内在组合将使数字素养提升更具有人性化,使其更贴合医务人员的习性、兴趣,同时赋予工作更深层次的内涵和价值。工作本身应成为报酬的一部分,只有当工作能够满足员工的多样化需求时,才能为员工提供一个展示自我能力的平台。这同样能够激发他们在这个平台上全力以赴,充分发挥自己的才华和创造力。参与激励是让医务人员主动参与医院数字化医疗和智慧医院建设的各项事务,让他们从被动接受管理的角色转变为医院的积极参与者和主人翁,自觉地投入到相关的工作中去;兴趣激励是让医务人员对医院的数字化转型感兴趣,让医务人员看到数字素养对自己工作的巨大意义从而产生浓烈的参与兴趣。医疗机构需要为医务人员寻求提升数字素养的内在意义,可以通过工作兴趣激励与参与激励的结合,为其创造工作的意义和价值。医务人员体会到提升数字素养对于工作的内在价值与意义,才会真正为了提升数字素养而积极努力,发挥自己的最大力量。

医院侧重工作兴趣激励与参与激励的内在组合,应当在工作设计方面下工夫:第一,数字化医疗服务内容丰富化。作为一种增加工作纵深度的方法,要求考虑到医务人员工作中的自主性和成长方面的要求,激励他们承担更大的责任,提供更多的进步和发展机会。医院可以通过增加数字化医疗服务的种类和功能,使医务人员在提升数字素养的过程中感受到更多的挑战和成就感。例如,引入远程医疗、智能诊断和个性化健康管理等领域,让医务人员能够接触到更多前沿技术和创新应用,激发他们对数字化医疗服务的兴趣,必然也会提高其学习数字知识和技能的热情和兴趣。第二,数字化医疗服务的扩展化,旨在通过一种横向整合的方式,促进专业与岗位之间的界限模糊化,进而实现每位员工工作领域的广泛拓宽。这一过程不仅要求优化现有的专业分工,还倡导将相关职能进行有机融合,以确保每位工作人员都能承担更为综合和广泛的任务,从而推动数字化医疗服务的全面深化与高效运行。为了激发医务人员对数字素养的兴趣,医院可以采取一种横向扩大数字医疗工作范围的方法,通过合并专业和岗位,医务人员将有机会接触到更多不同领域的数字化医疗服务。例如,将传统的医生、护士和技术人员的工作职责进行整合,让他们共同参与数字化医疗服务的实施和推广。这样一来,医务人员可以更全面地了解数字化医疗服务的各个方面,从而提升他们的数字素养。医院也需要积极推广数字化医疗服务的应用范围,让更多的医务人员能够参与其中。此外,医院还可以鼓励跨部门合作和团队协作,让不同专业的医务人员共同参与数字化医疗服务的开发和应用。通过跨学科的合作,医务人员可以相互学习和借鉴,拓宽自己的知识和技能,提高数字素养水平。通过扩大数字化医疗服务的工作范围,医务人员将能够更深入地理解数字化医疗服务对医疗行业的重要性和潜力。他们将意识到数字素养的提升对于提高医疗质量、提升工作效率和改善患者体验的重要作用。这种意识将激发医务人员积极主动地学习和应用数字化医疗服务,为医院的数字化转型作出更大的贡献。第三,数字化医疗服务轮换。医院可以通过轮换工作岗位或任务,让医务人员有机会接触不同类型的数字化医疗服务。这样做可以帮助医务人员拓宽视野,了解不同领域的数字化医疗服务,增加他们对数字化医疗的理解和应用能力。对于确实不适合岗位轮换的情况,医院还可以组织内部交流和分享会议,让医务人员分享自己在数字化医疗服务方面的经验和成果,促进彼此之间的学习和成长,这样有助于减少医务人员长期从事单一工作的单调感,而且也有助于增进他们对医院其他事务的了解。从这三个方面优化数字化医疗服务的设计,从工作本身的意义上激发兴趣和内驱力,医务人员可以不断提升自己的数字素养,为医院的数字化转型作出更大的贡献。

4. 因人制宜、因时制宜、因地制宜地实施激励措施

第一，针对不同类型的人实施因人制宜的激励措施。以医务人员数字素养能力为横坐标，提升数字素养的意愿为纵坐标，可以把人分为四种类型，积极进取型、需要培训型、消极被动型和趋向边缘型。积极进取型是指工作意愿和工作能力、数字素养都比较强的群体，对这一类型内容激励、成长激励和尊重激励比物质薪酬激励的效果更好；需要培训型代表工作意愿强但其工作能力与数字素养低的医务人员，对这一群体加强其技能培训，提供更多的数字化医疗相关的业务培训，帮助其提高工作能力，往往会取得喜人的成绩。消极被动型是指工作能力不错但对学习提升数字素养没有多大兴趣和意愿的医务工作者，对于这类人可以结合物质激励与精神激励的双驱动方式激励来激发工作意愿，引导他们向积极进取型转变。可见要最大程度地调动医务人员提升数字素养的积极性，必须因人制宜，采用不同的方式对医务工作者进行激励。

第二，在不同的阶段，我们需要根据实际情况采取因时制宜的激励措施。由于个人阶段和环境变化带来的需求差异，激励措施需要具备可变性。这种可变性既要在需求层次上有所体现，也要体现在需求量的变化上。随着个体经济状况的改善和社会地位的提高，人们的需求是动态变化的，持续演进。研究表明，当个体的基本或低层次需求得到妥善满足后，例如生存需求得到满足，金钱激励的作用就会减弱。过于依赖单纯的薪酬福利奖励会导致部分员工习惯于这种福利，并认为得到福利是理所应当而不是一种奖励，从而削弱了激励的效果。相反，人们对于工作中的友情需求、自尊需求、成就需求等高层次需求会不断增长。因此，为了有效激励员工，管理的重心应当聚焦于营造一个积极、支持性的工作环境与条件。在实践中，管理者应当采取一系列措施，如赋予员工更大的自主权，鼓励他们积极参与决策过程，通过授权让员工在职责范围内拥有更多决定权，并不断丰富他们的工作内容，为员工实现自我激励创造更多支持。

第三，在不同地区不同环境下，我们需要根据实际情况采取因地制宜地实施激励措施，特别是在医疗行业中。研究表明，不同地区的医务人员，尤其是发达地区与落后地区、城市三甲医院与县城基层医院的医务人员，在数字

素养方面存在较大的差距。这意味着他们对数字技术在医疗实践中的需求和期望也会有所不同，因此需要因地制宜地实施激励措施。在发达地区，医务人员通常已经接触和应用了先进的数字技术，对数字素养的要求较高。他们可能更加注重数字技术在医疗过程中的应用，例如电子病历系统、远程医疗和人工智能辅助诊断等。因此，对于这些地区的医务人员，激励措施可以侧重于提供先进的数字技术设备和培训机会，以满足他们对数字素养的需求。此外，还可以通过提供奖励和晋升机会来激励他们在数字化医疗方面的积极表现。而在落后地区或基层医院，医务人员可能对数字技术的了解和应用相对较少。因此，激励措施应该注重提供基础的数字技术培训和支持，帮助他们提高数字素养水平。这可以包括组织培训课程、提供技术支持和指导，以及建立与发达地区医疗机构的合作交流机制，让他们能够学习和借鉴先进地区的经验和技术。此外，因地制宜的激励措施还可以考虑医务人员的工作环境和福利待遇。在发达地区，可以提供更好的工作条件和福利，以吸引和留住高素质的医务人员。在欠发达地区，可以通过提供更多的职业发展机会，加大工作环境的改善，提高数字素养培训支持力度，激励医务人员在那里扎根并发挥他们的专业能力。由此可见，因地制宜地实施激励措施对于医务人员的数字素养提升至关重要。通过针对不同地区和环境的需求制定相应的激励策略，可以更好地推动数字化医疗的发展，提高医务人员的综合素质和服务水平。

第八章
智能时代医务人员数字素养培育对策

第一节　医务人员数字素养培育的现实困境

随着大数据、人工智能、5G 技术、元宇宙等数字化技术的迅猛发展和强力渗透,数字化社会日益生成,学会数字化生产成为当下新业态劳动者的必要技能,培育具备数字素养的高素质专门人才也日益成为推动数字经济深入发展助力各行业数字化转型的内在要求。2023 年《数字中国建设整体布局规划》的出台,对医药等正在数字化转型行业数字素养人才的需求尤为迫切。在医疗领域,电子病历系统、在线预约系统、远程诊断、智慧病房等数字医疗服务的出现,说明医院的数字化转型正在为人们提供更多的数智化医疗服务[①]。作为数智化医疗服务的提供方,医务人员的数字素养显得尤为重要。然而,在医疗行业却存在诸多数字素养缺失现象,致使医学数据应用效率不高、医生的 AI 沦为 AI 医生、数据挖掘侵犯个人隐私等问题时有发生,可见医务人员数字素养不仅紧要,其培育更应紧跟智能时代的发展。从国内外数字

---

① 张传洋,郭宇,庞宇飞等. 数智化医疗信息利用与服务模式框架构建[J].图书情报工作,
　2023,67(13):49—58.

素养对象的现有研究看,多聚集于高校学生、图书馆员、教师的数字素养等,关于医务人员的数字素养培育研究匮乏,亟需关注。

一、观念成旧:医务人员数字素养培育的意识亟待更新

技术更新速度过快是医务人员数字素养困境形成的重要原因。数字技术的演进深刻地改变了人们的生产模式、生活习惯、思维模式以及管理方式。纵观技术发展史,每一个时代技术的变迁必然催生着新素养的创生,要求那个时代的劳动者具备知道并利用相应技术工具的能力,并进一步利用新技术在各自的工作实践中进行生产劳动与价值创造。在手工生产工具的农业经济时代,种植技术和手工生产劳动工具是古代农业时代的核心素养;机器制造的工业经济时代,机械生产的工匠技能是近代工业时代的核心素养;在知识生产的信息时代,掌握利用信息技术进行信息搜索、筛选、应用和共享的能力,以构建问题的解决方案,已成为核心的信息素养。当下以新兴数字技术为引领的数字经济时代正在形成,数字化时代进而催生数字素养与技能,要求人们能够理解、评估、利用和驾驭数字技术,利用数字技术进行合作交流、融合创新等。随着医疗科技的飞速发展,新一代的数字工具和技术不断涌现,如人工智能辅助诊断、远程医疗监测系统等,这势必对医务人员的数字素养提出了更高要求,然而在实践中许多医务人员理念滞后,尚未认知到数字素养的重要性,没有及时跟进最新的数字医疗技术,从而导致数字素养水平滞后。医务人员数字素养培育意识薄弱和观念滞后的具体表现包括:有的抗拒数字化转型,一些医务人员担心技术的引入会增加工作复杂性,而不愿主动学习和适应新的数字工具和系统;有的学习积极性不足,一些医务人员可能过于满足于现有的医疗实践经验,不愿意主动学习和掌握新的数字技术和工具,导致技术知识的滞后;有的缺乏数字化沟通技能,部分医务人员对于数字化沟通工具的使用不够熟练,导致在患者和同事之间的有效沟通受到阻碍;有的不了解数字化医疗标准,一部分医务人员不了解国际和国内的数字化医疗标准和政策,导致不规范的数字化实践和数据处理;有的不善于数据分析,他们不能有效地运用数据分析来提高临床决策的质量,而更依赖于经

验和直觉。面对医疗领域无时无刻生成的海量医疗数据,有效管理这些数据对于患者治疗至关重要。然而数字素养的缺失,导致他们不会有效地收集、存储、分析和共享这些数据。他们面对大量的医学信息有的缺乏一定的数字敏感性,有的不能辨别医疗数字的真伪,有的缺乏积极利用医院丰富的数字化资源的意识,有的在开展临床工作的探索和创新有困难,有的不会有效利用数字工具来教育患者,提供健康信息和建议。有的忽视信息安全,部分医务人员未必足够重视信息安全和隐私保护。他们可能不够警惕,未能充分了解数据泄露的风险,忽视了信息保护的必要性。还有部分医务人员对远程医疗和电子病历系统的抵制,担心质量和隐私问题,从而限制了医疗服务的数字化转型。在医院的数字化转型中,如果说数字设备硬件建设是基础保障、软件资源是关键条件的话,医务人员的数字素养则是核心灵魂。随着医疗领域的数字化程度不断提高,包括电子病历、远程医疗、人工智能辅助诊断等,医疗数字技术的应用已经成为医务人员的日常工作的一部分。因此,医务人员需要具备一定的数字素养来适应和参与这一数字化进程。如果医务人员不懂得如何有效地使用数字工具和数据分析技术,将会影响他们改进临床决策和患者护理。因此高度重视医务人员数字素养培育,理念先行,医务人员数字素养培育的意识亟待更新,需要通过培训和教育来加强他们的数字素养和对数字化医疗的积极参与。

二、框架缺失:医务人员数字素养框架的构建亟需搭建

医务人员数字素养框架的缺失是限制高水平医疗数字人才规范培养的关键因素。回顾数字素养研究发展脉络,数字素养研究从内涵界定、提升路径、教育培训到素养评估,数字素养框架的研究是其中的核心,日益受到广泛关注。2016 年美国结合本国教育传统尝试构建包括通用素养、创意素养和跨学科素养三个维度的数字素养模型;同年,英国将原有的《数字素养七成分模型》修改完善为《数字能力框架》;2017 年,欧盟整合已有数字素养框架,专门针对教育行业提出《欧盟教育者数字素养框架》;2018 年《全球数字素养框架》出台,这是联合国教科文组织针对世界公民发布的通用性较强的数字素养框

架。可见,作为数字素养培育的核心基础工作,数字素养框架的构建成为各国政府数字化人才培养的重要抓手成为大家的共识。我国政府也开始关注重视数字素养教育,于 2021 年 11 月出台了《提升全民数字素养与技能行动纲要》,表明了我国在努力追赶国家数字素养教育的步伐。但与国际数字素养研究比较,我国的数字素养培育还处于起步阶段。数字素养框架作为数字素养要素的高度抽象,对数字素养培育有根本性指导作用。2022 年 11 月,教育部发布《教师数字素养》教育行业标准,从意识、知识与技能、应用、社会责任与专业发展五个维度构建了教师数字素养框架。与其他领域相比,医疗领域对数字素养的要求更高。以医疗大数据对数字素养的要求为例,无论是对数据采集到去伪存真还是熟练使用数据挖掘技术、整合技术等,都需要更专业的数字素养去挖掘医疗大数据,创造推广更多的数字医疗服务。事实上,我们正处在医疗行业数字化转型的重要转折点,需要加快高素质的数字人才的培养。医院更需要加强数字化人才的培养和管理,建立一支具备数字化技能和素养的专业团队,为数字化转型提供有力支持。在未来,在线医疗高端化、专业化趋势必然将继续,对医务工作者的数字能力与素质要求也愈加严苛。因此构建医务人员数字素养框架,建立医疗数字人才培养机制,已迫在眉睫。数字素养框架是一个指导医务人员如何获取、评估、应用和传播数字信息和技术的蓝图。在医疗领域,数字素养不仅仅是一种技术能力,还关乎患者安全、医疗质量和医疗信息的管理。医务人员通常接受医学培训,但数字化医疗领域的培训通常较为有限。一个明确的数字素养框架可以成为医学院校和医疗培训机构的参考,帮助他们为学生和在职医务人员提供相关培训。当前针对医务人员的数字素养框架缺失,对医务人员的数字素养要求也散见于国际卫生组织和其他医疗机构已经制定了数字化医疗的标准和指南中,这些指南涵盖了数字素养的各个方面,包括数据隐私、患者权利、数字技术的伦理使用等。各个国家也制定了针对数字化医疗领域的国家标准和指南。这些标准通常包括数字素养的培训和认证要求,以确保医务人员能够满足国家法规和政策的要求。医学和卫生信息管理等学术协会通常也发布数字素养的培训和实施指南,这些指南为医务人员提供了关于数字技术和数据管理的最佳实践建议。数字素养框架的缺失往往导致数字素养培训缺乏统一的标准和质量控制,又进一步导致了培训内容的不一致性以及影响较好培训体验的获得。可见,数字化医疗的深入发展要求制定专门的医务人员数字素养框架,这一框架不仅可以帮助医务人员更好地适应数字化医疗领域的变化,还可以提高患者安全、医疗质量和数据管理的水平,使医疗领域更加先进和可持续发展。因此,制定和实施明确的数字素养框架对于医疗领域的未来至关重要。

三、培训不足:医务人员数字素养的教育培训保障缺乏

医务人员数字素养的教育培训缺乏保障也是其数字素养困境生成的直接原因,这具体表现在:第一,医务人员的教育培训未能跟上快速发展的技术环境。数字技术的更新迭代及其在医疗领域的渗透与普及对医务人员的数字素养提出更高要求。随着医疗领域的数字技术不断发展和演变,新的工具和平台不断涌现。缺乏更新的培训将导致医务人员无法跟上这些技术的最新发展,从而影响他们的数字素养水平。第二,目前开展的医务人员数字素养培训缺乏强制性。在一些医疗机构中,数字素养培训可能是自愿的或不受强制要求。这意味着那些对医院数字化转型和数字医疗存在抵触怀疑的人,他们可能会选择不接受培训,从而忽视了数字技术在医疗实践中的重要性。另外,医务人员通常工作繁忙,时间有限。很多医务人员可能因工作压力而无法参与培训,从而降低了他们的数字素养水平。第三,当前的数字素养培训尚处于起步阶段,培训"一刀切",未能考虑到医务人员不同水平的数字技能,他们有些可能已经具备一定水平的数字素养,而另一些可能几乎没有任何经验。缺乏个性化的培训计划可能无法满足不同技能水平的需求,导致数字素养培训效果并不理想。第四,有限的培训资源限制了数字素养的全面展开。医疗机构通常面临有限的预算和资源,可能无法提供高质量的数字素养培训。这可能导致培训内容不够全面、培训师资不足、培训设备不够现代化等问题,限制了培训的有效性。第五,受限于医务人员工作繁忙导致数字素养培训的展开受限。以医生群体为例,临床医生作为数字化医疗技术的直接使用者,在医院数字化转型中扮演关键角色,不少医务人员也意识到数字化

技术的重要性,然而由于我国医疗资源紧张,医生往往需要完成大量的医疗工作、完成各项任务,导致他们很难抽出时间学习并掌握复杂的数字化技术。他们也很难有充足的时间参加培训和学习新的数字化技术,时间管理压力大。医务人员数字素养的教育培训缺乏保障使得医务人员面临了许多挑战,导致数字素养水平较低。为提高数字素养,有必要加强培训的质量、个性化培训计划的制定、强制性培训政策的实施以及为培训分配足够的资源。当前我国的数字素养的教育培训主要是通过图书馆的数字素养专项活动和学校信息素养的通识课程进行,存在碎片化、离散化、服务医院数字化转型功能弱化等问题。究其原因:一是数字素养意识薄弱、理念落后。不少医院管理者和医务人员,认为医院的数字化转型是数字基础设施的打造和计算机技术人员的事情,没有认识到医务人员本身的数字素养才是制约医院数字化转型、医疗智慧服务满意度的主要原因。因此在医院安排的在职医务人员教育培训中对数字素养重视不够,在传统的培训教育往往偏重临床实践和基础医学知识,而对于数字技术的培训往往不够充分。数字素养培育服务与医院数字化转型战略匹配度不足。二是数字素养教育针对性差、实效性不理想。当下医务人员的数字素养培训通常是聘请专业的计算机领域的技术人员,由于他们缺乏相关医学知识与对医院的了解,往往培训缺乏针对性与吸引力。而医学院校提供的数字素养通识教育在内容设置、教师配置、教学形式等往往存在过于传统、知识滞后、协同性不足等问题,表现在有的讲授仍偏重信息素养,对数字化内容缺乏更新;有的讲解过于以理论知识为主,缺乏必要的实操指导;有的受制于数字化实训基地设施的匮乏,实训操作教学不深入等。这也导致许多医务人员在培训中没有获得真正实用的数字技能和知识,数字素养的知识溢出效应不足,难以在数字化医疗环境中发挥最大的效益。

四、伦理薄弱:医务人员数字素养重知识技能轻伦理观

数据隐私和安全问题也是医务人员数字素养困境的一个重要方面。随着数字技术深入融入人们的生活、工作、学习、娱乐等,数字化生存成为人类的生存形态。然而,数字空间带来的沉浸式体验与数字空间伦理规范与法律

规则的缺乏，也给社会带来新的挑战与隐患。在数字化医疗环境中，大量敏感性患者数据需要进行收集、储存和传输，而保护这些数据的安全性成为了一项极其重要的任务。这要求医务人员需要具备足够的数字素养，以确保在处理患者数据时符合隐私保护法规，并能有效防范数据泄露、网络攻击等网络安全风险。然而，在传统的信息素养教育中往往存在重知识技能轻伦理观的问题，这导致医务人员在临床工作中在分析、挖掘、分享医疗信息的过程中忽略了对患者隐私信息的守护。医疗数据涉及个人的敏感信息，如病历、基因组数据等，患者对其隐私的保护有合法的期望。在数据共享过程中，必须确保患者的隐私得到充分的保护，包括数据去标识化、加密技术、访问控制等手段。由于医务人员数字素养伦理教育的缺失与缺乏相应的数字素养技能来保护患者隐私，从而产生数据共享与隐私保护之间的困境。这些困境的存在，不仅影响了医务人员在数字化医疗环境中的工作效率，也可能对患者的医疗护理质量产生潜在的影响。导致医务人员伦理道德薄弱的原因在于：一是医学课程侧重科技和科学。传统的医学教育课程往往注重医学知识、临床技能和科学背景的培养，而伦理和道德教育通常只占有限的篇幅。这使得医务人员在运用数字医疗技术时更容易专注于治疗和数字技术诊断新技能的学习和掌握，而忽视了伦理和道德的重要性。医务人员在数字素养方面往往重知识技能的应用轻伦理道德的考量，导致他们忽视了医疗数字技术的错误使用或滥用可能对患者造成严重的安全风险。二是医疗技术的快速发展与数字伦理教育的滞后性。医疗技术的迅速发展，需要医务人员不断学习充电，才能更好地适应新技术，提升自身专业发展潜力。他们可能更关注如何使用新技术来提供更好的医疗服务，而不太考虑技术可能带来的伦理挑战。而数字素养伦理观教育的滞后意味着医务人员在医学实践中面对生死抉择、隐私保护、资源分配等重要议题可能做出不当决策；由于伦理教育不足，医务人员可能不清楚如何正确地使用这些数字信息技术，从而可能导致患者数据泄露、错误的医疗决策等问题，危及患者安全。事实上传统医学教育体系中伦理道德教育的不足导致了医务人员在数字素养方面偏向于知识技能的应用，而忽视伦理和道德的考量。这种不平衡会导致医疗行业中的一系列问题，包括伦理决策的困难、患者权益的损害、法律风险的增加以及职业声誉的受损。数字素养不仅仅是数字社会人们数字获取、制作、使用等方面的知识与技能,还表现在数字评价、交互、分享过程中安全保障、伦理道德方面的素质与能力。数字化时代需要数字伦理,数字伦理充当着数字化时代人际关系和社会个体行为的道德准则,要求医务人员在应用数字技术的过程中应立足以人为本,将造福人类、可持续发展、公众利益优先、共享科技红利等科技伦理作为使用数字技术的应该遵循的要求和准则,让数字技术的发展更加公平可持续。因为无论数据技术如何迭代发展,始终要确保人类始终处于价值主体地位,坚持"以人为本"的价值理念。数字空间不仅是一种技术形态,还承载着人类的伦理价值,公共利益和和谐生存至上的价值导向是数字技术发展的理念。从个人层面分析,数字伦理作为数字社会人们应该遵守的道德准则与行为规范,有助于引导医务人员更好地思考数字空间中什么是好什么是坏,讨论数字医疗的利与弊,更好的理解数字医疗中医务人员的道德责任与义务。可见,开展数字伦理教育,不仅有助于提升医务人员规范化处理医疗数据,理解数字伦理风险,保护患者隐私,掌握数字技术相关的法律和政策,而且还有利于培养人们的数字社会责任,规范人们在数字社会中的行为。开展数字素养教育不仅有知识、技能、态度三个维度,还应包括伦理维度。2021年出台的《提升全民数字素养与技能行动纲要》对"数字素养与技能"概念的界定把伦理道德也视为数字素养的重要组成部分,这体现了对数字伦理的关注。因此,强化数字教育的伦理道德教育在医学领域的地位至关重要,以确保医务人员在数字素养和伦理道德方面都得到全面的培训和支持。

五、机制欠缺:医务人员数字素养发展内在动力不充分

目前,在医务人员数字素养培育实践中,我们面临着一系列问题,其中包括战略规划、模型构建和评估标准等方面的不足。这些问题导致医务人员数字素养的发展动力不足。首先,尽管部分教育机构和医疗机构已经制定了旨在提升医务人员数字素养的培养战略,然而,这些战略在实际操作中并未被置于医院改革与发展议程的显著位置,未能获得应有的重视与优先推进。这导致医院管理者和医务人员对数字素养的重视程度严重不足。因此,我们需

要加强对医务人员数字素养培育的宣传和推广,提高其在医院改革中的重要性和紧迫性。其次,缺乏科学有效的监督评价、质量评估和医务人员激励机制也是一个问题。这导致医务人员数字素养培育在时间、资金和应用方面缺乏保障。为了解决这个问题,我们需要建立完善的评估指标体系,确保医务人员的数字素养培育能够得到有效监督和评价。同时,我们还需要制定激励政策,促进医务人员积极提升个人数字素养,关键在于激发他们内在的动力与兴趣,形成自我驱动的学习与发展机制。此外,众多医学院校目前仍沿用着较为传统的信息系统、基础设施以及技术架构,这些老旧的方法和技术在一定程度上限制了其现代化发展的步伐。这导致在实践教学中无法满足数字素养教学的需求。因此,我们需要加大对教育数字化的投入,更新和升级医学院校的信息系统和基础设施,以适应数字素养教学的要求。最后,在医院信息化新型基础设施建设方面,不同地区和医院受制于主客体条件存在较大差距。如不少医疗机构在信息专网建设、智慧医院基础设施和数字资源服务生态等软硬件基础设施不完善,无法充分保障和支撑医务人员数字素养的培育。因此,我们需要加强对医院信息化基础设施建设的投入,提高医院的数字化水平,为医务人员的数字素养培育提供更好的支持和保障。综上所述,我们应该高度重视医务人员数字素养培育机制的研究和实践。通过制定战略规划、建立评估指标体系、加强基础设施建设和提供激励机制,我们可以推动医务人员数字素养的全面发展,构建一个数字化医疗生态系统。医务人员数字素养的培育旨在构建良好的医疗数据生态系统。为实现医务人员数字素养的持续提升,我们亟需构建一套全面而长远的战略规划蓝图,该规划应明确发展目标、细化实施路径、确立客观评价标准,并配套完善的保障机制。此规划旨在超越短期目标与单一维度的局限,确保医务人员数字素养的培养与提升能够保持连贯性与动态发展。这包括营造浓厚的氛围和提供丰富的资源,以激发医院和医务人员投入医疗信息化和现代化建设的积极性。在医院管理层面,构建科学合理的激励与保障机制对于培育医务人员数字素养至关重要。这要求医院不仅要在制度设计上给予足够的支持与鼓励,如设立专项基金、表彰优秀个人或团队,还要通过优化内部环境、提供丰富的学习资源与实践机会,激发医务人员自我提升的内在动力,形成积极向上的学习氛围。同时,建立健全的考核机制与反馈机制,确保数字素养提升工作的有效性与针对性,为医院的数字化转型与高质量发展奠定坚实的人才基础。通过这样的机制,我们可以确保医务人员在数字化转型中能够充分发挥他们的能力和潜力。此外,医务人员数字素养的培育也需要依赖数字化技术的保障支撑。这意味着我们需要提供先进的技术设备和工具,以帮助医务人员更好地应用数字化技术。例如,提供便捷的电子病历系统、智能化的医疗设备和数据分析工具,可以帮助医务人员更高效地管理和利用医疗数据。总的来说,作为一项复杂的系统工程,医务人员数字素养的培育需要政府、医学院校、医院、企业和医务人员个人的共同努力和协同合作。只有通过持续推进医务人员数字素养的培育,我们才能够建立起一个健康、高效、安全的医疗数据生态系统。

第二节　战略性的政策引领

一、政策引领为提升数字素养提供驱动力

纵观西方数字素养提升做法,2022 年英国科技和数字经济部发布更新了《英国数字战略》(UK Digital Strategy),将数字技能和人才作为实现英国数字战略愿景的关键;2020 年澳大利亚政府发布《面向未来的基础技能》,提出了劳动者未来就业的数字技能标准框架;美国政府发布了《数字战略(2020—2024)》(Digital Strategy 2020‐2024),提出构建以美国为主的数字生态系统;欧盟从 2010 年就开始制定培育全民数字素养和数字技能的战略规划,推出一系列计划倡议,如《欧盟教育工作者数字胜任力框架》《欧洲技能议程:促进可持续竞争力、社会公平和抗逆力》以及《数字教育行动计划(2021—2027)》等,表明欧盟提升欧洲公民数字素养目标的落实,不难发现,政府的统筹规划在构建公民数字能力框架、建立数字教育中心、制定数字技能证书、投资于数字技能培训项目、加大数字基础设施投入、鼓励企业和非营利组织提供数字技能培训和资源等方面可以充分发挥政策的引领作用,为推动数字素养的发展

提供强大而持续的驱动力。有研究表明,政策引领和政府重视对于提升数字素养起到了积极的推动作用,政府的支持可以促进数字技能培训和认证机制的建立,为个人和组织提供学习和提升数字素养的机会。政府的重视也能够引起社会的关注和重视,推动数字素养的普及和应用。通过政策引领和政府重视,可以形成全社会共同关注和努力提升数字素养的良好氛围,从而推动数字化社会的发展和进步。

当前,我国政府2021年已出台了《提升全民数字素养与技能行动纲要》,2022年教育部出台了《教师数字素养框架》,表明我国政府正在完善相关的政策制度,扎实推进国家数字化战略行动。因此提升医务人员数字素养应充分发挥政府主导政策引领的积极作用,不断完善医疗卫生事业信息化标准体系,增强对智慧医院数字化建设的投资,升级医院基础设施和关键信息平台,以全面支持医院的数字化转型和医务人员数字能力的培养,在经费、资源、人才等保障方面建立完善的保障机制,为提升医务人员利用数字技术优化、创新和变革医疗诊疗活动的意识、能力和责任创造良好的数字政策环境。政府在医务人员数字素养提升活动中发挥政策引领作用,可以通过以下方面进行:第一,制定出台数字化医疗政策,为数字化医疗发展提供指导方针。为了进一步推动数字健康新型基础设施建设、拓展"互联网＋医疗健康"服务、推动健康医疗大数据共享应用、重塑数字健康管理服务新模式,《"十四五"全民健康信息化规划》做了顶层设计。政府通过《互联网诊疗管理办法(试行)》《互联网医院管理办法(试行)》《远程医疗服务管理规范(试行)》等文件,对数字化医疗服务的内涵、准入、执业规则、监督管理等都做了规范说明。可见政府通过制定相关政策和指导方针,有助于明确医务人员在数字化医疗领域的职责和要求,推动数字化医疗的发展和应用。这些政策和指导方针可以包括数字化医疗技术的标准和规范、数据隐私和安全保护措施等,为医务人员提供明确的指导和支持。第二,加大数字化医疗培训和资源投入。随着智慧医院建设和医院信息标准化建设的不断深入,包括电子病历、智慧服务和智慧管理在内的"三位一体"模式已经成为必然趋势,这也必然对医务人员的数字素养提出了更高的要求。政府可以加大投资于数字化医疗培训项目,为医务人员提供相关的培训和资源。这些培训可以包括数字化医疗技术的基础知识、数据分析和利用、远程医疗、智慧医院管理等方面的内容,帮助医务人员掌握数字化医疗所需的技能和知识。第三,建立数字化医疗平台和信息交流机制。政府可以建立数字化医疗平台和信息交流机制,促进医务人员之间的经验分享和合作。这些平台可以提供数字化医疗的最新发展动态、案例分享、专家咨询等资源,帮助医务人员不断学习和更新数字化医疗知识。第四,推动数字化医疗技术的应用和推广。政府可以推动数字化医疗技术的应用和推广,为医务人员提供数字化医疗工具和系统。政府可以与医疗机构合作,推动数字化医疗技术的采用,提高医务人员的数字化医疗素养。总之,政府的政策和指导方针可以为医务人员提供明确的方向和要求,培训和资源的提供可以帮助医务人员掌握所需的技能和知识,数字化医疗平台和信息交流机制可以促进医务人员之间的学习和合作,数字化医疗技术的应用和推广可以提高医务人员的实际操作能力。通过以上措施,政府可以发挥政策引领作用,推动医务人员数字素养的提升,推动数字化医疗的发展和应用,提高医疗服务的质量和效率。

二、政策规定数字素养要求为主体提供鞭策力

第一,借助执照和认证的强制力量,赋予医务人员提升数字素养的鞭策力。撬动医院开展数字素养培训、提升医务人员学习数字素养的积极性,离不开外在的强制力量,即借助执照和认证的强制力量,给予主体提升数字素养的鞭策力。研究表明,通过认证和取得执业资格可以更快地推进改革,因此有必要将数字素养纳入医务人员资格认证标准,数字素养能力纳入医务人员资格认证考试中,可以像“锤子”或“鞭子”一样,不断锤炼医务人员提升自我的数字素养技能。将数字素养纳入医务人员资格认证的原因在于:首先,数字化医疗环境的快速发展要求医务人员具备相应的数字技能,以适应和应对新的工作要求。其次,医务人员的数字素养水平直接影响到医疗服务的质量和效率,因此有必要对其进行评估和认证。此外,认证可以为医务人员提供一个学习和提高数字素养的机会,促进他们的职业发展和专业成长。医务人员数字素养认证是一种评估和认证医务人员数字素养水平的机制。通过

开展认证,可以提高医务人员在数字化医疗环境中的工作效率和质量,促进他们的职业发展和专业成长。同时,认证也为医务人员提供了一个学习和提高数字素养的机会,以适应快速发展的数字化医疗领域。

第二,构建医务人员数字素养框架,通过数字素养标准设置与测量工具的开发,驱策医务人员开展数字素养效能评价。目前,欧盟的数字素养框架和联合国教科文组织发布的全球数字素养框架是较为成熟的数字素养框架,这主要是针对公民的通用型数字素养框架。在针对特别群体的专门性数字素养框架中,面向教育工作者的数字素养框架和测量工具,较早受到重视,开发得较为成熟。欧盟不仅仅开发了《欧洲公民数字素养框架》,而且还推出了《欧洲 e 素养框架》《教育者数字素养:欧洲教育者数字素养框架》《促进有效的数字时代学习:欧洲胜任数字环境的教育组织框架》《欧洲高校开放教育数字化框架》等针对不同个体、专业人员和组织的框架体系。美国利用教师资格认证标准高度重视提升教师数字素养,目前已从关注标准的设置,转向开发测量工具,如邓恩等(Dunn et al.,2013)研发了三个工具,包括数据驱动决策知识测试、数据驱动决策关注阶段和数据驱动决策效能评价,旨在更准确地评估教师在数据驱动决策中的知识水平、关注重点和效能表现。米恩斯等(Means et al.,2011)研究数据素养的测量,主张分别从数据定位、数据理解、数据解释、教学决策和提出问题五个维度设计题目,以评估数据素养水平。针对医务人员的数字素养框架和测量研究尚不多,目前国际现有研究成果有2021 年发布的《英国联合医疗专业人员数字能力框架的开发》,医务人员的数字素养框架和测量工具的缺乏日益成为制约医务人员数字素养提升的一大难题。随着我国医疗行业的数字化转型,医务人员数字素养的重要性日益凸显。在这一背景下,研究医务人员数字素养成为一个备受关注的领域。尽管国内外已有各类数字素养框架的研究,但由于医疗领域的特殊性,需要结合医疗大数据的应用和医院的数字化转型,构建面向医疗工作者的数字素养理论框架。这一框架应该考虑医务人员在数字化医疗环境中所需的核心能力和技能,包括但不限于医疗信息系统的使用、医疗大数据的分析与应用、远程医疗技术的运用等。此外,该框架还应该关注医务人员在数字化医疗中的伦理和法律问题,如数据隐私和安全保护等。随着医院数字化转型的发展对医务人员数字素养技能掌握程度进行评价的需求增加,开发相应测量工具也提上了研究日程。为了推动医务人员的数字素养提升,可以通过构建医务人员数字素养框架,并开发相应的标准和测量工具来评估医务人员的数字素养效能。这将有助于医务人员了解自身在数字化医疗方面的能力水平,并为其提供个性化的培训和发展机会。同时,这也有助于医疗机构和政府部门评估医务人员的数字素养水平,为数字化医疗的推广和应用提供参考依据。总之,构建医务人员数字素养框架,并通过标准设置与测量工具的开发,可以推动医务人员的数字素养提升。这将为医疗行业的数字化转型和发展提供有力支持,提高医务人员的专业能力和服务质量,进一步推动医疗服务的现代化和智能化。

三、政策促进资源整合打造良好数字素养生态

首先,政府通过制定政策引导医疗机构整合数据、开放共享、资源互享。根据国务院出台的《关于促进和规范健康医疗大数据应用发展的指导意见》,2020 年我国建设国家医疗卫生信息分级开放应用平台的具体发展目标是实现医疗数据资源跨部门、跨区域的共享,这说明整合利用健康医学大数据已成为国家重要战略之一。医疗数据是数字素养发展的重要基础,但由于医疗机构之间数据孤岛的存在,数据的共享和整合面临一定的挑战。政府可以通过政策引导,要求医疗机构建立统一的数据标准和格式,推动数据的互通互联。《“十三五”全国人口健康信息化发展规划》明确要求推进联互通信息标准落地应用,探索健康医疗大数据信息互联互通机制,表明了政府正通过政策制定把信息标准化、互联互通的重要性已提升至国家战略高度。同时,政府还可以提供相应的技术和经费支持,帮助医疗机构建立数据共享平台,促进医疗数据的整合和共享。

其次,政府在加强医疗数据安全、隐私保护的监管方面可以发挥更大的作用。政府利用法律的力量,制定数字医疗相关法律法规,明确医疗数据的收集、存储、传输和使用规范,加强对医疗机构和相关人员的监管。同时,政府还可以加强对医疗数据安全技术的研发和推广,提供相关培训和指导,提

高医务人员的数字素养和数据安全意识。

然次,政府可以鼓励医疗机构与科研机构、高校等合作,共同开展医疗数据的研究和应用。通过建立跨机构的合作机制,可以促进医疗数据的跨领域应用,推动医疗科研和临床实践的结合。政府可以提供相应的资金支持和政策激励,鼓励医疗机构与科研机构、高校等合作开展数据驱动的医疗研究,推动医疗领域数据生态的形成。政府还可以鼓励医药企业、研究所、医院与医学院校联合开展医药行业趋势研究和未来技能预测,探索数字智能时代的医学教育和人才培养新路径,通过校企合作和产学研结合,共同促进医院数字化进程,培养医疗领域的数字化人才,增强医务人员的数字意识,提升医务人员的数字创新能力。

另外,医疗数据在数量、种类和产生速度等方面具有传统大数据的特点,然而在当前的健康医疗大数据环境下,我国面临着医疗数据种类繁杂、标准不统一的挑战,同时数据质量也参差不齐。疾病相关数据的维度多样且特性各异,隐私数据的匿名化处理也需要进一步加强。这些特点和挑战对医务人员的数字素养提出了更高的要求。医务人员需要具备强大的数据处理能力,以应对医疗数据的复杂性和异构性。他们需要熟悉各种数据类型和格式,能够有效地提取、清洗和整合数据,以获取准确且有意义的信息。此外,医务人员还需要具备数据分析和挖掘的技能,能够运用统计和机器学习等方法,从海量的医疗数据中发现规律和趋势,为临床决策和医疗研究提供支持。在医疗大数据时代,医务人员的数据处理能力变得尤为重要,它是提升医疗数据价值的必要手段。通过合理利用医疗数据,医务人员可以实现个性化医疗、精准诊断和治疗,提高医疗质量和效率。例如,通过分析大规模的病历数据,医务人员可以发现潜在的疾病风险因素,在风险提示和疾病预测方面为患者提供更精准的预防和治疗方案。此外,医务人员还可以利用医疗数据开展临床研究,探索新的治疗方法和药物,推动医学科学的进步。然而,要充分发挥医务人员的数据处理能力,还需要解决一些挑战。首先,医务人员需要不断学习和更新自己的数字技能,跟上医疗数据技术的发展。其次,医务人员需要遵守数据隐私和安全的法律法规,确保医疗数据的合法使用和保护。同时,医务人员还需要与数据科学家、信息技术专家等跨领域的专业人士合作,共同推动医疗数据的应用和创新。综上所述，医疗数据的特点和挑战对医务人员的数字素养提出了更高的要求。医务人员的数据处理能力在医疗大数据时代具有重要作用，它可以帮助提升医疗数据的价值，实现个性化医疗和精准医学的目标。然而，要充分发挥医务人员的数据处理能力，还需要解决相关的技术、法律和合作等方面的问题。

最后，政府可以加强对医务人员数字素养培养的支持。政府可以制定相关政策，构建全覆盖、多形式、分层次的医务人员数字素养培训体系，推动医务人员的数字素养培训和教育，提供相应的培训资源和平台。同时，政府还可以与高校合作，开展医务人员的数字素养培训项目，提供专业的培训课程和认证机制，帮助医务人员提升数字化医疗技能和能力。医务人员数字素养培训是一个不断演进的过程，随着数字化技术的不断发展，培训方案也需要不断修订和完善。随着科技的进步，数字素养培训需要与时俱进，及时更新培训方案，以适应新兴的数字化技术和应用场景。数字素养培训方案应该具有灵活性和可持续性，能够根据不同行业和个人需求进行定制，同时随着技术的发展，及时进行修订和改进，以确保培训的有效性和实用性。

综上所述，政府可以通过政策促进资源整合，打造良好的数字素养生态。在医疗领域，政府可以推动医疗数据的共享和整合，加强数据安全和隐私保护的监管，鼓励医疗机构与科研机构、高校等合作开展数据研究，同时加强对医务人员数字素养培养的支持。这些举措将有助于推动医疗领域数据生态的形成，促进数字素养的发展和医疗服务的提升。

第三节　医务人员数字素养培育的突破路径

数字化已经成为医疗行业不可忽视的重要趋势，数字化技术的广泛应用为医务人员提供了更多的工具和资源，以提高医疗服务的质量和效率。然而，数字化转型也带来了新的挑战和需求，其中之一就是医务人员的数字素养。医务人员的数字素养是指他们在数字化环境中运用信息技术的能力和水平。具备良好的数字素养不仅可以提升医务人员的工作效率，还能够推动医疗服务的创新和发展。医务人员的数字素养能力对于医院的数字化转型也至关重要。因此,培育医务人员的数字素养已经成为医疗行业发展的重要议题。然而,当前医务人员数字素养培育存在一些困境。首先,部分医务人员对数字化技术的认知和价值认同不足,缺乏对数字化转型的积极态度。其次,缺乏统一的理论框架和测评工具,使得数字素养培育缺乏系统性和科学性。此外,培训供给侧改革仍然不够完善,医务人员在数字素养培育过程中面临着培训资源不足和培训内容不适应实际需求的问题。同时,数字化氛围的构建和数字伦理与规范的强化也是当前亟待解决的问题。最后,缺乏全方位的保障体系,使得医务人员数字素养培育缺乏长期稳定的支持。因此,本文旨在研究医务人员数字素养培育的突破路径,从观念到体系的全面推进,以解决当前存在的困境。本文将从提升医务人员对数字素养的价值认知与主体意识、构建医务人员数字素养的理论框架与测评工具、优化医务人员数字素养培育的培训供给侧改革、营造医务人员数字素养培育的优质数字化氛围、强化医务人员数字素养培育的数字伦理与规范以及构建医务人员数字素养培育的全方位保障体系等方面展开研究,旨在为医务人员数字素养培育提供有益的思路和实践路径。通过本文的研究,我们期望能够为医疗行业的数字化转型和医务人员数字素养培育提供有益的借鉴和指导,推动医疗服务的质量和效率的提升,为人民群众的健康福祉作出更大的贡献。

一、理念先行:增强医务人员数字素养的价值认知与主体意识

在医疗领域数字化转型的当下,医务人员对数字技术应用于诊疗的价值认知和主体意识是推动数字素养提升的前提。然而,现实中存在一些医务人员对数字化转型抱有抗拒情绪,担心技术引入会增加工作复杂性,不愿主动学习和适应新的数字工具和系统。同时,一些医务人员可能过于满足于现有的医疗实践经验,不愿意主动学习和掌握新的数字技术和工具,导致技术知识的滞后。因此,需要帮助医务人员意识到数字素养对于他们个人和医疗服务的重要性,并主动拥抱数字化转型。这一观念的先行对于推动医务人员数字素养的全面提升具有重要意义。

第一,举办医疗数字化理念的"思维风暴"活动,强化医务人员数字素养的价值认知。通过组织专题讲座、研讨会等形式,向医务人员介绍数字化转型的理论基础、发展趋势和应用案例,引导医务人员重新认识数字技术在医疗领域的重要性和价值。同时,通过分享成功的数字化转型经验,激发医务人员的学习兴趣和动力,增强他们对数字化转型的认同感。要提升医务人员的数字素养,首要任务是打破常规陈旧的医疗观念,并加强医务人员对数字化的认知。医务人员应该意识到,数字技术不仅仅是辅助医疗的工具,更是一种思维理念,推动着医疗卫生服务方式的革新,以及智慧医院的智能升级和创新转型。通过大量的数字化诊疗理念、模式、工具和软件的使用,医务人员能够逐步培养出一种意识和习惯,最终塑造出一种数字文化的认同。在医疗领域的数字化转型过程中,强化医务人员在数字技术应用于医疗诊断和治疗过程中的伦理道德观念、主体意识等理念和知识教育至关重要。为此,我们建议开展理论洗礼,通过培训机制和激励机制来帮助医务人员更好地适应和应用数字化技术,推动医疗服务的不断改进和优化。

第二,开展医院数字化临床实践的"充电助跑",提高医务人员对于数字素养的主体意识。在医疗领域数字化转型的当下,只有加强医务人员对数字技术应用于诊疗的主体意识等理念和知识,才能顺利调动数字信息技术应用能力,更好地促进医疗服务的不断改进和优化。这包括帮助医务人员进行身份转变和理念更新,让他们意识到在数字时代,他们不仅仅是技术的观望者和执行者,更应致力于成为技术的创新者和引领者。他们应当积极提高自身的数字素养并将其应用到临床实践中。在此基础上进一步培养医务人员的主人翁意识,让他们意识到推进医院数字化转型是他们的责任和使命。他们的数字素养不仅影响个人职业成长,也对医院的整体进步和医疗团队的构建具有重要意义。医院数字化临床实践的"充电助跑"活动包括两个方面:一是通过开展定期的数字化培训课程,帮助医务人员掌握数字化工具和系统的使用技巧,提高他们的数字技术应用能力。培训内容可以包括电子病历系统的操作、远程医疗技术的应用、智能诊断工具的使用等。同时,可以邀请专业人士进行现场指导和实操演练,帮助医务人员更好地理解和应用数字化技术。二是建立数字化转型的激励机制,激发医务人员的学习积极性。通过设立数字化转型的先进个人或团队奖励,鼓励医务人员主动学习和应用数字化技术,推动医疗服务的创新和发展。同时,可以建立数字化转型的交流平台,让医务人员分享自己的学习心得和应用经验,促进彼此之间的学习和成长。为了实现这一目标,我们应鼓励医务人员与技术人员之间的合作与沟通,建立差异化的数字化学习空间,以增强医务人员的参与热情和主动交流的意愿。医务人员应积极参与数字化医疗技术的研发和应用,与技术人员共同探索和创新,以实现医疗服务的数字化转型。这些措施将有助于提升医务人员的主体意识,推动医院数字化转型的顺利进行。

第三,采取行动来支持医务人员的数字化诊疗能力,以实现他们数字素养的行动转化。作为实施医疗数字化战略和推动医疗卫生服务创新变革的主体,医务人员的数字化诊疗实践能力培养是培育他们数字素养的关键环节。为此,我们需要提供行动支撑来赋能医务人员的数字化转型。首先,我们应加快建设医院数字化医疗服务的软硬件配套,包括智慧病房、数字化医疗信息平台和数字工具等,以创造网络化、智能化和数字化的医疗环境。这将为医务人员提供更便捷、高效的数字化工具和技术,以提升医疗服务的质量和效率。其次,我们需要整合数字化医疗资源,引导医务人员充分利用远程医疗、智能诊断等数字化技术的应用,为医疗服务提供新的可能性。这将帮助医务人员更好地利用数字化工具和技术,提高医疗服务的准确性、及时性和安全性。然次,我们应当主动组织专门的培训和研讨活动,以迎合医务人员的实际需求。医务人员数字素养的培训可以结合具体的数字化医疗场景围绕数字化意识、数字伦理、数字应用和职业发展等方面具体案例展开教学。这将帮助医务人员不断提升数字素养,掌握新的数字化工具和技术,以更高效地管理和处理医疗数据,提高医疗服务的质量。最后,我们应引入科学评价和奖励机制,鼓励医务人员主动开展数字化诊疗实践和研究。通过观摩、反思和实践,他们可以最终形成富有特色的数字化诊疗服务范式。同时,我们也应鼓励数字素养良好的医务人员通过真实体验和操作来说明数字素养的提升可以提高医务人员的工作效率。为此,我们可以提供真实的体验活动,让医务人员在具体的工作场景中感同身受地认识到数字技术在优化工作流程和提升工作效率方面展现出的优势。例如,通过电子病历系统的使用,医务人员可以更快速地获取患者的病历信息,减少繁琐的纸质文档处理工作。数字素养的提升可以使医务人员更加熟练地操作数字化工具,提高工作效率,从而释放更多时间用于患者诊疗和关怀。

综上所述,提升医务人员对数字素养的价值认知与主体意识是医务人员数字素养培育的重要一环。通过认识到数字素养对医疗服务质量的提升、工作效率的提高以及医疗服务创新和发展的推动作用,医务人员将更加积极主动地学习和应用数字化技术,为医疗行业的数字化转型贡献自己的力量。

二、框架指导:开发医务人员的数字素养理论框架与测评工具

数字化技术在医疗行业中的应用正日益增多,包括电子病历、远程医疗、人工智能辅助诊断等,这些技术的有效应用需要医务人员具备良好的数字素养能力。医务人员作为医院数字化转型的主要创新力量,提高医务人员的数字素养能力是当务之急。然而,目前对于医务人员数字素养能力的研究还相对较少,尤其是缺乏专门针对医务人员群体的数字素养理论框架和测评工具。现有的研究主要集中在其他群体,如图书馆员、教师和学生等,这些研究成果难以直接应用于医务人员。对医务人员的数字素养要求也散见于国际卫生组织和其他医疗机构已经制定的数字化医疗的标准和指南中。数字素养框架与测评工具的缺失,导致无法客观考量医务人员的数字素养能力和培训实际效果。因此,建立一套适用于医务人员的数字素养理论框架和测评工具是非常必要的。

数字素养框架是指导医务人员获取、评估、应用和传播数字信息和技术的指南。这个框架应该包括医务人员在数字技术方面所需的知识、技能和态度。例如,医务人员需要了解电子病历系统的使用方法,掌握远程医疗技术的操作技巧,具备数据分析和隐私保护的能力等。数字素养框架还应该强调医务人员在数字化医疗环境下的职业道德和伦理要求,如隐私保护、信息安全等。此外,建立一套定量的评估模型也是非常重要的。通过评估医务人员的数字素养水平,可以了解其在数字化医疗中的能力和不足之处,为培养和提升数字素养能力提供指导。评估模型可以包括问卷调查、实际操作技能测

试、案例分析等多种评估方法，以全面、客观地评估医务人员的数字素养能力。为了推动医务人员的数字素养教育，医学院校和医疗培训机构可以参考明确的数字素养框架和测评体系，为医学生和在职医务人员提供有针对性的培训指导。由此可见，建立一套标准规范的医务人员数字素养能力评价机制，包括数字素养框架和测评工具，对于提升医务人员的数字素养水平至关重要。

通过借鉴参考国内外比较成熟的数字素养框架，我们可以得出一个可行的框架指导，该指导包括五个方面。首先，医务人员应具备对数字技术的基本认知，包括了解数字技术的发展趋势、应用领域和基本原理等。这样的认知有助于医务人员理解数字技术在医疗领域的重要性和应用潜力。其次，医务人员应具备熟练使用和操作数字工具的能力，包括远程医疗平台、智能诊断工具、电子病历系统等。他们需要熟悉这些工具的操作方法，能够高效地利用数字工具进行医疗服务和决策支持。第三，医务人员应具备有效获取、评估和应用医学信息的能力。他们需要了解如何利用数字技术获取医学文献、研究数据和临床指南等信息资源，并能够对这些信息进行合理的评估和应用。此外，医务人员还应具备对数据安全和隐私保护的基本认知和操作技能。他们需要了解数据安全的重要性，应该掌握基本的数据加密、访问安全控制和隐私保护方法，以保护患者的个人隐私和敏感信息。由此，针对医务人员构建一个明确的数字素养框架和测评体系可以为医学院校和医疗培训机构提供参考，帮助他们为医学生和在职医务人员提供培训指导。

为了客观全面评估医务人员的数字素养水平，我们提出了一系列测评工具和方式。首先，通过设计一份针对医务人员的数字素养问卷调查，包括对数字技术认知、数字工具应用能力、信息素养和数据安全与隐私保护等方面的评估，我们可以了解医务人员在不同方面的数字素养水平，为后续的培训和提升提供参考。其次，我们可以设计一系列实操评估任务，考察医务人员在实际操作中的数字技术应用能力。例如，要求医务人员使用电子病历系统完成一份病历记录，或者利用远程医疗平台进行一次远程会诊等。通过实操评估，我们可以直观地了解医务人员在数字工具应用方面的实际能力。此外，我们还可以提供一些数字化转型的案例，要求医务人员分析和评估这些案例中的数字技术应用和效果。通过案例分析,可以考察医务人员对数字技术应用的理解和判断能力,以及对数字化转型的思考和反思能力。另外,设计一些数字化转型的模拟演练场景,要求医务人员在虚拟环境中应对各种数字化应用场景和问题,也是一种有效的测评方式。通过模拟演练,可以考察医务人员在实际场景中应用数字技术的能力和应变能力。通过以上的理论框架和测评工具,我们可以全面评估医务人员的数字素养水平,并针对不同方面的不足提供有针对性的培训和提升措施。这样的评估和培训将有助于提高医务人员的数字素养,推动医疗行业的数字化转型和发展。

三、系统培育:优化医务人员数字素养培育的培训供给侧改革

人才是医院发展的第一资源,医务人员是医院数字化转型实现过程中至关重要的行动主体,打造医疗卫生事业数字人才队伍、培养医务人员数字素养发展内生动力是推动医院数字化转型的关键环节。我国拥有庞大而复杂的医务人员队伍,他们对培训资源的需求具有多样性和高度更新的特点。然而,传统的自上而下的单向通道统一供给机制往往无法满足医务人员个性化的培训需求,导致供给与需求之间存在结构性失衡,与医疗实践的实际需求脱节。数字技术推动医学健康服务创新的当下,医务人员数字素养的培育亟需进行医务人员培训服务的全面改革和创新。首先,供给侧改革要求从传统的统一供给向个性化供给转变。针对医务人员培训的特点和需求差异,我们可以通过建立灵活多样的培训供给机制,提供个性化的培训方案和资源。这包括开展定制化培训,根据不同医务人员的专业背景、职业需求和兴趣爱好,提供个性化的培训内容和方式。同时,加大对数字医务人员的培育力度,充分利用数字技术和在线教育平台,通过线上线下相结合提供随时随地的培训资源,使医务人员能够根据自身时间和地点的限制进行学习。培训以理论实践相结合的方式,有针对性地对医务人员进行数字素养培训和实操训练,使其能够适应智慧医疗发展的需求。其次,供给侧改革要求提高培训资源的质量和效益。我们可以通过借助先进的数字设备、引入先进的教学方法,提升培训的互动性和实践性。同时为了不断提高培训的质量和效果,建立有效的

评估和反馈机制,及时掌握医务人员的培训需求变化和培训效果,并根据反馈不断改进培训内容和方式。第三,供给侧改革要求提升培训供给的灵活性和适应性。我们可以通过建立开放式的培训平台和资源共享机制,促进不同培训机构和医疗机构之间的合作与交流。这将有助于充分利用各方的培训资源,提供更多样化、丰富化的培训内容和方式。同时,培训机构和医疗机构可以根据实际需求,灵活调整培训供给的时间、地点和形式,以适应医务人员的工作安排和学习需求。可见,供给侧改革为医务人员培训提供了重要的指导方向。通过个性化供给、提高培训资源质量和效益,以及提升培训供给的灵活性和适应性,我们可以实现医务人员数字素养的培育,推动医务人员培训自身的系统改革和整体创新,满足医务人员对培训资源的个性化需求,实现培训资源的充分、优质、精准、灵活供给。

为了有效培养医务人员的数字素养,需要进行一系列的培训供给侧改革,以优化培训内容、方式和资源配置。第一,优化培训内容。为满足不同层级医务人员的需求,应设计具有针对性的培训课程。对于初级医务人员,重点培养其数字技术认知和基本应用能力;对于中级和高级医务人员,重点培养其信息素养和数据分析能力。结合实际需求,开展针对性的培训课程。根据医疗领域的数字化转型需求,开展相关的培训课程,如电子病历系统的使用培训、远程医疗平台的操作培训等。同时,还可以开展一些前沿技术的培训,如人工智能在医疗中的应用等。引入跨学科的培训内容。数字化医疗涉及多个学科领域,如医学、信息技术、数据科学等。因此,可以引入跨学科的培训内容,培养医务人员的综合素养和跨界合作能力。第二,创新培训方式。线上培训方面,利用互联网和远程教育技术,开展线上培训课程。这种方式可以突破地域限制,灵活机动的学习方式大大方便了医务人员自由选择学习时间。倡导实践导向,通过实际操作和案例分析,医务人员可以更好地理解和应用数字技术,提升数字素养水平。鼓励医务人员进行团队合作学习,通过小组讨论、项目合作等方式,促进知识共享和协作学习。第三,优化资源配置。培养一支专业的数字素养培训师资队伍,他们应具备医学和信息技术等领域的专业知识,能够有效传授和指导医务人员的数字素养培育。建立一个综合的数字化培训平台,集成各类培训资源和工具,提供在线学习、交流和评估等功能。这样可以方便医务人员进行学习和培训进度的跟踪。政府和相关机构应加大对医务人员数字素养培育的政策支持和投入，提供培训经费和资源支持，鼓励医疗机构和学术机构积极参与数字素养培育工作。通过以上的系统培育措施，可以有效提升医务人员的数字素养水平，推动医疗领域的数字化转型。这将有助于提高医疗服务的质量和效率，满足患者对数字化医疗的需求，推动医疗行业的可持续发展。

四、环境升级：营造医务人员数字素养培育的优质数字化氛围

医院数字化转型是一个开放且不断发展的过程，它依赖于与外界的信息、物质、文化等方面的交流。根据《数字中国发展报告（2022 年）》，互联网医疗用户规模已达 3.6 亿人，疫情的暴发大大推动了数字医疗服务的普及，增长率为 21.7%。我国政府非常重视数字医疗的推广，出台了多项政策，为数字化医疗的发展提供了有力支持。目前，我国医院的医疗设备数字化已经取得初步成效，越来越多的医疗机构引进了 CT、达芬奇机器人等先进的数字化医疗设备。然而，医疗数字化技术生态系统的不和谐和医疗数字软硬件基础设施的不完善问题仍然存在大量挑战，这对于数字化基础设施的优化、数字化医疗服务空间的构建以及数字化素养培育氛围的营造提出了新的要求。我们要依托数字技术不断丰富各类医疗卫生服务应用场景，营造出数字化医疗服务环境，从而为医务人员数字素养的培育提供优质土壤。

为了构建优质的数字化医务人员素养培育氛围，我们可以从以下几个方面努力：

第一，重点优化数字化基础设施建设，以构建一个适合医务人员培育数字素养的数字工作空间。优化数字化基础设施和搭建数字工作空间可以为医务人员提供更好的学习和工作环境，一方面高速稳定的网络连接、先进的设备和软件工具，使医务人员可以更方便地获取医学知识、参与在线培训和学术交流，提升专业素养和技能水平。另一方面，数字工作空间的建立可以实现电子化的工作流程，包括电子病历记录、在线协作和远程会诊等，提高工作效率和协作效果。数字化医疗服务空间的建设需要以数字化信息为基础，

并依托计算机技术和网络系统,营造一个网络化、智能化和数字化的工作环境。这样的环境将对医务人员的成长方式、学习方式和诊疗方式产生深远影响,从而潜移默化地提升他们的数字素养水平。为了实现这一目标,我们可以采取一系列措施。首先,我们应该致力提升网络带宽和稳定性,确保医务人员能够顺畅地访问和利用数字化医疗资源。这意味着我们需要加大投资,改善网络基础设施,以满足医务人员对高速、可靠网络连接的需求。其次,我们应该为医务人员提供必要的数字化工具和设备,例如电子病历系统、远程医疗平台和数据分析工具等。这些工具和设备将帮助医务人员更好地应用数字技术,提高工作效率和质量。此外,我们还可以鼓励医疗机构和科技公司合作,开发更加智能化和便捷的数字化工具,以满足医务人员日益增长的需求。另外,我们可以建立一个数字化知识共享平台,供医务人员在平台上分享和交流数字化医疗的经验和技术。这样的平台将促进医务人员之间的学习和合作,推动数字素养的共同提升。与相关的科研机构、高校和企业建立合作伙伴关系,共同推动医务人员数字素养培育的工作。可以开展联合培训项目、共同研究和技术交流等活动,共同提升医务人员的数字素养水平。同时,我们也可以邀请专家学者定期举办在线讲座和培训,为医务人员提供最新的数字化医疗知识和技能。此外,我们还可以鼓励医务人员参与数字化医疗项目的研发和实践,以提高他们的实际操作能力。这可以通过与科研机构和技术公司的合作来实现,共同推动数字化医疗技术的创新和应用。

第二,注重数字化文化环境建设,营造医务人员数字素养培育的人文氛围。数字化文化环境建设在医疗领域的重要性不言而喻。为了培养医务人员的数字素养,我们需要注重以下两个方面的工作。首先,我们应该以人为本,将医务人员的需求和患者的利益放在首位。医务人员应该将数字化理念融入诊疗实践中,将数字技术作为推动医院健康服务改革和数字化转型的动力,使技术为患者服务。同时,医院管理者也应该增强数字化意识和能力,超越基础设施的数字化,结合医疗实践中更多的数字服务场景培养医务人员的数字化医疗实践能力。其次,我们应该关注数字素养培育的具体对象。我们应该将重点放在医院数字化转型背景下的医务人员能力提升上,更好地满足医务人员的发展需求。例如,我们可以根据医务人员的学习需求和特点,提供个性化、针对性更强的培训方案,帮助他们不断提升自己的能力。同时,我们也应该克服过于强调技术功能、硬件升级和数据分析的问题,更加关注数字素养教育场域中的人,营造医务人员数字素养培育的人文氛围。为此可以设立创新奖励机制,鼓励医务人员提出和实施数字化医疗的创新项目,提供相应的支持和资源。随后,造就一批数字医疗带头人,先选拔数字素养良好的优秀医务人员进行专项培训,重点进行智慧医疗、线上诊疗等方面的学习,树立典型,以点带面,拉动医务人员整体数字素养的提升。对于数字素养良好的医务人员进行奖励与宣传,进一步培养医务人员的数字化领导力,鼓励他们在数字化医疗领域发挥带头作用。可以开展相关的培训和培养计划,提升医务人员的数字化管理和决策能力,推动数字素养的领导力水平。加强医疗机构的数字化文化建设,营造积极支持数字化医疗的工作氛围。可以通过组织内部的宣传和培训活动,提高医务人员对数字化医疗的认知和接受度,推动数字素养的整体提升。

第三,我们需要建立一个促进医务人员数字素养可持续发展的"学习型"成长生态。在大数据时代,新理念、新模式和新技术不断涌现,数字素养已成为未来医务人员必备的素质之一,并贯穿于他们的整个职业生涯。建构主义倡导学习的积极性、互动性以及环境依赖性,因此,医务人员的数字素养培养也应置于新环境中,以促进他们主动地积累和构建知识。在由数字技术引领的新环境和新平台上实施教育活动,这需要依托于构建一个"学习型"的成长生态系统。首要任务是,我们需要创建一个以数据为驱动的数字化学习环境,通过数据驱动的学习、教育、管理和评估,培养医务人员的核心技能,实现"实践—理论—实践"的成长过程,使数字技术与医学专业技能相互支持、相互促进,从而推进"学习型"成长生态的实践路径。同时,我们还需要建立医务人员终身学习的数字素养发展档案,以实现对医务人员数字素养的长期跟踪评价和反馈。各医疗机构借助医院数字化环境建立无时间和空间限制的数字化学习共同体,形成交互共生的"学习型"成长生态,实现医务人员之间的沟通、交流和协作活动的常态化管理,开展跨区域的交流共享,倡导交互共生的合作学习,营造医务人员数字化研修的良好氛围,帮助医务人员不断重构自身理念和职业技能,以适应医疗行业数字化转型带来的系列变革。

五、伦理护航:强化医务人员数字素养培育的数字伦理与规范

在数字化医疗服务的过程中,分析处理大量数据和信息管理是常见的任务,这些信息往往与患者个人隐私高度相关,因此重视数字伦理问题对于医务人员至关重要。数字伦理涉及数据隐私保护、信息安全等方面,需要医务人员具备相应的规范意识和伦理意识。首先,制定数字道德准则。医疗机构应建立一套清晰的数字道德原则与标准,明确医务人员在数字化医疗中应遵循的道德和伦理准则。这些指导方针应涵盖确保数据的隐私和安全、尊重知识产权、遵循信息共享规则等方面,引导医务人员在数字化医疗中的行为和决策。通过建立这样的指导方针,医务人员可清楚知道在数字化医疗服务中应该如何行事,从而在医疗实践中做出正确的决策。其次,加强组织数字伦理主题培训。培训内容应涵盖数字伦理的基本原则、在实际数字化医疗服务工作中常见的伦理困境等。通过专题培训,强化医务人员对隐私保护和数据安全的意识,确保他们正确处理和使用患者的个人信息和医疗数据。医务人员可以深入了解数字伦理的重要性,掌握应对数字伦理挑战的原则和做法,并增强对伦理问题的敏感性。医院院校在加强医学生与医务人员的职业道德和伦理教育,引入数字伦理,培养他们正确处理数字化医疗中的伦理和道德问题的能力。医学院校和医疗机构应将数字伦理教育纳入课程和培训计划中,引导医务人员遵循伦理准则和规范行事。相关的医疗卫生管理部分还可以收集整理医务人员数字伦理相关的典型案例,成功的数字伦理应用案例与失误的数字伦理失误案例都进行收集,在教学与培训过程中通过分享学习这些真实案例,医务人员更加直观地了解数字伦理在实际工作中的应用,避免类似的伦理错误发生。同时,医疗机构应加强监管和审查,通过建立健全的数据安全管理体系,保障患者数据的安全和隐私。加强对数字化医疗的监管和审查,确保医务人员遵守相关法律法规和伦理规范。监管部门应加强对数字化医疗的监管力度,及时发现和处理违规行为,保障数字化医疗的合法性和安全性。然后,鼓励医务人员积极参与信息共享和合作,但要确保合法、合规和透明。医疗机构应建立信息共享和合作的规范和机制,明确医务人员

在信息共享和合作中的责任和义务,保护患者利益和医疗机构的合法权益。此外,鼓励医务人员在数字化医疗中进行创新和研究,也要注意对数字知识产权进行保护。可以通过建立知识产权管理机制,保护医务人员的创新成果和知识产权,激励他们积极参与数字化医疗的创新和实践。通过以上的伦理护航措施,可以强化医务人员数字素养培育的数字伦理与规范,确保数字化医疗的可持续发展和患者利益的最大化。同时,也能够增强医务人员的责任感和专业素养,提高数字化医疗的整体质量和信任度。

在数字化医疗服务中,除了建立数字伦理指导方针和加强组织数字伦理主题培训外,还有其他一些重要的措施可以帮助医务人员更好地处理伦理和道德问题。第一,医务人员应该积极参与伦理委员会或类似的机构。这些机构由专业人士组成,旨在提供伦理咨询和指导,帮助医务人员解决伦理困境。通过与伦理委员会的合作,医务人员可以获得专业的建议和支持,确保他们在数字化医疗中的决策和行为符合伦理准则。第二,医务人员应注重患者参与和知情同意。在数字化医疗中,患者的个人信息和医疗数据被广泛应用和共享,因此患者的知情同意是至关重要的。医务人员应该与患者进行充分的沟通,解释数字化医疗的目的、风险和利益,并确保患者理解和同意他们的个人信息和医疗数据被使用和共享的方式。第三,医务人员还应关注数字鸿沟问题。数字鸿沟是指由于数字化技术的使用和普及程度不同,导致不同群体之间在数字化医疗中面临的不平等现象。医务人员应该努力缩小数字鸿沟,确保所有患者都能够平等地获得数字化医疗服务,并避免数字化医疗进一步加剧现有的不平等问题。第四,医务人员还应关注数据质量和可信度。在数字化医疗中,数据的准确性和可靠性对于医务人员做出正确决策至关重要。医务人员应该了解数据的来源和采集方式,并对数据进行验证和核实,以确保其质量和可信度。此外,医务人员还应了解数据的局限性和风险,避免过度依赖数据而忽视临床经验和专业判断。第五,医务人员应积极参与数字化医疗的监测和评估。数字化医疗技术的快速发展和应用给医务人员带来了新的挑战和机遇。医务人员应密切关注数字化医疗的发展动态,了解新技术和应用的优势和风险,并参与相关的评估和监测工作,为数字化医疗的可持续发展提供专业建议和支持。

总之,数字化医疗的发展为医务人员提供了更多的机会和挑战,通过建立数字伦理指导方针、加强培训、参与伦理委员会、注重患者参与和知情同意、关注数字鸿沟、关注数据质量和可信度,以及积极参与监测和评估等措施,医务人员可以更好地应对数字化医疗中的伦理和道德问题,为数字化医疗的可持续发展和患者利益的最大化保驾护航。

六、体系保障:完善医务人员数字素养培育的全方位保障体系

教育数字化的快速推进和医务人员数字素养的培育已成为当前教育和医疗领域的重要课题。随着科技的不断发展,教育改革和医疗服务也面临着越来越多的挑战和机遇。因此,我们需要从政策支持、组织保障、专业培训等多个方面共同努力,构建健全的医务人员数字素养培育保障体系。

第一,构建一个持续的指导性机制,并增强政策扶持,以促进医务人员数字素养的培养和发展。政府应制定相关政策和法律法规,明确医务人员数字素养培育的重要性和必要性。加大对数字化医疗的支持力度,提供必要的资源和培训机会,推动医务人员数字素养的提升。医务人员数字素养的培育离不开政府部门的战略导向。医务人员数字素养培育相关政策的制定应结合国家战略和自身实际情况,制定个性化的实施方案,以引导和督促政策的有效落实。同时,鉴于社会的发展是持续变化的,医务人员的数字素养培养政策和标准也应持续更新,以适应不断变化的需求。其次,医务人员数字素养的培育需要设立持续推进的常规机制。政府部门应给予政策支持、经费投入和硬件升级,以推动医务人员数字素养的常态化培育。同时,应完善评估和考核体系,将数字素养作为医务人员评估考核的一部分,并构建一个多角度的数字素养评估框架,并利用大数据进行实时监控,以实现动态的多元的评价考核。此外,还应根据医务人员的成长发展需求,量身定制有效的激励办法,真正从内生动力层面驱动医务人员提升数字素养的积极性。同时,政府监督也至关重要,需要做好医务人员数字素养培育全过程、各环节的动态监督,促使广大医务人员将提升数字素养作为提升岗位胜任力的重要手段。第二,完善多层级多部门协同,强化医务人员数字素养培育的组织保障。组织

保障方面,需要建立健全的培训体系和资源保障机制,建立完善的医务人员数字素养培育的教育培训体系,包括在医学院校和继续教育中加强数字化医疗相关知识和技能的培训,提供在线学习平台和资源,为医务人员提供持续的数字素养培训和学习资源。医院加大对医务人员数字素养培育的资源投入,包括提供必要的培训设施、技术支持和学习资源。医疗机构应建立数字化医疗的技术支持团队,为医务人员提供技术指导和问题解答,确保他们能够顺利应用数字化医疗技术。首先,需要明确医务人员数字素养培育的职责,建立"政府—医疗机构—学校"协调机制。一方面,要在组织上明确医务人员数字素养培育工作的责任分工,确保"国家统筹、地方分层、学校转化"落实到位,形成明确的主体责任和协调机制。另一方面,为了全面推动医务人员数字素养的培育工作,我们需要积极构建协同合作的机制,激发从基层到高层的各级别、各相关主体的内在动力与积极性。这一协同努力旨在高效推进数字素养培育的高质量实施,确保每位医务人员都能获得贯穿其职业生涯全过程的系统性培养。通过整合多方资源,我们将构建一个全方位、多层次的数字素养培育体系,覆盖医务人员的入职教育、在职培训以及专业进阶的各个阶段,从而为他们提供持续的学习与发展机会,不断提升其适应医疗数字化转型需求的能力。接下来,构建一个促进医务人员数字素养持续提升的终身学习体系与工作机制显得尤为重要。首要任务是构建这一终身学习体系,它应由行政部门引领方向,医疗部门作为实践主体积极推动,并邀请医学院校深度参与,共同加速数字素养教育资源的丰富与优化。我们需开发融合人工智能技术的"线下实体课程+线上灵活学习+实践操作体验"的综合性培训模式,以适应医务人员不同学习风格与需求。同时,建立一个功能全面的终身学习平台,确保医务人员能够随时随地进行自我提升,满足其职业生涯中各个阶段的学习需求。另外,建立健全的职业发展和晋升机制,激励医务人员积极参与数字化医疗的学习和实践。医疗机构应设立相应的职称评定和晋升标准,将数字化医疗相关的知识和技能纳入考核范围,鼓励医务人员不断提升数字素养。第三,建立专业成长共同体,促进医务人员在数字素养方面的自我激励。首先,创建一个数字技术与专业技能相互促进的医务人员发展平台,以线上线下相结合的方式,推动医务人员数字技术与专业技能的交流研讨，将医务人员数字素养与学科专业能力、教育教学能力的培育有机结合起来，优化医务人员的专业成长路径，从而为数字化背景下个性化、多样化的高质量数字化教学提供支持。其次，吸纳优秀医务人员壮大医务人员数字素养培养师资队伍。数字素养培育中注重吸纳优秀医务人员的参与为数字素养培育工作注入了新鲜血液，以身边同龄人作为励志榜样增添了更多培训活力，激发医务人员的学习热情。可以邀请优秀医务人员达人通过微信推文制作、主题讲座授课等方式参与数字素养培育工作，这些医务人员具备较高的数字素养和技能，其策划的推文和主讲的讲座内容新颖、形式活泼、视角独特，契合医务人员群体信息行为特征，可以取得令人满意的教学效果。然后，创建一种自我驱动的模式来激发医务人员提升数字素养。医务人员的数字素养培养需要从根本上唤起他们对专业发展的自我意识，将数字素养的提高整合到他们的职业规划中。通过行业认可、物质激励等手段为医务人员提供正面评价和激励，引导他们主动发展数字思维，并加强作为"数字医疗工作者"的身份认同，形成系统化数字教育的理念。同时，医务人员数字素养的培育要激发医务人员技术应用反思的主动性，把对技术应用的深度反思贯穿于医疗服务全过程，让医务人员明晰在诊疗活动中使用技术，了解更新换代的新技术如何赋能新医学，探寻技术与教学如何整合创新，从而增强医务人员在诊疗活动中的自我观察和认识程度，常态化驱动医务人员数字素养的自我提升。

通过以上政策支持、组织保障和专业培训，在全方位推动医务人员数字素养的培育专业培训方面，从观念到体系的全面构建全方位的保障体系，推动医务人员数字素养的提升，为医疗服务的数字化转型提供坚实支撑。未来，医务人员数字素养培育仍面临一些挑战和机遇，如数字鸿沟的存在也需要引起重视，医务人员数字素养的培育应注重解决不同地区和不同层次医务人员之间的差距。为了应对这些挑战，我们建议政府、医疗机构和教育机构共同努力，制定相关政策和法规，提供必要的资源和培训机会，加强医务人员数字素养的培育。同时，还需要加强国际合作和交流，借鉴其他国家和地区的经验和做法，共同推动医务人员数字素养的提升。总之，医务人员数字素养的培育是一个长期而复杂的过程，需要多方共同努力。通过加强培育措施和保障体系的建设,我们有信心能够培养出更多具备优秀数字素养的医务人员,为数字化医疗的发展和应用作出更大的贡献,实现医疗服务的现代化和智能化。

第四节　持续推进医务人员数字素养培育

一、分类型提升医务人员数字素养,开展医务人员数字素养水平的微认证

第一,分类型提升医务人员数字素养。目前开展的医务人员数字素养培训计划常常缺乏对基层的深入调研,忽略了医疗卫生教育的独特性及医务人员专业发展的个性需求,忽视了不同专业、科室、年龄、学历、所从事的工作等对医务人员数字素养影响的差异性,没有认识到一线医务人员数字需求的多元化、个性化,导致培训的针对性不强、实效性不高。事实上,在数智化时代,医务人员可以接触各式各样的数字化工具和信息系统,但不少医务人员没有以积极的心态接受医院数字化变革,不能正确看待数字化诊疗的优势与积极作用,出现"不用""难用""怕用"等心理。一方面,医院需要大力提升医务人员利用数字技术优化、创新和变革医院诊疗管理活动的意识,让医务人员认识到医疗领域数字化是大势所趋,大胆地尝试数智化医疗服务,将自己培养成智能时代需要的卓越的数字医生,与医院的数字化转型融为一体。另一方面,提升医务人员数字素养应分情况、分类型展开。有的医务人员数字化诊疗手段应用不够熟练,没有掌握正确的信息化诊疗工具的使用方法,产生数字化医疗难度太大的畏难情绪,对使用数字化医疗系统和工具缺乏积极性。针对这一类型,可以通过加强数字知识和技能的辅导,配合操作使用医院智慧医疗卫生系统的真实体验活动,能较好的帮助医务人员"难用""怕用"等心理。有的医务人员数字化技能单一,只懂得自己科室的数据使用,不能有效调用医院各类数据提升诊疗活动效率,要改善此情况,除了提升医务人员自身数字素养外,更需要医院大力开展智慧病房建设、智慧医院管理、数字医疗资源常态化建设等方面的建设,推动数字医疗资源的共建共享。数字资源在

医院的推广与应用离不开卫生行政部门、科研院所、企业和医院的多方参与，要构建多方合作模式，推动数字医疗资源共建共享。

第二，开展医务人员数字素养微认证。微认证作为在线学习的一种形式，是基于场景的云服务学习，通过场景化的实践操作，提升学习者的技能。微认证具有轻量级、场景化、一站式等特征，强调"能力本位"，倡导对专业能力进行评估，可以根据学习者在线学习、实验、考试对能力进行认证考核，是时下基于区块链应用最为广泛的微认证系统。借助数字技术将多层次、多场景的医务人员数字素养内涵和理论框架进行解构，将数字素养测量项进行重新构建，使其在场景化的实践操作中具化，使数字素养能力可评估、可测量，由此创建医务人员数字素养微认证系统。医务人员数字素养微认证是一种通过在线测试和评估医务人员对数字工具和系统的熟练程度的认证机制。它涵盖了医务人员在使用电子健康记录系统、临床决策支持工具、远程医疗平台等方面的技能和知识。认证结果可以作为医务人员数字素养水平的参考，帮助他们提高数字化医疗工作的效率和质量。开展医务人员数字素养微认证需要以下几个步骤。首先，确定认证的内容和标准，包括评估的范围、技能要求和评分标准。其次，建立在线认证平台，提供方便的测试和评估工具。医务人员可以通过该平台进行在线测试，并获得认证结果。第三，制定认证结果的反馈机制，为医务人员提供详细的评估报告和个性化的学习建议。最后，持续监测和更新认证内容和标准，以适应数字化医疗环境的变化和发展。参与认证的医务人员通过虚拟仿真医院各类信息工具，操作完成医疗数据搜集、筛选、归类、呈现、评价、分享等任务，系统对操作者在数字知识和技能、数字意识、数字应用、数字伦理以及专业发展五大维度的数字素养进行测评，测评合格者可以获得相应能力的电子认证徽章，即表明医务人员初步具备了相应的数字素养。

二、适应医疗大数据行业发展诉求，开发针对医务人员数字素养教育内容

借助数字技术，在数据采集层面，可穿戴设备、远程监测设备等可以采集

到更多患者数据,并将这些数据整合到医院的电子病历系统中;在临床决策层面,越来越多的医生借助人工智能辅助的临床决策工具辅助决策,这些都有助于医生制定诊疗方案更及时、更精准、更科学。然而,医疗大数据行业的快速发展和数字技术与医疗服务的深度融合对医务人员的数字素养也提出了更高的要求。医疗大数据行业发展迅速,新技术和应用的持续涌现,医务人员应培养持续学习和自我更新的意识,不断跟进行业的最新动态和技术发展,以保持自己的数字素养与行业发展同步。近年来,我国在智慧医疗领域取得了显著进展。其中,智慧医院建设是一个重要方向,旨在实现电子病历、智慧服务和智慧管理的有机结合,主要包括面向患者的智慧服务、面向医务人员的智慧医疗以及面向医院的智慧管理这三个层面。智慧医疗服务通过引入线上挂号、电子就诊等方式改变了传统医疗模式。患者可以通过互联网提前预约挂号,避免了排队等候的繁琐过程。同时,医疗影像和智慧病案的数字化管理使得医务人员可以更加高效地获取和处理患者的医疗信息。此外,智慧医疗还包括了就诊后的慢病管理和诊后随访等服务,通过数字化工具实现了对患者的远程监测和管理,提高了医疗效率和患者体验。智慧医疗服务的发展对医务人员的数字素养提出了具体要求。首先,医务人员需要具备良好的信息技术基础知识和操作能力,能够熟练运用电子病历系统、医疗影像系统等数字化工具。其次,医务人员需要具备信息安全和隐私保护意识,确保患者的个人信息得到妥善保护。此外,医务人员还需要具备数据分析和数据应用的能力,能够应用大数据技术和人工智能算法来分析和深入挖掘医疗数据,为临床决策提供科学依据。此外,医务人员还需要具备良好的沟通和协作能力,能够与患者和其他医务人员有效地进行信息交流和协作。智慧医疗服务的实施涉及多个环节和多个参与方,医务人员需要能够与患者和其他医疗团队成员进行有效的沟通和协作,确保医疗服务的连续性和质量。要有效提升医务人员数字素养,医务人员的数字素养教育内容就必须与时俱进,可适应智慧医疗服务的发展诉求,开发针对医务人员数字素养教育内容。

为了适应这一行业发展的诉求,开发针对医务人员的数字素养教育内容是至关重要的。医务人员在数字素养方面的培养需要从多个层面进行考虑。

首先,医务人员需要了解医疗大数据的特点和挑战。他们应该了解医疗数据的来源、格式、质量和安全等方面的知识,以便更好地应对医疗大数据的挑战。这方面的教育内容可以包括对医疗数据的基本概念和特点的介绍,以及医疗数据的采集、存储和处理等方面的知识。其次,医务人员需要培养数据处理和分析的能力。他们应该学习和掌握数据处理工具和技术,如数据清洗、数据挖掘、统计分析和机器学习等方法,以便从医疗数据中获取有意义的信息。这方面的教育内容可以包括数据处理和分析方法的介绍,以及实际案例的分析和应用。此外,医务人员还需要了解数据隐私和安全的法律法规,以及医疗数据的合法使用和保护措施。他们应该学习数据隐私保护的基本原则和方法,了解医疗数据的安全风险和防护措施,以确保医疗数据的安全和隐私。这方面的教育内容可以包括数据隐私和安全的法律法规的介绍,以及数据安全管理和保护的方法和措施。最后,医务人员还需要培养跨学科合作和沟通的能力。医疗大数据的处理和应用需要医务人员与数据科学家、信息技术专家等跨学科的专业人士进行合作。因此,他们需要学习如何与不同领域的专业人士进行有效的合作和交流,共同推动医疗大数据的应用和创新。这方面的教育内容可以包括跨学科合作和沟通的基本原则和技巧的介绍,以及实际案例的分析和讨论。综上所述,适应医疗大数据行业发展的诉求,开发针对医务人员的数字素养教育内容是必要的。这样的教育内容应该涵盖医疗大数据的特点和挑战、数据处理和分析能力的培养、数据隐私和安全的意识和保护,以及跨学科合作和沟通能力的培养。通过这样的教育内容,医务人员可以更好地应对医疗大数据的挑战,提升自己的数字素养,为医疗大数据的应用和创新作出贡献。

三、面向人工智能时代的精准医疗,开设提升医务人员数据技能专门课程

课程教学是人才培养的主渠道,科学完备的课程体系更是对提升医务人员数字素养发挥着至关重要的作用,故医务人员数字素养培育也需要一系列符合行业标准的课程。然而,在医疗实践和医学教育中,医务人员的数字素

养培育课程存在一些问题,如缺乏理论支撑、完整的体系和评价标准,无法有效满足一线医务人员在数字化时代的实际需求。这些问题的根源在于,学校和医院等机构更容易将注意力集中在为医务人员提供良好的外部环境,通过人工智能等新兴技术来培养数字素养,但却忽视了在医院数字化转型过程中创新应用的新理念、新模式和新策略,导致专业课程体系的构建缺乏理论和实践的素材和资源。此外,信息化技术培训已经成为各教育机构培养医务人员和医学生的常规做法,但这些培训往往缺乏实质性内容和成效,未能有效提升医务人员的数字素养。其中一个关键原因是培训课程的供给过于单一化,缺乏系统性。例如,课程设置往往过于注重技术应用,而忽视了数字化意识、数字化应用、数字社会责任和专业发展等方面;课程内容主要集中在基础的信息化应用实操上,且重复性较高;课程安排往往是全员参加相同类型的培训,没有考虑到医务人员的学科、年龄、科室、岗位和信息技术能力等方面的差异,缺乏针对性和有效性。因此,我们提倡开设专门的课程,旨在提升医务人员的数据技能,以适应人工智能时代的精准医疗发展需求。鉴于大数据和人工智能在各类数字技术中,应用比较广泛而且对医疗服务的影响巨大,因此需要更侧重培养数据分析能力与应用人工智能的素养,提升医务人员这方面的技能有助于更好地推动智慧医疗的深入发展。随着精准医疗成为了医疗行业的重要发展方向,精准医疗又依赖于大量的医疗数据和数据分析技术,因此,医务人员需要具备相应的数据技能来支持精准医疗的实施,开设提升医务人员数据技能专门课程也显得是非常重要。这些课程可以包括以下内容:数据科学基础知识:医务人员需要了解数据科学的基本概念、方法和工具。他们应该学习数据收集、清洗、存储和处理的基本技术,以及统计分析和机器学习等数据分析方法的基本原理和应用。医疗数据的特点和处理:医务人员需要了解医疗数据的特点和挑战,如医疗数据的多样性、复杂性和不完整性等。他们应该学习如何处理和分析医疗数据,以从中提取有用的信息和知识。数据可视化和解释:医务人员需要学习如何将数据可视化,以便于更深入地理解并阐释数据。他们应该了解不同类型的数据可视化方法和工具,并学习如何使用这些方法和工具来呈现医疗数据的结果和发现。数据隐私和安全:医务人员需要了解数据隐私和安全的法律法规,以及医疗数据的合法使用和保护措施。他们应该学习数据隐私保护的基本原则和方法,了解医疗数据的安全风险和防护措施,以确保医疗数据的安全和隐私。实践案例和项目:课程可以通过实践案例和项目来帮助医务人员将所学知识应用到实际情境中。通过参与实际的数据处理和分析项目,医务人员可以锻炼自己的数据技能,并将其应用于精准医疗的实践中。通过这些专门课程的开设,可以帮助医务人员获得针对性的数据科学知识和技能,使他们能够有效地处理和分析医疗数据,还可以帮助他们更好地适应人工智能时代的精准医疗发展需求。此外,这些课程还可以促进医务人员与数据科学家、信息技术专家等跨学科专业人士的合作和交流,共同推动精准医疗的发展。同时,为了解决当前存在的问题,我们建议在医学教育中引入更多的理论支撑和完整的体系,以确保医务人员在数字化时代具备必要的知识和技能。这包括培养医务人员的数字化意识,使他们能够理解数字化对医疗实践的重要性和影响;培养医务人员的数字化应用能力,使他们能够熟练运用各种数字工具和技术来支持临床决策和病患管理;培养医务人员的数字社会责任意识,使他们能够正确处理和保护患者的隐私和数据安全;以及培养医务人员的专业发展能力,使他们能够不断更新自己的知识和技能,适应数字化时代医疗的快速发展。此外,课程内容应该更加多样化和深入,涵盖从基础的数据科学知识到高级的数据分析和机器学习技术的应用。课程安排应该根据医务人员的不同特点和需求进行个性化设计,以确保培训的针对性和有效性。同时,应该鼓励医务人员参与实际项目和实践活动,将所学知识应用到实际工作中,以加深理解和提升技能。总之,提升医务人员的数字素养对于医疗实践和医学教育的发展至关重要。通过开设专门的课程,培养医务人员的数据技能,可以帮助他们更好地适应人工智能时代的精准医疗发展需求,并推动医疗行业的数字化转型和创新。

四、构建医疗产学研深度合作平台,提供医务人员数字素养持续培育依托

在当前大数据产业蓬勃发展、数字经济不断提升以及数字技术与医疗服

务融合应用不断深化的时代背景下,探索政府参与学校、医院、企业合作的政产学研用的健康大数据人才、医疗数字人才培养模式具有重要意义。构建医疗产学研深度合作平台有助于医院、学校和企业之间实现紧密合作、协同发展和共建共享的目标,以多渠道的方式共同培养高素质的创新型医疗数字人才。首先,搭建涵括政、学、医、企共同参与的医疗产学研育人模式更有助于健康大数据人才和医疗数字人才的培养。政府在制定政策和规划方面发挥引导作用,为人才培养提供政策支持和资源保障。学校作为培养人才的主要场所,在开设相关专业和课程时应结合业内需求、科技发展、社会变化灵活调整课程内容,注重培养学生的专业知识和技能。医院和企业作为实践基地,在创造更多实践机会、提供项目方面具有优势,有助于学生更好地将理论与实际结合,把知识应用到实际工作中。其次,医疗产学研深度合作平台的构建有助于促进各方资源的共享和优势互补。学校应快速响应医疗大数据产业发展的需要,通过产学研用一体化人才培养模式,服务当地乃至全国医疗大数据产业发展,加快培养符合智能时代需要的复合型创新型医疗数字人才。学校可以与医院和企业合作开展科研项目,结合制约行业发展的实际问题协作解决,促进更多科研成果的转化和应用。医院和企业可以提供实际数据和场景,为学校的科研和人才培养提供支持。政府可以提供政策支持和资金扶持,推动医疗产学研深度合作平台的建设和发展。此外,医疗产学研深度合作平台的建设还有助于培养创新型医疗数字人才。通过与医院和企业的合作,学生可以接触到真实的医疗场景和业务需求,培养解决实际问题的能力和创新思维。同时,学校可以与医院和企业共同开展创新项目和实践活动,培养学生的团队合作和项目管理能力。这样培养出的医疗数字人才既具备专业知识和技能,又具备创新能力和实践经验,能够适应行业发展的需求。可见,构建医疗产学研深度合作平台对于适应我国大数据产业蓬勃发展、数字经济不断提升、数字技术与医疗服务融合应用不断深化的时代要求至关重要。政府、学校、医院和企业应加强合作,共同推动医疗数字人才的培养,为行业发展和社会进步作出积极贡献。构建医疗产学研深度合作平台,是推动医务人员适应人工智能时代的重要举措,也是培养未来适应精准医疗数字人才的必然要求。在人工智能时代,医疗行业需要与科研机构、高等院校和企业等各方面建立紧密的合作关系,以促进医疗技术的创新和应用。

　　构建医疗产学研深度合作平台可以为医务人员提供数字素养的持续培育和发展提供依托。首先,医疗产学研深度合作平台可以提供医务人员与科研机构和高等院校等学术机构的合作机会。通过与科研机构和高等院校的合作,医务人员可以参与科研项目和学术交流,了解最新的医疗技术和研究成果,不断更新自己的知识和技能。其次,医疗产学研深度合作平台可以促进医务人员与企业的合作。企业在医疗领域通常拥有先进的技术和资源,与企业的合作可以为医务人员提供实际应用的机会。医务人员可以参与企业的创新项目和实践活动,了解最新的医疗技术和解决方案,培养自己的创新能力和实践经验。此外,医疗产学研深度合作平台还可以提供医务人员数字素养培育的培训和教育资源。平台可以组织各类培训课程、研讨会和学术会议,为医务人员提供数字技术和数据科学等方面的培训和学习机会。这些数据素养培训按难度的高低依次安排,如初期阶段培训医务人员使用 Transact-SQL 查询数据技能,用 Excel 和 MicrosoftPower 进行数据分析与可视化呈现技能,理解大数据分析原理与统计思维;在中期阶段,学会 R 语言或 Python 语言分析数据的方法,理解机器学习原理;高级培训阶段注重医疗大数据的具体应用,学会 R 语言或 Python 语言进行数据建模,能够尝试开发智能解决方案。通过参与这些培训和学习活动,医务人员可以不断提升自己的数字素养,适应人工智能时代的医疗发展需求。最后,医疗产学研深度合作平台可以促进医务人员与其他专业人士的合作和交流。医疗领域涉及多个学科和专业,医务人员需要与数据科学家、信息技术专家、工程师等跨学科专业人士合作,共同推动医疗技术的创新和应用。通过医疗产学研深度合作平台,医务人员可以与其他专业人士建立联系,共同解决医疗领域的难题,推动医疗技术的发展。综上所述,构建医疗产学研深度合作平台是提供医务人员数字素养持续培育依托的重要举措。通过与科研机构、高等院校和企业等各方面的合作,医务人员可以不断更新自己的知识和技能,适应人工智能时代的医疗发展需求。同时,医疗产学研深度合作平台还可以促进医务人员与其他专业人士的合作和交流,共同推动医疗技术的创新和应用。

结　语

在数字时代的发展中,医疗行业正面临着巨大的变革和机遇。随着医疗大数据和医院数字化转型的深入,医务人员的数字素养培育变得愈发重要。然而,我们必须认识到,数字素养培育的道路任重道远。数字时代发展存在无限可能,数字素养培育如何随着时代变化与时俱进始终是一个值得深入研究的课题。为了更好地适应医务人员岗位胜任力的变化和医学科学技术的进步,我们需要不断更新和优化数字素养培育框架。未来,医院和医学院校应该积聚各类优势力量,持续探索数字素养培育的新方向。我们呼吁高校、科研机构、企业与医院在政府倡议下积极搭建各类交流合作的平台,共同推动医务人员数字素养的培育和发展。同时,结合数字技术的最新发展趋势和应用成果,为医务人员提供最新的数字技术培训和学习机会。总之,未来的医学院校数字素养教育需要不断探索和创新。通过持续优化数字素养培育框架、增强教学内容的专业性和学科适切性,以及构建科学的评价指标体系,我们可以更好地培养适应数字时代医疗卫生人才培养高质量要求的医务人员。让我们共同努力,引领医疗行业迈向数字化的未来。

图书在版编目(CIP)数据

智能时代医务人员数字素养理论框架及培育对策研究/
王强芬,杨兆著.—上海:上海三联书店,2025.2.
ISBN 978 - 7 - 5426 - 8737 - 1

Ⅰ.R192

中国国家版本馆 CIP 数据核字第 2024V2G198 号

智能时代医务人员数字素养理论框架及培育对策研究

著　　者／王强芬　杨　兆

责任编辑／董毓玭
装帧设计／一本好书
监　　制／姚　军
责任校对／王凌霄

出版发行／上海三联书店

　　　　　(200041)中国上海市静安区威海路 755 号 30 楼

邮　　箱／sdxsanlian@sina.com

联系电话／编辑部:021 - 22895517
　　　　　发行部:021 - 22895559

印　　刷／上海巅辉印刷厂有限公司

版　　次／2025 年 2 月第 1 版
印　　次／2025 年 2 月第 1 次印刷
开　　本／710mm×1000mm　1/16
字　　数／300 千字
印　　张／20.5
书　　号／ISBN 978 - 7 - 5426 - 8737 - 1/R・145
定　　价／88.00 元

敬启读者,如发现本书有印装质量问题,请与印刷厂联系 021 - 56152633